不孕症中医思辨经验录

主　编　周惠芳　杨丽娟

副主编　周维叶　安　洁　童　云　陆爱芳　刘玉楠

编　者　徐　丹　蒋小飞　胡明慧　金　晶　刘　贝　刘心媛

　　　　江小悦　周　悦　王蓉蓉　张文燕　王小兰　唐星冉

　　　　仇燕飞　狄丹华　周伯如　杨泽曙

人民卫生出版社
·北京·

图书在版编目（CIP）数据

不孕症中医思辨经验录 / 周惠芳，杨丽娟主编 .
北京 ：人民卫生出版社，2024. 12. -- ISBN 978-7-117-
37449-1

Ⅰ . R271.14

中国国家版本馆 CIP 数据核字第 202427GL86 号

人卫智网	www.ipmph.com	医学教育、学术、考试、健康，购书智慧智能综合服务平台
人卫官网	www.pmph.com	人卫官方资讯发布平台

不孕症中医思辨经验录
Buyunzheng Zhongyi Sibian Jingyanlu

主　　编：周惠芳　　杨丽娟
出版发行：人民卫生出版社（中继线 010-59780011）
地　　址：北京市朝阳区潘家园南里 19 号
邮　　编：100021
E - mail：pmph @ pmph.com
购书热线：010-59787592　 010-59787584　 010-65264830
印　　刷：北京顶佳世纪印刷有限公司
经　　销：新华书店
开　　本：710 × 1000　 1/16　　印张：13　　插页：8
字　　数：206 千字
版　　次：2024 年 12 月第 1 版
印　　次：2025 年 1 月第 1 次印刷
标准书号：ISBN 978-7-117-37449-1
定　　价：59.00 元
打击盗版举报电话：010-59787491　 E-mail：WQ @ pmph.com
质量问题联系电话：010-59787234　 E-mail：zhiliang @ pmph.com
数字融合服务电话：4001118166　　 E-mail：zengzhi @ pmph.com

周惠芳简介

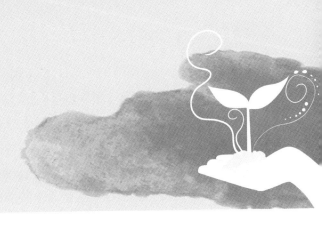

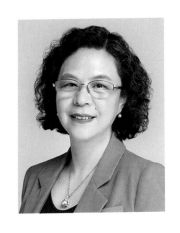

周惠芳,女,1962年10月出生,江苏常州市人,南京中医药大学中医妇科学教授,主任中医师,医学博士,博士生导师,孟河医派第五代嫡传弟子,现任中华中医药学会妇科分会副主任委员,连任江苏省中医药学会妇科专业委员会主任委员,江苏省侨联国际文化交流促进会副会长及中医药文化海外推广专业委员会主任委员。国家中医药管理局重点学科专科学术带头人。

出生于中医世家,父亲周少伯先生为孟河四家之一——马培之先生的第四代嫡传弟子,幼承庭训。1986年毕业于南京中医学院(现为南京中医药大学)中医系,2000年获中医妇科学硕士学位,师从国医大师夏桂成教授,2008年获中医妇科学博士学位,师从岐黄学者谈勇教授。1986年本科毕业后在江苏省中医院妇科从事临床工作,2009—2019年担任南京中医药大学第一临床医学院党委书记,2012—2023年担任南京中医药大学附属医院(江苏省中医院)党委副书记。

在38年的妇科医教研工作中,周惠芳教授勤求古训,博采众长,反复钻研临床,始终以中医理论为指导,悉心传承国医大师夏桂成教授学术思想,并在继承的基础上有所创新和发展。对妇科内分泌疾病有深入的研究,尤其在治疗黄体功能不全性难治性不孕症、月经不调、妇人腹痛、卵巢功能减退及流产类疾病方面疗效卓著。2018年获第二批江苏省中医药领军人才,2020年获"江苏省名中医"称号。2005年至今,周惠芳教授共指导培养博士、硕士研究生 116 人,指导博士后 1 名;主编、副主编书籍、教材 8 部,发表学术论文 142 篇,其中 SCI 收录 27 篇。主持包括国家自然科学基金在内的省部级以上课题共 22 项,主持制定中华中医药学会团体标准《多囊卵巢综合征中西医结合诊疗指南》(T/CACM 1547-2023) 1 项,已授权国家发明专利 4 项,研制的院内制剂 "暖宫调经颗粒",专利均成功转让给世界 500 强广州白云山医药集团股份有限公司白云山制药总厂。获江苏中医药科技奖二等奖、江苏省科技奖三等奖各 1 项。

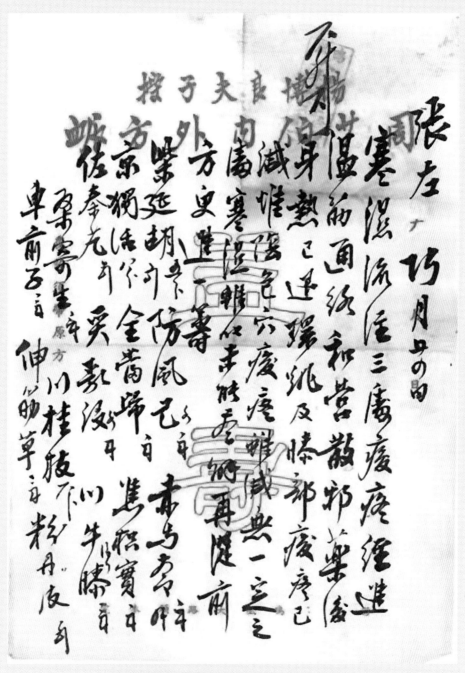

周惠芳教授父亲周少伯先生 1952 年处方手稿

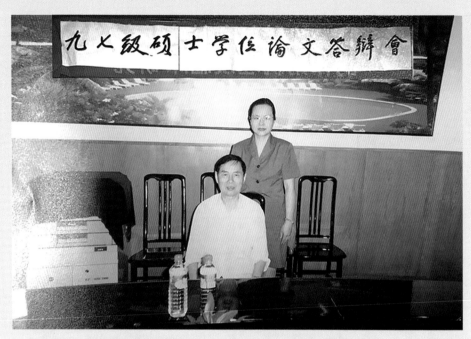

2000 年周惠芳硕士毕业，与导师国医大师夏桂成教授合影

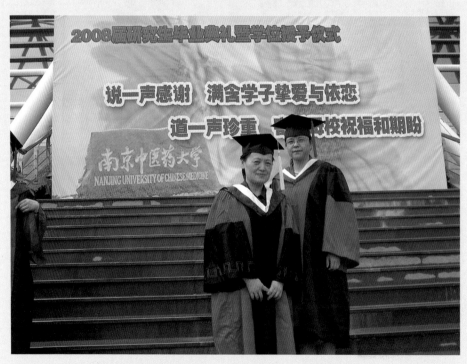

2008 年周惠芳博士毕业，与导师岐黄学者谈勇教授合影

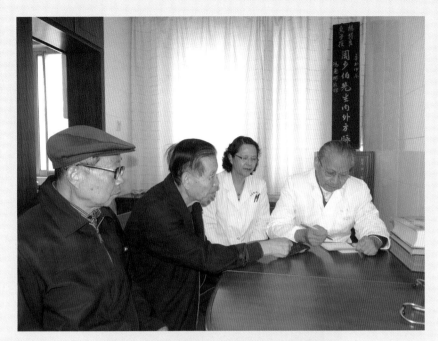

2015 年周惠芳教授跟父亲周少伯先生临诊学习

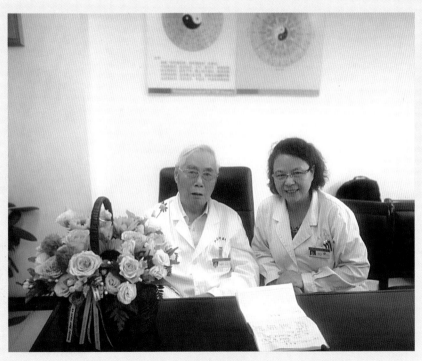

2019 年教师节周惠芳教授与国医大师夏桂成教授合影

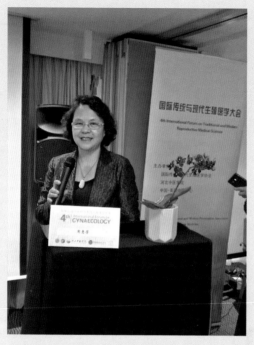

2016 年 7 月周惠芳教授在英国学术会议上发言

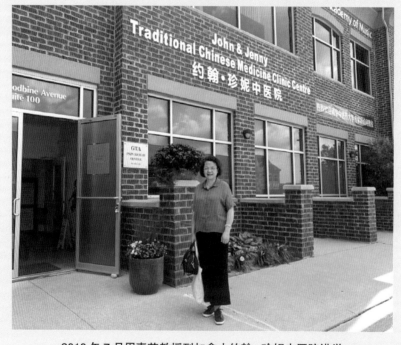

2018 年 7 月周惠芳教授到加拿大约翰·珍妮中医院讲学

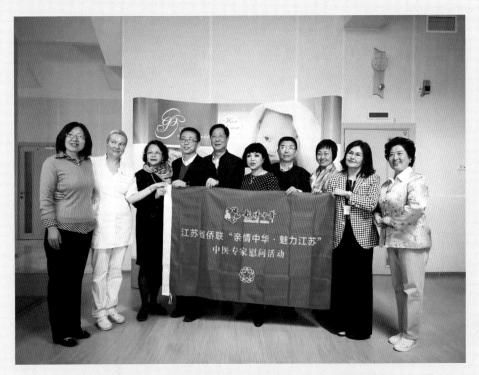

2019 年 8 月周惠芳教授作为"杏林使者"访问俄罗斯、波兰

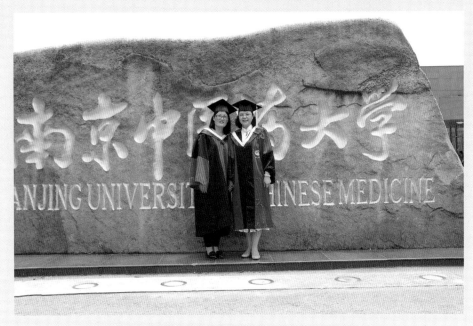

2016 年 6 月周惠芳教授指导的首位博士生（杨丽娟）毕业

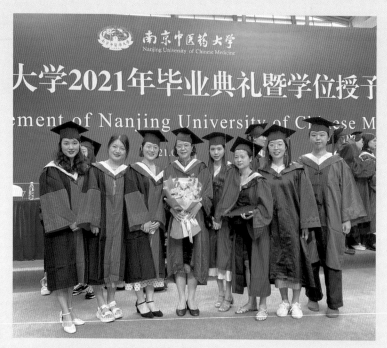

2021 年 6 月周惠芳教授与指导的博士、硕士生在毕业典礼上合影

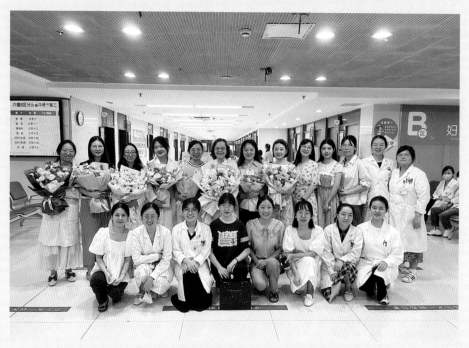

2022 年教师节周惠芳教授和学生们合影

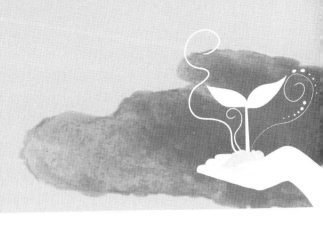

罗　序

　　日前,欣闻周惠芳教授的专著《不孕症中医思辨经验录》即将出版,我打心底为她感到高兴。这本专著的问世,标志着周惠芳教授中医妇科学术思想和临证经验达到了一个新的更高的境界。

　　我和周惠芳教授相识多年,其谦和待人的雅量以及对中医孜孜以求的情怀,都给我留下了非常深刻的印象,可以说,她不仅学问做得很好,为人处世亦非常得体,可谓世事洞明、人情练达。

　　周惠芳教授出身于中医世家,深受浓浓中医氛围的熏陶和滋养,从医近40载,她一直深耕中医妇科,破解疑难杂症,深研不孕不育,积累了大量宝贵的临证经验和深厚的学术素养,非常值得系统总结,付梓流传,这于周惠芳教授是其精湛医术的弘扬,于患者则是难得的解除病患的良方。

　　在《不孕症中医思辨经验录》一书中,既有周惠芳教授学术思想的介绍,也有其辨治理论的阐述;既有丰富的临床医案,也有大量的创新实践;既有对经典方药的论述,也有对自创验方的阐释;内容极为丰富和翔实,说理极为透彻和到位,论述极为细致和周全,是不可多得的诊疗不孕症的中医药专著。

　　不得不说,不孕症是当今世界十分突出的一种疾病,日益引起人们的高度重视。近年来,随着生活节奏的加快及生活方式的变化,尤其是女性生活和工作压力的增大,妇科疾病呈上升趋势,不孕症患者显著增多,给中医妇科从业人员带来了较大压力,但同时也是发挥中医药独特优势、赢得广大患者认可、提升中医妇科地位的有利时机。

　　当前,国家大力扶持和促进中医药事业发展,中医药诊治不孕症既有政策支持,又有自身诊疗特色和优势,中医妇科从业者大有可为也必将大有作为。

在此时期,周惠芳教授这本专著的出版,正当其时,恰逢其势,必将受到广大患者和中医妇科医务工作者的欢迎和喜爱。

明代赵献可曾有言:"夫有医术,有医道。术可暂行一时,道则流芳千古。"在我印象中,周惠芳教授既是一位医德高尚医术高超的医者,同时也是一位学养深厚传道授业的师者,迄今,她已在教学科研岗位勤勉耕耘三十余载,倾心培养了一批又一批的硕士生、博士生,可谓桃李济济、学子莘莘。长期以来,她为中医妇科教研竭尽所能、不辞辛劳,充分体现了一位中医教育工作者的责任和担当。

"医之为道,非精不能明其理,非博不能至其约。"周惠芳教授常常告诫弟子既要重视继承历代中医流派的产生、形成和发展经验,又要集成和发展现代名家的学术源流和临床经验。她曾说:"我们老中医,要继续努力,把自己的学术见解和治疗心得系统整理,著书立说,让后来人得以借鉴。中青年中医,要舍得下苦功夫钻研中医药的理论体系、理法方药及四诊八纲的治病本领,博观而约取,厚积而薄发,努力为中医药发展做出应有的贡献。"

她是这样说的,更是这样做的,数十年来,她在中医妇科这片天地躬耕不辍,一方面数十年如一日坚持博览中医典籍,努力吸收借鉴历代名家诊疗经验,另一方面又在诊疗上亲力亲为,积极指导临床实践解决实际问题,经验与日俱增,医术日臻精湛。其中,她经过对名家验方的化裁,结合诊疗实际及不断总结提炼,自创了许多具有较好疗效的验方并广泛应用,所有这些都在《不孕症中医思辨经验录》中得到了很好的阐释,因此这本专著十分值得一读。

谨作此序,不妥之处,诚望海涵。

全国名中医,岐黄学者

中华中医药学会妇科分会第五届主任委员

癸卯冬月于羊城

杜 序

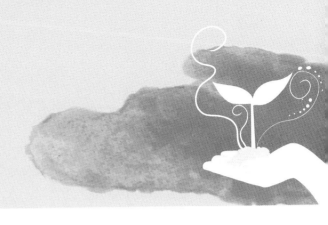

　　欣闻周惠芳教授即将出版《不孕症中医思辨经验录》，并邀我为该书作序，我很是高兴，欣然应允。

　　我和周惠芳教授相识多年，其医术之精湛、医德之高尚、为人之谦和都十分让人钦佩。深厚家学渊源的熏陶和潜心师承名家的历练，都使其对中医有了更深邃的理解和更精准的把握，因此也就不难理解，她何以在中医妇科疾病尤其是不孕症的诊疗方面有着许多精深而独到的见解，并使其成为江苏省乃至全国都较为知名的中医妇科名家。

　　周惠芳教授虽然成名已久、声名远播，但她从不以名家自居，而是始终保持着待人以诚、虚怀若谷的谦和心态。对待前来求医问药的患者她总是态度谦和、耐心问诊、遣方绵密、辨证施治，时时处处设身处地为患者着想，始终坚持"有医无类"，从无厚此薄彼、区别对待，尽力让患者满怀期望而来、满带希望而去。

　　专注于诊疗之外，周惠芳教授还肩负着教书育人的重任。作为南京中医药大学的博士生导师，她先后培养了一大批德医兼备的优秀中医人才，遍布大江南北。对于后学，她既坚持高标准、严要求，也给予足够的关心关爱和提携奖掖；常常是倾囊相授、诲人不倦，以言传身教激励后学遍览经典、博观约取、衷中参西、融会贯通。其"厚基础、重临床、讲传承、求创新"的中医教育理念常使学生受益匪浅。

　　周惠芳教授不仅重医善教，对中医的科学研究亦十分重视和投入。她在不孕症的中医辨治与实验研究、痛经的中医辨治与实验研究，以及盆腔炎性疾病后遗症的中医辨治与实验研究等方面都取得了重要进展，形成了科学的辨治方法，使中医在这些疾病的治疗方面更规范、更合理、更有据可依。在她的带领和影响下,其团队成员中已有多人获国家自然科学基金资助,在学术研究、论文发表等方面均取得了较为显著的成绩。

近年来,不孕症的发病率逐年上升,这对于从事中医妇科尤其是不孕症诊疗和研究的人员来说,意味着更多挑战和责任。解除那些有生育意愿却因种种原因无法生育的患者的难言之痛,实现他们的急切之盼,对于中医妇科从业人员来说责无旁贷、使命光荣。

周惠芳教授在这方面一直身体力行、躬耕不辍,自踏入中医妇科的门槛以来,她就以极大的热忱、极强的责任感默默从事不孕不育的诊疗和研究,不仅解除了数以万计患者的痛苦,使他们开始了新的生活,而且在努力传承中医优良传统和中医妇科经典验方的同时,也非常注重根据社会的发展变化和人们生活环境的更替并不断加以创新,总结出更适合当今社会妇女现实情况的诊疗方法,成为传承中医精华、力求守正创新的一脉清流。

正是由于长久以来孜孜不倦地传承精华、求实创新,周惠芳教授数十年来积累了极为丰富的诊疗经验,成为宝贵的财富。《不孕症中医思辨经验录》集周惠芳教授近40年行医经验之大成,既是对其个人多年成功经验的系统总结,也是对中医治疗不孕不育疑难杂症的积极探索,具有很高的医学和科研价值。该书的出版不仅对于从事中医妇科诊疗的医护人员具有重要的学习和参考意义,对于有志于中医妇科临床研究人员也具有很好的启发和借鉴作用,对广大不孕不育患者更是不无裨益。

"大医精诚,止于至善",这是周惠芳教授的追求,更是她的医者情怀,又何尝不应当作为我们每一位中医从业者的追求和情怀呢?

挂一漏万、词不达意,还望周惠芳教授见谅。

是为序。

全国名中医

中华中医药学会妇科分会第六届主任委员

杜惠兰

癸卯甲子月于鹿城

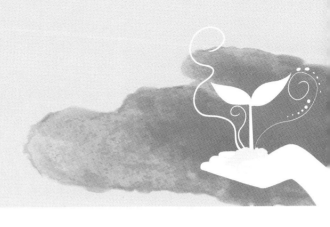

赵 序

习近平总书记指出："中医药学是中国古代科学的瑰宝，也是打开中华文明宝库的钥匙。"

党的十八大以来，党和国家对中医药事业高度重视和大力支持。2016 年《国务院关于印发中医药发展战略规划纲要（2016—2030 年）的通知》，2019 年《中共中央 国务院关于促进中医药传承创新发展的意见》等一系列政策文件的制定，为促进中医药事业的繁荣发展提供了强有力的支持和保障。

中医药事业的蓬勃发展离不开中医药从业人员的辛勤付出和不懈努力，不仅服务亿万患者，促进了社会和谐，传播了中医药知识，更成就了中医这个肩负光荣和神圣使命的群体。

周惠芳教授就是千千万万中医药从业者中的一员，几十年来，她殚精竭虑、不辞辛劳，以对中医药事业的深沉之爱，全身心投入到中医妇科疾病的诊疗和研究之中，在杏林辛勤耕耘，在岗位默默奉献，把医者仁心洒向万千患者。

近 40 年来，周惠芳教授一心扑在她所挚爱并为之呕心沥血的中医妇科事业上，在医疗服务、人才培养、科学研究等方面都取得了丰硕成果，为促进中医药事业的发展进步作出了应有的贡献。

近 40 年来，周惠芳教授以其高尚的医德、精湛的医术不断发扬"医乃仁术""仁爱救人"的行医宗旨，以服务患者为己任，对待每一位患者都"普同一等，皆如至亲"，千方百计为患者解除病痛，带去信心和希望，深受广大病患的信赖和好评。

近 40 年来，她坚持传承精华、守正创新，在传承历代中医名家经典医籍的同时，对中医妇科疾病尤其是对妇女不孕不育等进行了潜心研究和深入探索，结合实际总结出了许多创新性的诊疗方法,尤其是对不孕症的中医诊疗,形成了其十分独到的见解和方法,广泛应用于临床,效果十分显著,为广大患者带来了福音。

周惠芳教授的专著《不孕症中医思辨经验录》,就是她数十年治疗不孕症经验的深入总结,是对中医治疗不孕症的深入思考、系统论证和创新发展,凝聚着她的许多创新性成果,其说理透彻,深入浅出,论证缜密,全面系统,既具有很强的可读性,又具有很好的实践性,是一本不可多得的中医诊疗不孕症的专业书籍。

这本专著的出版,必定能为中医诊疗不孕不育提供有益的补充和指导,提供了更多的路径及可能,对不孕症患者大有裨益。

这本专著的出版,对于中医妇科从业人员具有较好的学习和借鉴意义,可以从中受到很多启迪和教益,并有助于提升业务能力。

"仰之弥高,钻之弥坚。"博大精深的中医值得我们去传承和发扬。唯愿这本凝结着周惠芳教授数十年行医经验、众多自创验方以及无数心血和汗水的著作成为百家争鸣、百花齐放结出的一枚硕果,促进人们对中医药事业更多的关注和热爱。

"好风凭借力,送我上青云。"中医药振兴发展迎来天时、地利、人和的大好时机,中医药事业发展正当其时,中医大展宏图正当其时,这是最好的时代,这是最好的舞台,愿我们每一位中医药从业者都能够在广袤的中国大地上为中医药事业的发展壮大辛勤耕耘、默默劳作,让中医药这棵古老的参天大树更加枝繁叶茂,结出更多的硕果,收获属于中医药人的骄傲和自豪!

岐黄学者

中华中医药学会妇科分会第七届主任委员

癸卯冬月于北京

前　言

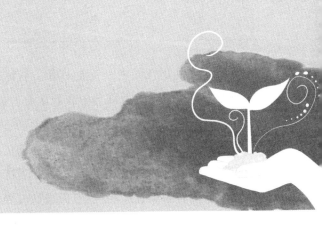

2023年4月，世卫组织报告称全球约17.5%的成年人患有不孕症；2020年，我国不孕不育女性的数量达到5 700万人以上。近年来，不孕症已成为影响人类健康与社会发展的一个全球性医学和社会学问题，是全球面临的重大生育健康挑战。

党的二十大报告提出"把保障人民健康放在优先发展的战略位置"，并对"推进健康中国建设"作出了全面部署。

为深入学习贯彻党的二十大精神，身体力行，稽古振今，着力从中医药的角度深入分析不孕症的成因及其诊疗方法，我们发起了《不孕症中医思辨经验录》一书的编写工作，旨在通过本书的出版，增进各界对不孕症这一日渐突出社会现象的认知，引起人们的普遍关注和高度重视；充分发挥中医药治疗不孕症的独特优势，更好地预防和治疗不孕不育疾病，有效提高和改善妇女的生育机能。

本书主要以周惠芳教授近40年的行医经验为依托，通过详细介绍其学术思想和临证经验，深入总结其多年来诊疗不孕症的思路、验方和医案，重点介绍周惠芳教授在传承和发扬中医名家的学术思想及经验精华的基础上，所进行的一系列创新性探索和成功实践。全书医理阐述透彻，论证严谨细致，医案列举翔实，方药合理得当，以深入浅出的介绍、明白晓畅的语言，尽力突出中医药诊疗不孕症的方法、特点和优势，具有较强的针对性、实操性、普适性，可以让读者对中医药诊疗不孕症有一个较为全面的了解、认识和初步把握。

本书作为一本原创性医学经验书籍，符合国家政策、适应社会需求、遵循中医传统，所述皆为事实，所论皆有依据，所引皆为经典，是一本具有较强实用性、理论性、知识性的中医专业书籍。主要适用于中医妇科临床工作者、中医妇科教学科研人员以及部分中医药从业人员、西医妇科医学教研工作者等,对中医药爱好者、妇女保健工作者、广大不孕症患者等也不无裨益。

在本书编写过程中,全体参编人员都付出了极大的辛劳和努力,在本书即将付梓之际,谨向所有参编人员及编辑诸君表示诚挚谢意!

限于编者水平和经验,本书在编写过程中仍存在不少疏漏和不妥之处,诚请广大读者提出宝贵意见建议,以便我们更正错漏、弥补不足、改进提高。

编者

2024 年 11 月

目 录

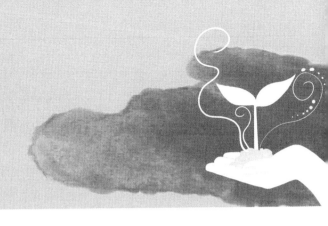

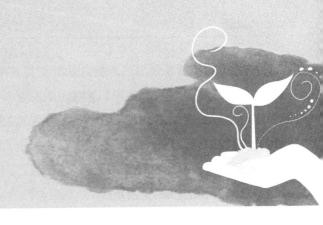

传承篇

在中医学绵延数千年的历史长河中，涌现了诸多的著名医家与流派，呈现出百家争鸣、百花齐放的传承和发展局面。可以说，中医的学术发展史就是一部学术传承史、创新史、争鸣史。而孟河医派作为江南代表性学术流派，名医辈出，薪火相传，生生不息。马培之作为孟河医家中造诣最深、医术最突出的名医，乃孟河医派之中坚，当时被誉为"江南第一圣手"。可谓是揽中医之大成，不论内难伤寒温病、金元诸家、内外各科悉数容纳，将各派学术熔冶于一炉；以弘扬医术为宗旨，不囿门户，广授医术，互相学习，取长补短；治疗疾病，处方轻清简约，方药醇正；传承师古不泥，临机应变，别出心裁，用药多有创新；且临证善养胃气，重视气机升降。然孟河一派，其神之核不在医术，而在医德，大德始有大医，周惠芳教授之父周少伯先生一直将自身融入于孟河思想学派之中，推崇并追随着孟河派医家的脚步，传承并不断将孟河医派的医术精髓和大医风范发扬光大。

第一节　家　学　渊　源

周惠芳教授出身于江苏省常州市的中医世家，自幼受浓浓的中医传统氛围所熏陶。其父周少伯先生为孟河医派马培之先生第四代嫡传弟子，深得马派学术真传，自小钻研岐黄之术，精研医理、脉理，又旁收名家之经验，对内、妇科都有独到之专长，疏方平和，医名冠于乡里，被评为"常州市名中医"，并为孟河医学历史的研究作出了很大的贡献。所以，周惠芳教授的中医之路，受父亲的影响无疑是最大的。她自幼耳闻目睹中医药能够挽救大众于疾苦,于是立志从医,走上了中医药学道路。从医至今,周惠芳教授秉承家训,治病兼取众家之长,投身杏林,学验俱丰,注重辨证与辨病相结合,中医理论与现代医学理论相结合,擅长妇科内分泌疾病的诊治,尤其对黄体功能不全性月经不调、不孕有深入和独到的研究。

1. 不教之教,无言熏陶

在周惠芳教授童年的记忆里,有时天不亮就会有邻里乡亲登门请父亲去家里看病,父亲常常是从早忙到晚,天黑后才会风尘仆仆地回到家中,长年累月,风雨无阻。受其父影响,她从小就对中医产生了浓厚兴趣,有不懂之处,便随时求教。周少伯先生对她的学习督责很严,凡是中医典籍都需择要背读。不管理解与否,总是要背得朗朗成诵。这些也为她以后进入南京中医学院修业奠定了初步基础。周少伯先生常常告诫:为医者当提高自身修养,以求提高医技,并能够转换诊断视角,力图从旧法中求新,即"要从诸家入,复从诸家出",取其精华,批判性地继承,这才是发扬中医。周少伯先生一生都在孜孜不倦地追求学术进步,他称作自我修养之路,每晚临证后,必读书一段时间,他认为每一个优秀的中医必须经过刻苦的学习、实践和反思,才能提炼精髓,只有掌握了医学的精髓,才能够掌握精湛的医术。每逢寒暑假,她都会随父亲跟诊学习,认真聆听父亲对患者的问诊,仔细观察患者的面容体征,详细记录所开方药及对病人的嘱咐。每次跟诊,她都把整个过程看在眼里、记在心里,日积月累的跟诊,耳濡目染的熏陶,使她对中医治病的认识和理解日渐加深,也在她的心底深深地埋下了热爱中医的种子。跟诊之余,她也常常接受父亲的谆谆教诲:医者不但要知常,贵在知变。变化之来,又须临事不慌,指挥若定,才能应变和定变。

2. 辨病精当,辨证精细

"病"是对疾病发展规律和演变过程的概括,辨病有助于认识疾病本质和发展规律;"证"是对疾病发展过程中某一阶段的病理概括,辨证有助于认识疾病不同阶段的特殊性。《医略存真》指出"看症辨证,全凭眼力",从医者临证时,必"察脉观色观形",四诊合参,剖析病情,深究病因,详辨疑似,明确诊断,从而精确辨证,合理施治,方能取得良效。又当避免"视证之未明,脉理之未究,经穴之未详,虚实之未辨,以致胸无把握,依旧画葫芦"。周少伯先生常言医者当谨慎其事,务求精切。他非常重视辨证,也强调要通过仔细的诊察来辨证,辨明疾病真伪,若外感而作内因,内因而视为外感,误人匪浅。周少伯先生曾在其手抄医案"瘰疬"中写道:"该病证属虚者多,肝火盛者则痛,气郁痰凝者则不痛,推之可移者易治,附结经脉不动者难治。"而对于许多疾病的特点,他都会详细记录答惑。

1990 年,一位 26 岁的陈姓患者被诊断为急性白血病,西医院给予支持治疗 2 周后病情无好转,家属转而寻求中医帮助,经人介绍求诊于周少伯先生,初诊见患者肤色苍白,神疲气祛,寒战高热,热退汗出,淋漓如洗,每日发作 1~2 次,唇舌溃烂,咽喉红肿,胸骨、锁骨疼痛,不思饮食,大便 4 日未解,脉细弦而数,舌质淡,苔厚腻微黄。证属脾肾并亏,气血两虚,湿热邪毒互郁不化。辨治以益气养血,运脾益肾,化湿解毒,标本同治。药用:生黄芪、板蓝根、鹿角霜(先煎)、生薏苡仁、白花蛇舌草各 30g,骨碎补、瓜蒌仁、肉苁蓉、生首乌各 20g,炒白术、防风、羌活、炒当归各 10g,炙甘草、白蔻仁各 5g,麦饭石 90g。先将麦饭石单味煎 20 分钟,以汤代水煎其余的药。该方治疗 1 周后,症状缓解,原方羌活减为 6g,板蓝根减为 20g。服药 18 剂后,不仅症状消失,骨髓涂片检查也证实病情缓解。细思其要,一在审证精确,二在应变施药耳。此病例给她深深的震撼,深深地感受到了中医的神奇和伟力。

3. 遣方绵密,用药平正

周惠芳教授临证思路,如病因病机、辨证辨病、治法立论,都深受其父及孟河医派处方思想影响,持论醇和。用药大多为平淡之品,药量较轻,应变配伍,药无虚发,多能药到病除。此亦即孟河医派处方之精髓,处方轻灵,于平淡中见奇效;治疗中又首重脾胃,处处顾护脾胃之气,重视脾胃中枢之枢转。因中气之于人身,是贯通脏腑气机,气血化生,精神意志,起居动静之枢轴。此思想与清朝名家黄元御所见不谋而合,从脾胃升降出发,将脏腑、气血、阴阳从气化角度统一起来,形成以脾胃升降为核心的阴阳脏腑生理系统。

孟河医派用药倡导"和法缓治",《黄帝内经》中记载:"毒药治病去其五,良药治病去其七。"费伯雄《医醇賸义·序》中曰:"夫疾病虽多,不越内伤外感,不足者补之,以复其正;有余者去之,以归于平。是即和法也,缓治也。"即为和法缓治之精义所在,但"求其纯粹以精,不失和缓之意者"。周惠芳教授临证若见脾失健运、神倦乏力者,力诫一味蛮补,因南方多湿,脾喜燥恶湿,多用佩兰、豆卷、生薏苡仁、六一散、荷叶等化湿以助脾运。湿去脾醒,则中焦斡旋自如。若存在脾气、脾阳损而难复者,或思及膏方、丸药缓图之。

4. 学用结合,教学相长

说到行医之路,周少伯先生称"自己和别人不一样",其所有的经验都是自己在摸爬滚打中"实战"得来的。他用"知行合一,学用结合"形容自己数十年的行医生涯,只有针对性地把理论知识运用到临床实践中去,才能练就"真功夫"。周少伯先生自1950年开业始,从事中医临床、教学工作40余年,名重乡里,每年诊病不计其数,无论何时何地,从未脱离过病人,即使在极其繁忙的临证之余,就算挤占为数不多的休息时间,也要把自己的临床经验、心得感悟记录下来,他说:"一则总结自己,二则启迪他人。"及至晚年,周少伯先生仍笔耕不辍,希望将自己的行医思想和经验都能留于后世,见诸笔端,供有志于学习中医者学习参考。

受父亲影响,周惠芳教授常有这样的切身体会,终日只忙于临床诊疗而不善于及时总结整理宝贵经验,到头来这些经验常常被流失而无法继承,充其量只是一个"一方名医";而不失时机地将自己的心得、体会、经验、学说撰写发表出去,久而久之,积少成多,积木成林,不但自己的研究成果不会丢失,而且也会给后学者送去研习之柄、发挥之机,长此以往,则会成为"一代大医"。

医乃仁术,治病救人,周少伯先生十分推崇"求真",他常说:"只有坚持实事求是的态度,才能有真的领悟和收获,才能真正地提高自己的医术。"在几十年的行医生涯中,他始终坚持求真务实,不务虚功,不图虚名,总是以极其认真负责的态度治病救人。根据自己的体会,对于传承保留至今的各个流派的学术观点、各家学说,他强调不要"照单全收",要做到不唯上、不唯书、只唯实,既要看到他们的独到之处,又要明察他们的偏颇之地。在勤求古训,博采众长的同时,去其偏颇,得其精髓,这才是学习和实践中医正确的方式。

第二节　学术传承及发扬

南京中医学院(现南京中医药大学)始建于1954年,是全国建校最早的高等中医药院校之一,为新中国中医高等教育模式的确立和推广做出过重要贡献,被誉为"中国高等中医教育的摇篮"。在那个建设社会主义新中国的火热年代,弥漫于中医界的乐观情绪深深地感染了一批又一批的中医学者。尤其是改革开放之后,在"中医热"蔚然成风的氛围中,更是推动着中医教育的复苏并不断发扬光大。

1981年,周惠芳以优异成绩考入南京中医学院,接受正规中医院校教育,开始了长达数年的中医求学之路。在校期间,除系统学习中医理论外,她还广泛诵读中医典籍,又常沉醉于历代名医的医案、医话,因为这一类书多是前人的临床记述,最有利于临证应用。对于西医学的重要学科书籍,亦多用心浏览。故以读书而论,虽不敢言已破万卷,确实也算读得比较的多了。

诊疗方面,因自幼常随父亲出诊,对于他常用的经验效方,多熟稔于心。后来在侍诊之余,还整理过父亲的临证处方,并又留心当地其他孟河学者的处方特色,亦有获猎。但内心尤知"熟读王叔和,不如临证多",临证越多,读书越多,越能体悟到"书有未曾经我读"。所以每逢假期她仍会坚持跟诊学习,这个习惯直到她工作前,都从未改变过。她认为实践出真知,理论源于实践,理论水平要提高,不能仅从书本到书本,而是要结合临床实际,这是对中医学术的一种传承。正如中医学家秦伯未先生所说:"祖国的中医学说蕴含在丰富的中医实践中。"经过五载勤奋钻研,周惠芳以优异的成绩毕业,并留在江苏省中医院妇科从事中医教研工作,更有幸拜入国医大师夏桂成教授门下攻读硕士学位,数十年如一日虚心向夏桂成教授请教求学,并在侍诊中深刻领悟其"中医女性生殖节律调节理论"的丰富内涵与实质,将夏桂成教授的学术思想进一步传承、发扬并不断创新。

一、中医女性生殖节律调节理论

国医大师夏桂成教授,积六十余年的临床经验,创新性地提出了"中医女性生殖节律调节理论",被张伯礼院士及业界誉为"当代中医妇科的里程碑"。其内容包含三个方面:经间期学说、调整月经周期节律法、心(脑)-肾-子宫轴理论,其中心(脑)-肾-子宫轴理论为该学说的核心。夏桂成教授认为,月经的来潮及其周期的演变不仅需要气血的活动,还要靠癸水阴阳的作用,因而不能从单一的脏腑功能来理解其调节功能。月经的调节系统主要有三个方面:

一是心（脑）- 肾 - 子宫轴的主调作用，二是冲任督带为主的奇经八脉的调节作用，三是肝脾气血的协调作用。下面简要分述之。

（一）心（脑）- 肾 - 子宫轴的主调作用

心（脑）- 肾 - 子宫生殖轴是夏桂成教授在长期临床实践以及从事"月经周期与调周法"的观察中，根据太极八卦的理论所提出的。《素问》有云："心藏神，主神明，心为君主之官，是五脏六腑之大主，主不明则十二官危。"说明人的精神、情志活动都由心所主宰，中医学的"心"包含了现代医学"脑"的功能。所谓心者，火也，为君主之官，属手少阴心经，是脏腑经络的主宰者，又为神明之府。肾者，水也，为生殖之本，藏精，为天癸之源，阴阳之宅，属足少阴肾经。子宫者，为女子独有的器官，也是女性生殖的主要脏器。子宫之排泄、受孕、分娩，即所谓"经、带、胎、产"等生理活动均与心肾有着直接的关联。月经的调节系统主要是心（脑）- 肾 - 子宫轴的主调作用，同时，子宫又有着自身的调节作用。

1. 心肾交合的调节作用

心肾交合，实际上是水火阴阳的交济。只有心肾阴阳交济，才有可能推动阴阳之间的消长转化，所以，心肾是调节阴阳的主轴。现从以下几个方面说明心肾之间的密切关系。其一，心肾相交。心居上焦为阳，肾居下焦为阴。肾阴上济心阴，以防心阳过亢；心阳下温肾水，以促其气火蒸腾。心肾相交，意在阴阳协调。其二，水火相合。心属火，居南方；肾属水，居北方。心火下交于肾，使肾水不寒；肾水上济于心，使心火不亢。水火相合，则寒热协调矣。其三，坎离既济。坎卦为阴，离卦为阳。坎者属水，与肾有关；离者属火，与心有关。坎离既济，心肾相交，此乃后天八卦之意也。正由坎离为轴心，才能推动阴阳运动的进展。其四，精神互依。肾藏精，心藏神，精神互依。精能养神，神能驭精（包括生殖之女精）。肾藏精而主骨髓，精能生髓，髓通脊背骨腔，上达于脑。脑为髓之海，又为元神之府。髓能养神，神能驭精，是以心脑神明才是驾驭排卵之所在。心肾交合，精神互依，是生殖生理的主要调节轴。其五，手足少阴经脉相连。心者为手少阴经脉，肾者为足少阴经脉。心肾之间通过少阴经脉，主要是足少阴肾的经脉发生直接的联系。早在《灵枢》中就已有记述："冲脉起于胞中……为十二经脉之海，其出入皆少阴经以行，故为血海。"此不仅说明心肾通过经脉发生直接联系,而且说明心主血脉与冲任的关联。

2. 心(脑)- 肾 - 子宫轴的纵横调节

心(脑)- 肾 - 子宫轴之间的直接联系主要是通过络脉血液来完成。子宫的胞脉胞络与心肾有直接的联系,如《傅青主女科》载:"盖胞胎,为五脏外之一脏耳……以胞胎上系于心包,下系于命门,系心包者通于心,心者,阳也;系命门者通于肾,肾者,阴也……或生男或生女,俱从此出。"《素问·奇病论》曰"胞络者,系于肾""胞络者,属心而络于胞中"。可见,心、肾与子宫之间存在着密切的联系,而其联系的主要途径是经脉。子宫的作用全在心肾主持。心为君主之官,内藏神明,又主血脉。心气下降,胞脉通畅,子宫开放,行泻的作用。肾为生殖之本,藏精,又为封藏之脏。子宫闭阖,行藏的作用,与肾有关。所以,子宫的藏泻功能实际上受心肾所主宰。心肾主宰子宫的藏泻,必须在心肾交合的情况下完成。因为子宫的藏泻并不是单一的,而是藏中有泻,泻中有藏,需要藏泻两种不同功能的统一。在一定程度上,心尤为重要,这就体现了心主神明的重要性。心在纵向调节子宫的过程中可有两种形式:一种是心通过肾作用于子宫,主宰藏泻功能;另一种是心直接对子宫调节,主要是主宰子宫之泻。

横向调节,一般指心(脑)- 肾 - 子宫轴三脏的自身调节,如子宫的藏泻功能,就是自身调节阴阳气血的有余与不足。有余者,通过泻排除之,泻就是排除有余,但藏中有泻,实际上就是在稍有余的情况下自身调节;不足者,通过泻中有藏可弥补之,藏就是补充不足。肾轴者,阴阳之所在也。阳不足,阴滋之;阴不足,阳助之。心轴者,其气血阴阳的不足亦依赖相互间滋生以助之,如有余,亦赖相互制约的作用以协调之,这样才有可能行其主轴的调节作用。

3. 子宫的调节作用

子宫在行使"经、带、胎、产"的生理功能时,主要赖其"藏""泻"作用。藏者,闭阖也,含有生新的意义,具有五脏的功能,可补其不足;泻者,泻而不藏,开放也,排泄也,含有除旧的意义,类似六腑的作用。因此,后人有子宫似脏似腑,非脏非腑,属于奇恒之腑的说法。夏桂成教授认为,子宫之所以具有这些特殊的功能,正是为了适应调节月经周期与生殖节律运动的需要。藏者,乃藏精、气、血、津液以及胚胎等物质;泻者,排除瘀浊、水湿、陈旧性的物质等,亦包括娩出胎儿及排泄恶露。泻而不藏,泻之必须彻底、干净。藏而不泻,藏之必须坚固。藏是为了泻,泻是为了更好地藏。藏之坚固,泻之顺利。行经期子宫行泻的作用,体现在排除应泻之经血。所谓除瘀务尽,留得一分瘀,影响一分生新。如泻之不尽,留有瘀浊,以致阴长不利,影响子宫之藏。经后期阴长为主,子宫行藏的作用。只有藏之坚固,有利于阴的持续滋长,才有利于卵子的发育,血海(子宫内膜)的盈满,津液的充盛,然后阴长至重,重阴转阳,子宫开放,排出卵子,子宫再次行泻的作用。反过来,排卵顺利,子宫开放,大量陈旧性浊液排出,亦保证了经前期阳长充盛。阳长至重,重阳必阴,行经期排经顺利,亦保障了阴阳消长转化周期节律的健康演变。上述过程中子宫起着较为重要的调节作用。

(二)冲任督带为主之奇经八脉的调节作用

以冲任督带为主的奇经八脉在妇科学上有着极为重要的意义。冲任与月经的重要关系在《素问·上古天真论》中已经阐明,但是对月经的周期节律和生殖节律而言,任督尤为重要。首先,从经络循行路线来看,冲任督三脉同起源于胞宫,外出会阴,一源而三歧。督向后行,任向前行,冲脉行其中,带脉环腰一周,约束诸脉。在心肾交合下,任督贯通,阴阳交会,目的在于调节阴阳的动态平衡,推动阴阳消长转化,尤其是生殖节律的发展。阴阳维、阴阳跷四脉亦是为任督阴阳服务的。

(三)肝脾气血升降的调节

肝脾气血不仅对冲任血海有着直接的调节作用,而且对心(脑)- 肾 - 子宫轴所主调的阴阳消长转化节律亦有着重要的协调作用。

首先,血海本身就需要血的支持。肝为藏血之脏,主疏泄,冲任之血海必得藏血之助,故有"女子以肝为先天"之说。脾为生化之源,是后天之本。肝之疏泄亦在于协助脾胃升降运化,所以肝脾同为生化之源。而且,肝主疏泄,并有协助排经、排卵的作用。在一定程度上,脾胃之升降与肝之疏泄同样有调节冲任奇经的作用。

其次,肝脾通过升降疏泄功能协助心肾相交,以调节阴阳的动态平衡。肝有主疏泄的作用,疏者,升也;泄者,降也,肝气疏泄不仅作用于消化系统,协助脾气升清,胃气降浊,而且有多方面的协助作用。正如《傅青主女科》在"经前大便下血"的方药后注释说:"不知肝乃肾之子,心之母也,补肝则肝气往来于心肾之间,不啻介绍之助也。"此乃心肾相交之一大法门,不特调经而然也。脾胃居中焦,为上下升降之枢纽。心居上焦,属火,宜下降;肾居下焦,属水,宜上济。心肾相交,水火交济,上下交合,必涉及升降,所以需得脾胃升降枢纽的协助。

再次,通过母子生化关系,肝脾亦有助于心肾交合。以肝而言,肾为肝之母,即水生木之意,肝又为心之母,即木生火之意,所以肝木既为肾水之子,又为心火之母,母子相生,乙癸同源,肾藏精,肝藏血,精血互生,且肝血供应心血,自然形成母子供养,把心肾联系在一处,形成女性生殖调节的又一特点。脾胃为后天之本,气血生化之源。水谷之精,既能养先天之癸水,又能化血奉养心神。癸水阴血充盈,自然能促进心肾交合,进而调节生殖节律,包括月经周期节律。所以前人谓"下血证(包括崩漏)当以四君子汤收功",即指脾胃而言。

肝脾气血之间亦有着互相协调的作用。女性的生理特点在于血偏少,气偏多,气血之间容易失调,所以必须依赖气血之间、肝脾之间的协调关系。前人"心脾平和,经候如常"之说,意即在心脾平和下,肝气才能平和,以保证月经周期的正常。

夏桂成教授认为,肝脾是横轴,肝气之疏泄,脾气之升清方能维持横轴的平衡。肝脾协调不仅对冲任血海有着直接的调节作用,而且对心(脑)-肾-子宫轴所主调的阴阳消长转化节律亦有着重要的协调作用。冲任督带为主的奇经八脉,也要在心肾交合下,调节阴阳的动态平衡,推动阴阳消长转化。所以,夏桂成教授在调治月经病时重在调节心(脑)-肾-子宫轴这个主轴的同时,兼调肝脾横轴,重视冲任督带。

二、围绕辅助生殖技术的中医治疗

辅助生殖技术(assisted reproductive technology,ART)的出现为不孕不育患者带来了福音,在这技术出现后的40多年中,数以百万计的不孕不育妇女因 ART 而成功孕育。但是由于种种原因其成功率仍在 40%~50% 徘徊,进行 ART 治疗的患者,往往需承担昂贵的费用,配合完成一系列的检查及操作,同时治疗过程中尚需面临巨大的心理压力。因此,提高 ART 的成功率,对于医患双方而言,都是亟待解决的问题。这也为中医药包括针灸疗法在 ART 中的应用与研究提供了广阔的空间。

中国大陆首例试管婴儿出现在 20 世纪 80 年代末期,而早在 20 世纪 70 年代中医药就已经加入了研究 ART 的行列。最初的研究者将中医药运用于人工授精的过程中,通过这种中西医结合的方式治疗不孕症,发现其效果好于单用中医或西医的治疗。近 20 年来,越来越多的临床与基础研究逐步开展,探讨了中医药包括针灸在不孕症、ART 治疗中的疗效与作用机制。

周惠芳教授的博士生导师是国家中医药领军人才岐黄学者、国家中医药管理局重点学科中医妇科学学科带头人谈勇教授,谈勇教授依靠学科 60 余年的临床积淀,带领团队于 2006 年在江苏省中医院创建了生殖医学科,逐步有序地将中医药加入了 ART 的治疗及研究行列,并总结出围绕 ART 的中医药治疗经验。简述如下。

(一)围绕人工授精技术的中医治疗

人工授精(artificial insemination, AI)是将精子通过非性交方式送入女性生殖道,以期精子与卵细胞自然结合,达到受孕目的的一种辅助生殖技术。宫腔内人工授精(intrauterine insemi-nation, IUI)因具有低侵入性、操作简单、并发症少、相对经济、适应证广泛等特点而成为 ART 中最为常用的助孕方式之一,但其成功率始终不高,IUI 妊娠率仍徘徊在 8%~22%。大量的临床实践证实,中医药在调整女性生殖内分泌方面有良好的效果,在 IUI 前后,给予中药辅助治疗,能促进精卵结合,提高子宫内膜容受性,改善子宫内环境,优化妊娠结局,降低流产率。

谈勇教授认为,肾虚是不孕症的根本病因,除了有肾气虚、肾阴虚和肾阳虚的不同之外,同时有肝气郁结,痰湿内阻,气虚血瘀等。在实行 IUI 之前,根据临床表现,结合月经气血阴阳转化规律特点辨证论治。行经期以活血调经,祛瘀生新为主;经后期则滋肾益阴养血为主,以促进阴精(卵细胞)发育、血海充盈(子宫内膜增长)、津液旺盛(雌激素增加);经间期着重活血化瘀,疏肝通络,促卵排出。经前期应以温补脾肾为主,排卵之后,阴盛阳生,阳气鼓动,万物生发,为受孕提供孕育环境;经间排卵期是"氤氲""真机""的候"时期,治疗重在补肾活血;经前期是阳长运动时期,治疗重在温阳以助孕(帮助着床、健全黄体功能)、排经(进入经期)、溶化胞中湿浊。在 IUI 术后,辅助中医药治疗,必须把握住以"肾虚"为主的病机特点,以温补肾阳为大法,同时注意排卵期活血通络佐以滋补肾阴,促进重阴至阳的转化,结合疏肝解郁、宁心安神、理气健脾,使肾阳充足、脾气健运、肝气调达、心安神宁、心肾交济、卵子排出、精卵结合、顺利受孕。若妊娠,应及时固摄胎元,补肾安胎治疗,用药勿损伤胎元,注意有无腹痛、阴道出血等情况,及早排除异位妊娠可能性。并应预计到孕早期可能出现的病情加重,与患者充分沟通,得到其理解,加强情志调节。若未妊娠,则需促进月经来潮,进入下一月经周期。

"调周助孕"是中医治疗不孕症的特色和优势之一。针对患者具体病情,灵活运用中医调周法在人工授精前行辨证论治的个体化助孕策略,将中医药运用在自然周期的助孕治疗中,可以促进精卵发育,改善子宫内在环境,优化妊娠结局。

(二)围绕辅助生殖周期各种方案的中医治疗

1978 年,从英国 Stepoe 和 Edward 进行的体外受精 - 胚胎移植(IVF-ET)所诞生的第一例世界"试管婴儿"作为生殖医学史上的里程碑计算,40 多年来,辅助生殖技术不断发展,呈现出日新月异的变化。这一临床应用的成功,不仅依赖于纯熟精确的技术、相关环节准确无误的配合,还依赖于最佳的 IVF-ET 个体化方案、关键技术问题和拟采取的措施以及患者的基础状况(内分泌、卵巢储备功能、卵泡发育、子宫内膜的容受性等)。高科技的发展给西医生殖医学领域增添了无限的生机,这对治疗不孕不育历史悠久的中医药来说,是一个巨大的触动。谈勇教授团队通过近 20 年中医临床的不断实践与论证,将卵泡发育、胚胎着床、黄体维持的生理过程与中医辨证论治、整体观念相结合,根据辅助生殖周期各种方案,适时嵌入相应的中医药治疗方法。

1. 围绕长方案的中医辅助治疗

肾主生殖,藏精,是卵细胞的最初起点,在垂体降调节过程中,抑制其垂体的功能,性腺轴受影响而失去正常的反馈,所以降调节所产生的效应首先伤及肾气,随之下焦肾阴精不足,心肾不交,临床症状可以表现为心烦失眠,烦躁不安,甚至焦虑,腰膝酸软,眩晕,耳鸣等。治疗宜益肾宁心安神,方药为"宁心敛精汤",药用:炙龟甲 15g、煅牡蛎 20g、炒山药 15g、山茱萸 10g、炒枣仁 10g、莲子心 5g、五味子 5g、干地黄 10g、茯苓茯神各 10g、夜交藤 15g 等。全方既滋肾阴,又降心火,使得心肾相交,水火相合,在增强降调节效果的同时,又改善了降调节过程中出现的不适症状。

2. 围绕短方案的中医辅助治疗

该方案临床多用于卵巢功能降低患者。在此阶段,阴长运动与下降运动同步进行。治疗以滋阴养血为主,注重静、降。临床可选用知柏地黄丸,每次 8 丸,每日 3 次,或服用"知柏地黄汤"(炙知母 8g、炒黄柏 6g、生熟地黄各 10g、怀山药 15g、山茱萸 10g、牡丹皮 10g、茯苓 10g、泽泻 10g、玄参 10g),临床根据不同证候进行加减。心烦、失眠者,加入莲子心 5g、钩藤(后下)6g 等清心降火;如见烦躁、头痛、胸胁胀痛者,加入郁金 10g、香附 10g、婆罗子 10g 等疏肝理气。

3. 围绕超长方案的中医辅助治疗

本方案多用于子宫内膜异位症或子宫腺肌症的患者。临床上多表现出气滞血瘀证的症状,经行腹痛,月经色紫暗,有血块,不孕。中医认为该病病机为瘀血浊液流注于胞络胞脉之中,泛溢于子宫之外,或结成癥瘕,随着体内阴阳的消长,可以兼夹而反复发作,容易出现正气不足,脾肾阳虚气弱的征象。在超长方案里,患者接受长效促性腺激素释放激素激动剂(GnRHa)治疗,对女性生殖轴产生重度抑制,患者常出现烘热出汗,烦躁失眠,盗汗无力等阴虚火旺的围绝经期症状。

在病初期,月经前后或经期腹痛,月经色紫暗,有血块,不孕;舌质紫暗,舌苔黄腻,脉涩。治法:活血化瘀,行气止痛。方药为少腹逐瘀汤(《医林改错》)加减:炒当归 12g、赤芍 10g、川芎 10g、肉桂 8g、延胡索 15g、小茴香 10g、五灵脂 10g、蒲黄 10g、没药 10g、细辛 3g、鸡血藤 15g,经前 1 周开始服用,疼痛得止则停。

较长时间运用 GnRHa 后,出现潮热、盗汗、烦躁、失眠、舌红、脉细弦等低雌激素症状。治法:补益肝肾,活血化瘀。方药为"补天五子种玉丹"加减(《中医临床妇科学》):炙龟甲 20g、煅龙牡各 30g、白芍 12g、怀山药 15g、熟地黄 10g、茯苓 10g、山萸肉 8g、牡丹皮 10g、丹参 10g、莲子心 5g、炙甘草 5g 等,相当于反向添加疗法。

4. 围绕拮抗剂方案的中医辅助治疗

（1）拮抗剂方案中的固定方案适用于各类人群。卵泡的发育,除了需要先天肾中精气的蒸腾气化启动发育,还需要后天脾胃运化水谷精微补充培育。脾肾二脏,同为至阴,相互滋养,火土互生,共同促进卵泡的发育成熟。故在拮抗剂方案促排卵过程中宜脾肾双补,打破低水平的阴阳气血平衡,改善卵巢的反应性。常用方剂为"补天种玉丹"合"参苓白术散"加减:药用炙龟甲 20g、炙鳖甲 20g、白芍 15g、怀山药 15g、生地黄 10g、熟地黄 10g、山萸肉 8g、女贞子 15g、茯苓 10g、牡丹皮 10g、丹参 10g、泽泻 10g、党参 12g、白术 10g、炙甘草 5g 等。

（2）拮抗剂方案中的灵活方案是根据患者的卵巢反应调节促性腺激素（gonadotropins,Gn）和拮抗剂的用量,主导卵泡直径≥14mm,或黄体生成激素（LH）水平 >10IU 或达基线水平 2 倍,或血清雌二醇（E₂）水平 >500pg/ml,LH 的水平是拮抗剂的调节杠杆,根据这点调节 Gn 量,中药可以选择归芍地黄汤合参苓白术散加减:炒当归 12g、赤白芍各 10g、怀山药 15g、山茱萸 10g、生地黄 10g、牡丹皮 10g、泽泻 10g、茯苓 10g、党参 15g、白术 10g、陈皮 10g、炒谷芽 15g 等。卵泡增长较慢时可以添加淫羊藿 10g、肉苁蓉 6g、续断 15g;内源性 LH 的水平偏高时,可以加用炙龟甲 20g、炙鳖甲 20g、地骨皮 15g。临床根据辨证加减用药。

5. 围绕微刺激方案的中医辅助治疗

微刺激方案多用于高龄、卵巢功能不全的患者。此类方案的患者最为突出的病理特点为肾阴虚,癸水不足。然女子以肝为先天,且乙癸同源。肾阴不足的同时,必然也存在不同程度的肝阴血不足,以致肝失疏泄,肝火偏旺。治疗宜滋阴潜阳,清肝降火。目的在于阻止 LH 峰前移,促进卵泡发育成熟。常用方剂为"固阴煎"（《景岳全书》）加减,药用:丹参、生熟地黄各 12g、怀山药 15g、菟丝子 12g、党参 15g、五味子 8g、炙远志 10g、白芍 12g、续断 10g、醋柴胡 6g、牡丹皮 10g、茯苓 10g 等。此外,静能生水,敛能收藏,可加入炙龟甲、炙鳖甲、鹿茸等血肉有情之品以提高阴长水平,更好地促进卵泡发育。

6. 围绕黄体期促排卵方案的中医辅助治疗

这种促排卵方案均因为西药的应用而改变了原先的月经周期节律。月经周期是女性生理过程中阴阳消长、气血变化节律的体现。该种方案集中在黄体期来促进卵泡的生长,此时冲任胞宫周期性的阴阳气血消长变化重点在黄体期,患者可能会表现出月经前后诸证的症状,如经前情志异常、乳房胀痛、头疼烦躁等经前期综合征(premenstrual syndrome,PMS)的症状,根据其不同的表现,结合舌苔脉象以辨证施治,才能达到促孕的目的。因此,针对该方案中的中医药治疗,以燮理阴阳,调和气血为基本治疗原则。用药上补肾为前提,燮理阴阳为手段,侧重于滋阴养血。方选补天五子种玉丹加减:丹参 10g、炒白芍 15~20g、怀山药 20~30g、熟地黄 10g、牡丹皮 10g、茯苓 10g、枸杞 10g、山茱萸10g、五味子 6g、菟丝子 15~20g、覆盆子 10g、淫羊藿 10g、玫瑰花 6g、合欢皮 10g等,根据辨证,加减用药。

7. 围绕自然周期方案的中医辅助治疗

对于年龄在 35 岁以上,卵巢功能下降的患者,可以选择自然周期疗法,B超监测有无卵泡生长发育,见有优势卵泡并且获取 E_2、LH、卵泡刺激素(FSH)、抗米勒管激素(AMH)水平证实可以适时取卵。中医药的辅助治疗,辨证以肾阴亏虚为本,加之心肝气郁、脾气亏虚导致血瘀、痰湿,治疗上以滋阴补肾为大法,根据月经周期不同的生理特点、病症结合治疗。取卵前主要是月经期及经后期。月经期注重调理气血,以养血通经活血为主。方选"五味调经散"加减:乌药 10g、当归 10g、赤芍 10g、茯苓 10g、益母草 15g、怀牛膝 10g、制香附10g、炒五灵脂 10g、延胡索 15g、生山楂 10g、泽兰 10g,连续用到月经结束。经后期,月经刚净,胞宫空虚,宜阴长阳消,治疗以滋阴养血,调补肝肾为主。方选"归芍地黄汤"加减:炒当归 10g、白芍 15g、怀山药 15g、山茱萸 10g、生地黄10g、牡丹皮 10g、茯苓 10g、怀牛膝 10g、炙甘草 5g。在经后中晚期,即卵泡平均直径大于 14mm,可于经后期方中适量加入续断 15g、川芎 10g、淫羊藿 12g,促进气血活动。

(三)进入刺激周期各阶段的中医治疗

1. 降调初期(黄体期中期—月经期)

此阶段辅助治疗的原则是固摄肾气,潜降相火,宁心安神,避免心肝妄动,扰动阴精,形成阴伏于阳的状态。中药可选用毓麟珠、去鹿角霜、川椒等偏于温阳之品,加用煅龙牡各 20g、炙鳖甲、炙龟甲各 15~20g、地骨皮 15g 等;对于情绪紧张、夜卧不宁者可加青龙齿 15g、酸枣仁 10g、夜交藤 20g、钩藤 10g 等;

对于手足心烦热,情绪不宁者可加醋柴胡 8g、合欢皮 10g、牡丹皮 10g、绿萼梅 5g 等。

2. 超促排卵早期(Gn 启动期)

中医药辅助治疗目的是滋补肝肾,益气养血,清心安神,调和阴阳,助卵生长,募集多个卵泡,并使卵泡生长同步化,以利于获取较多的优质卵泡用于 IVF。脏腑从肾、心、肝论治,如归芍地黄汤、两地汤、四物汤、六味地黄汤、二甲复脉汤、补天五子种玉丹等,选用炙龟甲 15~20g、炙鳖甲 15~20g、炒当归 12g、白术、白芍各 12~15g、生熟地黄、牡丹皮、泽泻各 10g、山萸肉 6~8g 等,注重固护阴血,也可以少佐 1~2 味补益气阳之品,如续断 10g、菟丝子 15g、补骨脂 10g、制黄精 15g,促进卵泡生长发育。

3. 超促排卵中晚期

卵泡直径达到 16mm 直至取卵当日。此期即经后中晚期,是阴长运动较高时期,超促排卵后期,已经出现多个优势卵泡,卵泡内在的阴长水平已接近重阴的准备时期,此期归芍地黄汤合苁蓉散,即在上方基础上加肉苁蓉、菟丝子、淫羊藿;中药治疗目的是滋阴养血,补肾助阳,阴阳平调,通过益肾填精,稍佐温阳通络,促进优势卵泡发育和成长,以利于顺利取卵;健脾益气,交通心肾,同时滋养子宫内膜使之与卵泡发育同步。此期方取补天五子种玉丹,药用:当归、白芍、怀山药各 10~12g、山萸肉、熟地黄各 6g、紫河车、杜仲各 10~12g、五味子 6g、枸杞子 6g、菟丝子 15g、续断 10g 等。在服药过程中还必须注意脾胃的运化,若脾胃薄弱,大便易溏,纳差,腹胀,不宜服用,当健脾滋阴,方用参苓白术散,待脾胃运化正常,再继续服用,若卵泡数较多,或患者具有卵巢过度刺激综合征(OHSS)高危因素(多囊卵巢综合征、年龄 <35 岁、瘦弱、低促性腺、有 OHSS 病史、起始剂量偏大等)应注意中重度 OHSS 发展倾向,本期可加健脾疏肝,稍佐活血利水之品,如白术、茯苓皮、泽泻各 12g、冬瓜皮 15g、大腹皮 10g、赤芍 10g、车前子 10g 等。

4. 取卵术镇痛的配合应用

近年来国内学者开始将针灸疗法应用于取卵镇痛中,并进行了一系列临床研究,江苏省人民医院王茵萍教授团队也实行取卵时用耳针镇痛的临床观察,显示其镇痛效果良好。①耳穴电针取穴:双侧子宫、盆腔、神门、皮质下。操作:于取卵前 15 分钟进行耳针。②耳穴贴压取穴:同上。操作:于取卵前

15 分钟进行耳穴贴压。③经皮穴位电刺激仪器:经皮穴位电刺激仪(韩氏仪,HANS 仪)。一组取穴:合谷、劳宫;二组取穴:内关和外关。④电针疗法方案一主穴:双侧阴陵泉、三阴交;⑤电针疗法方案二:取卵前一日具体如下:俯卧位取穴:肾俞(双)、次髎(双);仰卧位取穴:百会、合谷(双)、外关(双)、关元、三阴交(双)、太冲(双)。取卵当日具体如下:俯卧位取穴:肾俞(双)、次髎(双);仰卧位取穴:百会、合谷(双)、外关(双)、关元、三阴交(双)、太冲(双)。

5. 取卵后胚胎移植黄体支持阶段

取卵后,根据患者出现腹痛、盆腔少量出血等症状,可以选择益气养血,固摄冲任的中医药辅助治疗的方法,可以选用十全大补汤、毓麟珠或者固经丸等方药,连续服用 3 日,即在取卵后 3~14 日时予以黄体支持方案。由于超促排卵前期降调药物的使用、多卵泡发育、雌孕激素比例失调以及穿刺取卵造成颗粒细胞流失,使得此期比自然周期更容易出现肾中阳气水平低下,黄体功能不全的情况,中药配孕激素健黄体治疗能够达到相得益彰的疗效。这一阶段,中药通过益气温阳、温肾健脾、固摄助孕,改善子宫内膜容受性,促进孕卵着床。方取毓麟珠合寿胎丸:党参 12g、白术 10g、白芍 15g、怀山药 15g、山萸肉 8g、牡丹皮 10g、茯苓 10g、续断 15g、菟丝子 15g、紫石英 20g、鹿角霜 20~30g。此期不宜过用辛温香燥之品。肾属阴主水,宜静宜藏,阳气充沛,黄体健全,方能固摄成孕。

另外还可针对穿刺取卵情况进行加减,如卵泡数较多、卵巢部位较高,需要经过宫颈等情况易造成卵巢损伤、内出血。此时当益气养血,固摄止血,促进卵巢修复。可选党参、白术健脾益气止血,龟甲固摄止血,藕节炭、棕榈炭收涩止血,苎麻根、白茅根清热凉血止血。但清凉之品久用可损耗阳气,炭类收涩久用有碍气血运行,建议使用 3 日后见功即去之。

三、学术思想的传承与守正创新

在国医大师夏桂成教授和岐黄学者谈勇教授两位导师学术思想的指导下,周惠芳教授带领团队经过近 40 年的反复临床实践及科学研究,对妇科内分泌疾病特别是月经不调、不孕症、盆腔炎、妇人腹痛等都有深入的研究,并形成了独特的辨治经验:一是提出黄体功能不全性不孕症的病因病机为肾阳偏虚,夹有心肝气郁,在经前期,即黄体期的治疗当补肾助阳、镇心疏肝为大法。在夏桂成教授"助孕合剂"的基础上,经过近40年的反复临床及实验研究凝练出"补肾助孕方",该方已获国家发明专利,并获江苏省食药监局备案,制成了江苏省中医院的院内制剂"暖宫调经颗粒",临床使用以来广受患者好评。二是调经重视肾肝脾,尤重宁心安神。提出"月经先期量多、先期量少重在治肾;经前腹痛、经后腹痛重在治肝;经行泄泻、老年经断复来重在治脾",并将宁心安神贯穿于治疗全过程的理论。创新性提出月经周期的调治,重在经后期及经前期,经后期使其阴长至重,经前期使其阳长至重,月经周期自然阴阳消长转化,孕后益肾宁心安固胎元,即形成经后期"滋肾养心",经前期"温肾镇心",孕后"益肾宁心"的"心肾同治"调经、助孕、安胎的理论体系及治疗法则,创制了系列国家发明专利方"养心奠基方""补肾助孕方(暖宫调经颗粒)""益肾安胎方"。三是治疗妇人腹痛,重在温肾化瘀、宁心止痛。认为肾阳偏虚,寒瘀阻络,心气逆乱,不通则痛为妇人腹痛的病机,其中肾阳偏虚为发病之本。创立的"温经止痛方"治疗痛经,已获国家发明专利,并已制成江苏省中医院院内制剂"温经止痛颗粒";"化瘀止痛方"已获国家发明专利,通过其保留灌肠,对盆腔炎及子宫内膜异位症引起的盆腔痛能明显改善临床症状、缩短疗程、提高治愈率。

(一)不孕症中医辨治与实验研究

月经不调、不孕、流产是影响女性生殖健康的重大科学问题,据统计,不孕症的发病率约15%,其中功能失调性不孕症占总体发病率的40%~50%,主要指排卵障碍和黄体功能不全(luteal phase defect,LPD)性不孕,且两者互为因果。复发性流产率约10%,其中LPD所致的流产发病率约占20%~60%。解决LPD性月经不调、不孕、改善子宫微环境,提高子宫内膜容受性,是解决女性不孕流产的核心科学问题。

在国医大师夏桂成教授提出的"中医女性生殖节律理论"指导下,周惠芳教授临床发现,改善女性生殖内分泌功能(调经)是基础,调节女性内分泌环境,促进胚胎着床和生长发育是关键。而心肾同治、平衡阴阳是治疗月经不调、不孕、流产的关键,在传承的基础上融汇了自身的诊疗经验,提出了"经后期滋肾养心""经前期温肾镇心"和"孕后益肾宁心,养血安胎"的LPD性月经不调、不孕症、复发性流产的治疗法则。并据此创制了 2 个院内制剂，5 个名医验方。经后期使用"养心奠基方"滋肾填精、养心奠基，能促进经后期阴精的滋长，使阴长至重，（即子宫内膜增生、卵泡的发育）以及提高排卵期血清雌二醇（E_2）、黄体生成激素（LH）的水平等，从而改善子宫内膜微环境，为提高子宫内膜容受性，促进胚胎着床奠定基础，有效改善临床证候，增加月经量。经前期使用"补肾助孕方"（"暖宫调经颗粒"）补肾助阳、镇心安神、暖宫调经，使阳长至重。治疗 LPD 性月经不调、不孕症的大样本研究提示，临床妊娠率 38.61%，好转率 55.9%，总有效率达 94.51%。队列研究提示，临床妊娠率：西药组 30.4%，中药组 52.6%，中西药组 65.5%。孕后使用益肾安胎方益肾宁心、养血安胎保胎治疗的 196 例 LPD 性先兆流产临床研究提示，保胎总有效率为 91.84%。应用基础研究发现，"补肾助孕方"能够多靶点、整体调节下丘脑 - 垂体 - 卵巢轴（hypothalamic-pituitary-ovarian axis，HPO），矫治黄体功能不全，主要是通过改善子宫内膜容受性，促进胚胎着床，提高临床妊娠率，初步证明"心（脑）- 肾 - 子宫轴"与现代医学的下丘脑 - 垂体 - 卵巢轴（HPO 轴）在本质上具有一致性。阐明了益肾（宁心）安胎方通过调节黄体功能、改善子宫微循环避免妊娠丢失、防治复发性流产的科学机制。创新性形成了"心肾同治"调经、助孕、安胎的理论体系、关键技术及其转化应用。

国医大师夏桂成教授提出的"中医女性生殖节律调节理论"，其中"心（脑）- 肾 - 子宫轴"为其核心，主导女性生殖节律的调节。肾藏精，主生殖，内居元阴元阳为先天之本，经水出诸于肾。心（脑）主神明，主血脉，为君主之官，是五脏六腑之大主。肾精肾阴上济于心，使心火不亢，心火下降于肾，使肾精肾阴不寒，如此水火既济，心肾相交，阴阳平衡。子宫居于心肾之间，胞脉胞络上系于心，下系于肾，胞脉胞络通畅，两精相搏，方可成孕。心脑还通过骨髓与肾相关联，子宫之排经、受孕、分娩，肾之分泌天癸、精卵的排出，均与心脑神明有关。精神合一，心肾相交，在心（脑）- 肾 - 子宫生殖轴的纵横反馈作用下，女性生殖的阴阳消长转化才得以维护。若肾精肾阴不足，血海空虚，内膜失于滋养，又无以上济于心，心失所养、心气郁结，甚至心火偏亢，不能下降于肾，心肾不交，水火失济，冲任损伤，导致肾失封藏，系胎无力，而致胎漏、胎动不安、滑胎（先兆流产、复发性流产）。肾水不温，胞宫寒凉，内膜不能生长，胚胎最终无法着床而不可成孕或维持,而致月经不调,不孕、流产。可见平衡"心(脑)-肾-子宫轴"的阴阳,使心肾相交是女性维持正常月经、受孕、分娩的前提和基础。

经后期由于经血的排泄,胞宫胞脉空虚,肾阴肾精匮乏,故以阴长为主。肾阴肾精渐复,内膜滋长,又上济于心,心肾相交,水火既济,阴阳互根,阴水渐长至重达重阴,在心(脑)的主宰下,精转化为气,阴转化为阳,在阳气推动下排出精卵,转为阳长。古人称此时为"的候""真机""氤氲"期,即经间排卵期,此时为受孕最佳时期。若长期熬夜、焦虑抑郁、房劳多产等使经后期肾精匮乏,阴长不足,心神失养,使心(脑)主宰功能失司,血海失盈,内膜不能滋长(内膜过薄),精卵不熟,转化不利,故月经量少,不易受孕。

经后期滋肾养心,创制"养心奠基方"。周惠芳教授认为:经后期肾精匮乏,心失所养,心肾不交而致内膜贫瘠,精卵不熟,故滋肾养心奠基是经后期的治疗大法。临床对长期熬夜、焦虑抑郁、房劳多产等所致薄型子宫内膜、卵泡发育不良的月经量少、不孕进行观察治疗,临床研究表明:治疗组经治疗后,经后期子宫内膜厚度由 7.58mm ± 0.87mm 增加到 9.50mm ± 0.96mm;排卵日卵泡直径由 17.77mm ± 1.89mm 增加到 19.10mm ± 1.67mm;排卵日 E_2 由(256.53 ± 48.94)ng/L 增加到(283.27 ± 58.86)ng/L;排卵日 LH 由(16.03 ± 11.64)mIU/ml 增加到(28.16 ± 17.52)mIU/ml。治疗组治疗前后差异有统计学意义,与对照组相比均有统计学意义。可见本方能促进经后期子宫内膜增生、卵泡的发育、提高排卵期血清 E_2、LH 的水平,从而改善子宫内膜微环境,为提高子宫内膜容受性,促进胚胎着床奠定基础,有效改善临床证候,增加月经量。方中重用炙龟甲、炙鳖甲血肉有情之品大补肾精、填精益髓,滋养内膜,又以酸枣仁、炙知母清热滋阴,养心安神,诸药合用有滋肾养心奠基之效。该方已获国家发明专利(专利号:ZL 2021 1 0279302.7)。

经前期以阳长为主,阳长的目的在于温煦子宫,为排泄月经或受孕做准备。阳长至重,阴阳俱盛,子宫温煦,精血充沛,内膜丰厚,利于种子。在这过程中依旧是心肾主导,心肾相交,心火下行,温煦肾水,肾阳充盛,子宫得温方可受孕。若阳长不足,或阴消不长而使阳长不及,子宫寒冷,内膜贫瘠,精卵不能着床孕育。此外,阳长太过,心火亢盛,肾阳偏盛,阴水不足,心肾不交,亦不利于种子。因而在经前期若要阴阳平衡,在助长阳气的同时,还应不忘镇心安神,温肾镇心方能升降调达,胞脉通畅,子宫温煦,内膜丰厚,方能受孕,或经行正常。

经前期温肾镇心,创制"补肾助孕方"。周惠芳教授认为:LPD 性月经不调、不孕症经前期的病机是肾阳偏虚夹有心肝气郁,因此"补肾助阳、镇心疏肝"是治疗 LPD 性月经不调、不孕症经前期的大法。前期运用"补肾助孕方"治疗 LPD 性月经不调、不孕症的大样本研究提示,该方能改善腰酸怕冷,经前乳胀,烦躁易怒,月经不调等临床症状;还可以改善黄体中期子宫内膜容受性,治疗后子宫内膜容积由 3.35ml 增加到 4.04ml;内膜下血流指数参数中的 VI(血管化指数)由治疗前的 2.27% 提高到 4.76%;FI(血流指数)由治疗前的 22.54% 提高到 26.42%;VFI(血管化血流指数)由治疗前 0.68% 提高到 1.77%,差异均有统计学意义。对多囊卵巢综合征合并 LPD 性不孕症研究提示,"补肾助孕方"能显著降低卵巢血流阻力,增加卵巢血流灌注量,改善卵巢功能,降低着床期子宫动脉血流阻力,增加子宫动脉灌注量及血管壁的通透性,提高着床期孕激素水平,改善子宫、卵巢的内分泌环境。方中鹿角片、紫石英,温肾阳的同时又能入心经,佐以柴胡疏肝解郁、鼓舞阳气,八味中药相合,在经前期使用,具有使阳长至重、镇心安神之功效,从而调节心(脑)-肾-子宫生殖轴的阴阳平衡,改善黄体功能,调整月经周期,促进胚胎着床,提高临床妊娠率。"补肾助孕方"授权国家发明专利(专利号:ZL 2014 1 0798633.1),获江苏省食药监局备案(备案号:Z20200005000),已研制成院内制剂"暖宫调经颗粒",2021 年 9 月在江苏省中医院使用以来,深受患者欢迎,2022 年获江苏省中医院新制剂销量第一,2023 年 12 月,专利及院内制剂均已转让给世界 500 强广州白云山医药集团股份有限公司白云山制药总厂。

孕后子宫须得到肾气、肾阴、肾阳的支持,才能使胚胎稳固。肾气不足,子宫固藏乏力,肾阳亏虚,子宫失于温煦;肾阴不足,血海不充,不能滋养胎儿;阴虚火旺,络损血溢,阴血失守;瘀血内阻,津失输布;金刃所伤,肾虚瘀阻,如此种种均可致子宫失藏,胎失所养,易致胎漏、胎动不安、滑胎。胞脉胞络上系于心,下系于肾,子宫之固藏与心肾密切相关。孕后阴血下聚养胎,心失所养,心火偏旺,加之心理紧张,夜不安眠,心肾不能相济,胎失所养,胎元不固,亦致胎漏、胎动不安、滑胎。故补肾宁心,安神调志,方能使心肾相济以稳固胎元。同时健脾和胃以旺后天之化源,养血和血以和畅血脉,共助胎儿生长发育。故补肾宁心,养血安胎是治疗胎漏、胎动不安、滑胎的大法。

孕后益肾宁心,养血安胎,创制"益肾安胎方"。创新性提出:肾虚胎失所系,血虚胎失所养,心火偏旺心肾失济,是胎漏、胎动不安、滑胎的病机,益肾宁心,养血安胎是治疗胎漏、胎动不安、滑胎的大法。临床研究提示:① 196 例因 LPD 而致先兆流产的病例,总保胎成功率达 93.37%(183 例),其中,纯中药保胎为 56.28%(103 例),中西药保胎为 39.34%(72 例),西药保胎为 4.37%(8例),临床表现为肾阳虚或脾肾阳虚,心火偏旺者占 65%。②先兆流产患者服用"益肾安胎方"后,阴道流血、腰酸腹痛、头昏乏力、心烦少寐的症状明显改善,中医证候疗效达 95.62%。③ 196 例因 LPD 导致的先兆流产,妊娠前合并LPD 的占 57%、合并多囊卵巢综合征的为 31%、合并盆腔炎性疾病后遗症的为 12%。妊娠前患有这些合并症是妊娠后发生 LPD 性先兆流产的常见因素。④ 196 例患者,一次以上试管(IVF-ET)妊娠者占 63 例(占 35%),IVF-ET 是导致 LPD 的直接重要原因。⑤宫腔手术操作对子宫微环境的破坏,属后天金刃所伤,阴血耗损,胚胎不能着床,补肾健脾先后天同治,使气血充沛土壤肥沃,胎孕乃成。方中君药续断、槲寄生、菟丝子、阿胶珠等益肾安胎以治其本;黄芩、酸枣仁清心肝之火,兼宁心安神;党参、山药与白术相伍,又有健脾以助补肾之力,肾强脾健则胎安。诸药合用,标本兼顾,共奏益肾健脾宁心,养血和血安胎之功。"益肾安胎方"已申报国家发明专利。

(二)痛经的中医辨治与实验研究

痛经是妇科常见病、多发病,指行经期前后或正值行经期间出现的下腹部疼痛、坠胀,甚至痛及腰骶,每随月经周期而发,严重者可伴有恶心呕吐、冷汗淋漓、手足厥冷等症状。痛经的全球发病率约为 45%~95%,且逐年上升,与日常活动受限密切相关,给工作及生活带来不利影响。现代医学对痛经的发病机制阐述颇多,但认识尚未统一完善,在治疗上手段较为单一,现代医学对于痛经的治疗:一是减少前列腺素的产生;二是抑制排卵;三是手术治疗。尽管对痛经治疗的策略似乎已有以上较一致的认识,但迄今为止,治疗方案仍主要凭临床经验,疗效仍需提升。

中医学根据其临床表现,认为痛经以"不通则痛"和"不荣则痛"为主要病机。肾阳是全身阳气之本,对机体有温煦、生发、蒸化、封藏和制约阴寒等作用。肾阳能促进精血津液的化生并使其转化为能量,促进人体的新陈代谢,使人体各种生理活动的进程加快,精神振奋。肾阳不足,机体生理活动失去温煦,气血精液化生不足,运行迟缓,阻滞胞络,不荣则痛。肾阳虚弱,不能温经通脉,瘀阻气滞;或经行感寒;或于经行不净之际合阴阳,经产余血浊液流注于胞脉胞络之中,瘀阻气滞,不通则痛。肾虚与血瘀又常相互影响。

江南流域,雨水充沛,物产丰富,自古为鱼米之乡。但在 20 世纪 50 年代,由于住房均以平房为主,屋内均为泥土地,极易潮湿,久居湿地,寒湿侵袭人体,故而农村男子常见"流注病",又称"附骨流注",死亡率较高,幸免者则多下肢残疾。周少伯先生深得孟河马氏真传,以温阳化瘀通络法治疗,每获良效。然湿为阴寒之邪,女子属阴,更易受寒湿之害,湿性趋下,故女子多发带下、痛经、盆腔炎等疾病。其中又属痛经为最,几乎十人九痛经,故周少伯先生又研制出"妇科温通方"治疗痛经,疗效奇佳,一时名震乡里,乡亲感念周少伯先生之功,曾送"金字招牌"以表敬意。

周惠芳教授带领团队经过大量的临床及实验研究认为,痛经大多是由黄体功能不全所致,病机为肾阳偏虚,瘀阻气滞。肾阳偏虚,经前期阳长不达至重,不能温经通脉,继则气机阻滞,血行迟滞成瘀。肾虚血瘀气滞,不通则痛。肾阳偏虚,瘀阻气滞,又扰乱"心(脑)- 肾 - 子宫轴","诸痛疮疡皆属于心",心气郁结或逆乱则疼痛加剧。治疗原则:温补肾阳,化瘀通络,宁心止痛。经反复凝练筛选及实验研究,在"妇科温痛方"的基础上形成"温经止痛方"。临床研究提示:对于原发性痛经 3 个月经周期的治愈率达 95.6%,继发性痛经 3~6 个月的显效率达 84.1%。能显著降低患者血清中血小板活化因子(PAF)水平,上调血清脂氧素 A4(LXA4)及黄体中期孕酮(P)水平,减轻痛经程度、降低视觉模拟评分法(VAS)评分,改善黄体功能,具有显著的缓解痛经作用。实验研究提示:该方能同时作用于卵巢和子宫内膜,改善其结构和形态;通过调节子宫内膜分泌的前列腺素(PGF2a)、血管内皮细胞分泌的内皮素(ET)等来减少子宫平滑肌收缩,降低卵巢及子宫动脉血流阻力,增加卵巢及子宫动脉灌注量与血管壁的通透性,改善子宫缺血缺氧状态;还能通过调节黄体中期分泌的性激素雌二醇(E_2)、孕酮(P)、黄体生成素(LH),以及子宫内膜雌激素受体(ER)、孕激素受体(PR)整合素 α5、β3 等的表达改善黄体功能。方中肉桂能补火助阳,引火归原,温经通脉,散寒止痛。鹿角片补肾阳,散瘀血,二药合用,温补肾阳,温通经脉,散寒止痛共为君药。三棱、莪术,更能破血化瘀,通经消积止痛。香附疏肝解郁,调经止痛;艾叶性温,能散寒止痛,暖宫助孕,与肉桂、香附等相配,更增温经散寒、调经止痛之功。鹿角片入心经,丹参通心脉。诸药相合,寒温并用,补散同行,共奏温补肾阳,化瘀通络,行气止痛之效。对原发性或继发性痛经,经前期(或确定排卵后)使用,辨证属"肾(阳)虚血瘀"型,临床表现为经期或行经前后小腹疼痛、畏寒肢冷、得热则舒、腰膝酸软、经行不畅夹有血块者有很好的治疗作用。

(三)盆腔炎性疾病后遗症的中医辨治与实验研究

盆腔炎性疾病后遗症(sequelae of pelvic inflammatory disease,SPID)是妇科常见慢性病,既往俗称"慢性盆腔炎"(chronic pelvic inflammatory disease,CPID),大多是由急性盆腔炎迁延而来。主要表现为反复下腹隐痛或坠痛、腰骶酸痛、带下异常,常伴有性交痛、月经失调及泌尿道、消化道症状,最终可发展为慢性盆腔痛及盆腔炎性疾病反复发作,甚至不孕、异位妊娠等。本病常见于育龄期女性,随着现代生活压力增大、生活习惯及性观念改变、人工流产率上升等因素影响,本病发病率越来越高,且有年轻化的趋势。SPID严重威胁着妇女的生殖及身心健康,其中最突出的是不孕和异位妊娠。据调查发现,不孕和异位妊娠的发生率与盆腔炎发作次数有关,首次发作后发生风险分别13%、6%,第二次增至36%、12%,第三次甚至高达60%、22%。本病不仅给患者带来身体上的不适,更会引起患者精神紧张、焦虑、抑郁等不良情绪,甚至发展为心理障碍,严重影响妇女的身心和生殖健康,加重家庭及社会经济负担。本病若未能进行有效控制,往往迁延,具有病程长、病情缠绵、复发率高的特点,因此当积极治疗SPID。

中医古典医籍并无"盆腔炎性疾病后遗症"的病名,因其临床表现与带下病、妇人腹痛、痛经、癥瘕、经期延长相似,因此对其记载可散见于这些疾病的记述中。现代中医临床大多认为其病在下焦,因下焦湿热而起,故药物多清热利湿止痛,但往往效果不佳。周惠芳教授经过近40年的临床反复实践,已形成自己独到的见解。认为本病是肾虚为本,湿热瘀余邪未清,正邪交织,经久难愈。此病之初或由湿热而起,湿热之邪蕴结冲任胞宫,湿为阴邪,其性黏滞,缠绵难愈,阻滞气机,气滞血瘀,日久损伤阳气;或由素体肾虚,复加房劳多产,肾气亏虚,留瘀胞脉,郁而化热或感受湿热之邪引起。瘀血与湿热互结,日久成癥,胞脉胞络壅塞;肾阳亏虚,不能温煦胞脉胞络,湿热瘀余邪互结,互为因果,正邪交织,乃至下腹疼痛或作坠,痛连腰骶,经久难愈。胞脉胞络不畅,则难以摄精成孕。如此病情迁延实为常见,临床仅以口服药物治疗难以奏效,对此病的治疗,当标本兼治,内外同治。应从肾论治,固其根本,温补肾阳,扶助正气,则温化得力,瘀化而湿祛,佐以清利通络之品,诸药合参,正胜邪祛,疼痛自愈。子宫位于直肠之前,胞脉胞络均位于盆腔,因化瘀清利之药苦寒,久服败胃,创立"温阳化瘀止痛方"浓煎后保留灌肠,内外兼治药力直达病所,往往起到事半功倍之效。临床研究提示:保留灌肠治疗组患者,下腹隐痛或坠痛、腰骶部酸胀或胀痛,白带量增多等症状改善明显优于对照组,疗程结束后随访半年,复发率也明显低于对照组。改善患者血清白细胞介素 -6(IL-6)水平,治疗组显著优于对照组。治疗组治疗后血细胞比容下降明显。治疗后中医证候、体征总有效率及远期疗效均优于对照组。方中紫石英味甘辛,性温,补肾助阳,暖宫散寒,温阳化瘀、祛湿为君药。淫羊藿补肾壮阳,祛风胜湿;桂枝温通经脉,通阳化气,祛风通络,二者共为臣药。乳香、没药通经止痛,活血行气,消肿生肌;忍冬藤清热解毒,祛风散热;路路通祛风胜湿,通络利水,增强诸药行气和络,通络散结之效。全方温肾助阳,行血散瘀,利湿清热,以达通络散结止痛之目的。全方以温肾助阳为要,非一味化湿祛瘀清热。阳气足,气血行,则血行瘀自去,阳生湿自除,热随湿自清,且应用浓煎后保留灌肠的方法,使药力直达病所,事半而功倍,用于治疗肾阳亏虚,瘀湿热余邪未除的盆腔炎性疾病后遗症(SPID)疗效确切。"化瘀止痛灌肠方"已获国家发明专利授权(专利号:ZL 2020 1 0891892.4)。

第三节 治学特色

周惠芳教授在坚持中医为主体的基础上,主张吸纳现代医学知识和技术,兼容并蓄,为我所用。孟河医派丁甘仁言:"医为仁术,择善而从,不分畛域。""中医以气化擅胜,西医以迹象见长,论其理则中学至精,论其效则西医亦著。"周惠芳教授认为此言极是,此理至真,并在临证、教学和科研中统筹考量,分别用其所长。虽然主张中西医结合,但在临床实践中,她非常注意保持和发扬中医特色,重视望、闻、问、切四诊,诚如《金匮要略》中曰:"……审脉阴阳,虚实弦紧;行其针药,治危得安。其虽同病,脉各异源,子当辨记,勿谓不然。"她谨记父亲教诲:"虚实之要,莫逃乎脉",但需长期积累,步步意会。同时,中医的望、闻、问、切,每一诊都是很深的学问,不可偏废。

周惠芳教授临证最大的特点就是辨证灵活,思路开阔。她常常教导学生:"决不能拘方治病,从辨证中抓病机,随病机拟法度,汤证一体,证治呼应。"又强调由于人体禀赋不同,方土环境、生活习惯、时序变更等差异,往往出现虚实相反的脉象,在临证时,既要注意"必知天地阴阳,四时经纪",又要详审"贵贱贫富、各异品理;问年少长、勇怯之理",并"切脉动静而视精明,察五色,观五脏有余不足,六腑强弱,形之盛衰"。此即详查患者禀赋强弱、体征表现,并结合所处气候变化、地理环境等因素,做到全面分析归纳。

她常勉励青年中医,要努力做一位"有文化的中医"。这里的"文化",是指中医药文化或中华传统文化,因为它是中医的根。所谓"有文化的中医",可以概括为有医德、有医术、能著述、会传承、有贡献、是明医。其实,中医有无文化是可以鉴别的,从他的言语谈吐,从他的仪容神色,从他的诊病实践过程及其疗效,从他的书写药方及其著述等,都可以略知其大概。在她所接触过的各家医案中,如清代医家邹润安、王孟英、陈修园等,均"深究仲景制方精意,成一家之言",阐述医理之透彻,辨析病机之详尽,描述病情之形象生动,可谓入木三分,且文采斐然,读之令人回味无穷。这些医家不仅撰写了很多医书,对后世习医者有深远的影响,还特别倡导为医者应努力学习中医经典,并为中医传承不遗余力,倾注心血。

在中医历史上不乏有文化的中医人,周惠芳教授总结出他们的共同点是:有医德,品性淳良,以仁义为怀,待病人如至亲,所谓"常将人病如我病,救得他生似我生"。他们精勤不倦,好学深思,从不自满,甚至舟车寒暑,手必一卷,或有感即录,或挑灯夜读。他们领会了中医的精髓,精义入神以致用,故能在临床上取得好的疗效,而并非只会纸上谈兵。他们又能够继承前人医术,或整理,或改编,或撰著,甚至有所创立,有医著传世。如果没有那些有文化的中医,就没有那么多中医典籍,更不可能流传下丰富的中医各科临床经验。如《药性赋》《汤头歌诀》《针灸歌赋》等,无不显示了著者深厚的文化底蕴及其倾注的大量心血。所以,周惠芳教授一直很赞赏和敬仰这些有文化的中医,他们对中医学发展所作出的贡献是不可磨灭的。多年来,周惠芳教授坚持对学生进行言传身教,教人求真,身正为范,授业解惑,诲人不倦,桃李成蹊。秉承父训,坚持做中医药文化的传播者、中医药人才的输送者。严格择徒,通过道术同授、理法共传的传承方式,保证了中医药学术思维的延续性和创新性。她始终秉持严谨的治学态度,从医数十载,迄今已培养硕士研究生 82 名,博士研究生 34 名,境外博硕士遍布加拿大、澳大利亚、泰国等多个国家和地区。学生中有的已经成为硕士研究生导师,传承着老师的风范,教书育人;有的已经成为临床的骨干,牢记师训,为无数需要帮助的患者解除疾苦;还有的在做好临床的同时,应用现代科技手段和方法,积极科学研究,探索真谛,已有多名学生获得国家自然科学基金资助。周惠芳教授严谨治学的态度和求实的治学方法,使学生无形之中受到潜移默化的熏陶和感染。她一直倡导和践行"厚基础、重临床、讲传承、求创新"的中医教育理念,对中医妇科临床教学及学生培养都具有积极的现实意义和深远的影响,是中医妇科临床教育的先行者和践行者。

1. 厚基础,宽知识

周惠芳教授强调:"学中医,若不读《灵枢》《素问》,则难以明经络,无以知治病之由;不读《伤寒论》《金匮要略》,无以知立方之法理,则无从施治。不读金元四大家,则无以通补、泻、温、凉之用,而不知变化"。她认为,中医经典古籍是中医理论体系的基石和核心。凡学习中医者,如不加以熟读精研,则难明医术之理,难通医学之道,就犹如无源之水,无本之木,难以担当起治病救人的重任。在育人中,她非常注重学生中医基础理论的培养,常常要求学生们能够熟读或背诵经典著作及临床实用性强的医学专著、基础知识类书籍。在夯实中医基础理论和广猎学术名家流派思想的同时,还要求学生们博览各家之说,撷取各家精华,融会贯通,深悟其理,深明其意,再验于临床。正如章次公先生所言:"各家学说,互有短长,治学者不应厚此薄彼,能取长补短,其庶几矣!"

2. 勤实践,善总结

孟河医派的开创者费伯雄曾言:"师古人之意,而不泥于古人之方,乃善学古人也。"在临床实践中,周惠芳教授遣方用药,并非照搬古方,多根据病人病情、体质、时令节气、环境地域来加以调整,用其长而化其偏。如治气虚发热,神疲食少,师东垣温补之法,而不用升麻、柴胡等升阳,常用薄荷代之,再加茯苓、薏苡仁、砂仁等和中化湿安胃;治肾阴虚火旺,师丹溪滋阴之法,而不用知母、黄柏泻火,以生熟地黄、天麦冬、南北沙参等壮水之主以制阳光,以二芍清心柔肝,杜仲、沙苑子益肾固精,更妙用莲子心安君相之火而交通心肾。她认为临床疗效的提升,不仅需要理论根基的雄厚,还当勤于临床实践,做到精专博通,既通晓全科,又精于专科;既辨证详明,又治法多样。

3. 衷中参西,中西汇通

具有深厚家学渊源,又师承国医大师夏桂成教授、岐黄学者谈勇教授,周惠芳教授深谙中医的博大精深和独特疗法,但她也认可西医在治疗部分妇科疾病方面的疗效。她坚持中医为本,又善于借鉴运用现代医学知识和技术,汲取精华,为我所用。她始终秉持"医为仁术,择善而从,不分畛域",中医自有其立足点,西医也有其长处,主张吸取西医的实证方法,革新中医。并提出临床必须"双重诊断""双重治疗"。"双重诊断"即中医的辨证与西医的辨病相结合,治疗上也应将中医的辨证论治与西医的对因治疗相结合,会有更优的疗效,既彰显了中医辨证治疗的特色,又发挥了求因治本的优势。

4. 惠风和畅,桃李芬芳

中医药该如何传承精华、守正创新,这是中国之问,人民之问,时代之问,始终悬于众多中医学者心中。师承教育作为中医药传承发展的重要模式,是加快中医药人才培养的有效途径。传承是根,创新是魂。周惠芳教授从事医、教、研工作的同时,还致力于中医文化的传承和发展。"读经典、做临床、善思悟、拜名师、做科研、写文章"是周惠芳对学生的要求,这也是名医成长的必由之路。她对学生要求严格,一旦提问,如果回答不圆满,解释不明白,她训斥起来便毫不客气。但是一段时间下来,学生们会觉得进步很快。所以学生们私下交流时常说:"跟周老师相处,既有一种敬畏感,又能体会到一种爱,当受到老师批评时,感觉自己还要加倍努力学习。"她以匠人之心,琢医者之魂。在数十载的临床、教学、科研生涯中,一直在用实际行动诠释"干一行、爱一行、钻一行"的爱岗敬业精神和工匠精神,竭尽所能为传承和发展我国中医药事业贡献绵薄之力。

第四节　学术思想与临证经验

一、中医妇科学术思想

传统是流动的,其过程中有断裂、间歇,也有创新。中医的传承就是如此,有人定义为"活传统",也是"由博返约,由粗入精"的过程,尤其是对丰富的中医实践后的文化体现。周惠芳教授精读过的古今典籍颇多,博采诸家之长,尤为推崇《黄帝内经》《景岳全书》《傅青主女科》等,其学术思想亦深受所读中医典籍的影响。临证辨治方法既遵经旨,又圆机活法,方药多变。同时,周惠芳教授对女性月经周期各个时期不同阶段的生理、病理特点有其独特认识,临证善于根据妇人月经周期中不同时期的阴阳变化来辨证分析、选方用药,在导师国医大师夏桂成教授中医女性生殖节律调节理论指导下,创新性地构建了中医药治疗黄体功能不全性月经不调、不孕症的理论体系。经过多年的实践,她认为,任何精辟见解的形成,都是要在吸取前人智慧精髓的同时,再加上自己的深入理解、深刻领悟和辛勤付出,这些无不和丰富的实践经验相关。

1. 月经病重视肾肝脾

肾藏精、主生殖,为先天之本,女性在生长发育生殖衰老过程中均以肾为主导,但也离不开肝的疏泄和脾的运化。孟河医派在妇科疾病防治中非常重视固护脾胃功能,还认为调经重肝,提出"肝为血海,又当冲脉,故尤为女科所重"。马培之先生曾言:"夫经事之来,必由阳明充旺,化生新血,藉诸路之血,汇集而下行血海""女以肝为先天,以肝为血海,又当冲脉,故尤为妇科所重""血藏于肝,赖脾气以统之,冲任之气以摄之,肝为藏血之经,脾为生血之脏,月事之来,藉诸路之血,汇集血海"。其父对月经病的治疗尤重调养肝脾气血:一方面补益肝脾,令气血充盈;另一方面,通过疏肝、宽中、宣肺、活血等令气机舒展,气调血盈则月事以时下。

周惠芳教授十分认同父亲所强调的肝脾气血理论,主张气血同治。谨记"女子以血为主,肝为藏血之经,脾为生血之脏,月事之来,藉诸路之血,汇集血海",肝脾不调,或营血不足,或血少阴亏,或血海空虚,发为月经量少后期,甚则闭经;藏泻统摄失职则发为月经先期、崩漏;肝脾气血失和寒入营分或血海虚寒则为痛经。

2."从心论治"思想

心肾二脏,一上一下,一水一火,心藏神,肾藏精,心肾不交者,阴阳水火失济,精神互用失常。生理上,心属火居上,上者主降,心火下温肾水使肾水不寒,亦资助肾阳,使元气得发。肾属水居下,下者主升,肾水者,五脏六腑非此不能滋,一者制约心阳,二者滋心阴。《傅青主女科》曰:"盖胞胎居于心肾之间,上系于心而下系于肾"。夏桂成教授指出心、肾与子宫之间存在密切联系。子宫的藏泻作用全在心、肾主持,心为君主之官,内藏神明,又主血脉,心气下降,胞脉通畅,子宫开放,行泻的作用;肾为生殖之本,藏精,又为封藏之脏;子宫闭阖,行藏的作用,与肾有关。心肾交合,任督贯通,阴阳交会,推动阴阳消长转化,尤其是生殖节律的发展。

在夏桂成教授的学术思想影响下,周惠芳教授强调心对肾及诸脏的调控作用。又如心脾和调,经候如常。现代社会女子多思、忧、怨、怒,易致心伤,心脾乃子母之脏,心伤则母病及子,致脾胃气机升降失常,化源隔绝。李东垣指出:"先由喜怒悲忧恐,为五贼所伤,而后胃气不行,劳役饮食继之,则元气乃伤。"脾胃乃气血生化之源,气血乏源则心神失养,神无所主、虑无所定以致气乱,气乱则气机运行不畅,滞而为病,久则伐伤脾胃,故心神失养可致神乱而损伤脾胃功能。早在《素问·阴阳别论》中就有"二阳之病发心脾,有不得隐曲,在女子为不月",张介宾释其义曰:"二阳,阳明也,为胃与大肠二经。然大肠小肠皆属于胃,故此节所言,则独重在胃耳。盖胃与心,母子也,人之情欲本以伤心,母伤则害及其子。胃与脾,表里也,人之劳倦本以伤脾,脏伤则病连于腑。故凡内而伤精,外而伤形,皆病及于胃,此二阳之病,所以发于心脾也。"《陈素庵妇科补解》中亦有云:"胃为水谷之海,大肠为传导之官。脾与胃为表里,胃与心为子母……胃病则腑伤,而脏亦伤,故病发于脾也。胃虚,则子病而母亦病,故发于心也。心主血,脾生血。心火旺则阴血消烁。脾土衰,则生化之源绝。故女子月事闭也。"总结其治方用药规律,多是治心之味。茯神、枣仁、远志、菖蒲、五味子、麦冬、柏子仁、丹参、鹿角片、青龙齿等药均入心经。其中菖蒲能治心气不足,以补五脏不足,茯神乃抱木心而生,多为心之用。诸心经之药相伍,补心通窍,心君宁而肾气自静,安心而制动,心肾相依,治肾以从治心也。

3. 燮理开合法辨治妇科病

周惠芳教授常言,人体之气机、阴阳、动静开合有度,出入消长正常,升降自如,则百病无由以生。妇人以血为用,血得热则妄行,是伤之过动,易致月经先期、月经量多、崩漏、滑胎诸疾;血得寒则凝,乃失之过静,发为月经后期、量少、闭经、不孕等症;湿邪蕴郁,任带失司,动而不畅,静而不宁,故带浊缠绵,阻于胞宫胞络,经水失常,胎孕难成。周惠芳教授指出女子无子,多因经候不调,故而求子之道,必先调经,动静合宜经自调。治疗上宜审其动静之偏向而使之恢复常态,动疾制之以静药,静疾通之以动药,动静不匀者,动静相兼而调之。且临证时结合妇女月经节律生理特点,审时、审因遣方用药。

先贤有云:"心者,君火也,肝肾者,内寄相火也,君火动则相火随之而动。"有动乎中,必耗其精,久则变生他病。所谓静者,主要指心神而言,"欲补肾者先宁心,心宁则肾自升(实)。"临证以静制动,治以清心降火,宁心安神之静药,常选用钩藤、莲子心、黄连、茯苓(神)、生熟地黄、青龙齿、合欢皮等。大动伤阴,静则火降,火降则阴复,故曰"静能生水",精充血旺,冲任得滋,血海满盈,气血通畅,自能摄精受孕。动之不及,静而太过,则阳气不足,不能温化肾精以充天癸,冲任气血不通,胞宫失于温养,月水难至;阳主乎动,肾阳为卵子生长的动力,阳即虚,无力鼓动卵子的排出,故以温肾助阳暖宫为主,酌加行气活血之品,促使由阴转阳,药如肉桂、鹿角片、紫石英、淫羊藿、菟丝子、当归、川芎、鸡血藤之品,以利卵子顺利排出。若肾精亏耗,脾胃有湿,脾运失健,气机升降出入紊乱,气血运行不畅,气血瘀滞,湿浊痰瘀,而致脉络不通者,又当用肉桂、炮姜、黄芩、黄柏、三棱、莪术、郁金、石菖蒲、苍术、白术等寒热并用,达到疏通循环,上下相资。故而遣方用药,当随证变化加减。

4. 藏象体系之脏腑分证论

脏腑辨证学说起源于《黄帝内经》,其核心则是藏象体系。《景岳全书》曰:"象,形象也。藏居于内,形见于外,故曰藏象。"即藏于体内的脏腑及脏腑功能表现于外的生理征象和病理现象。周惠芳教授将"脏腑分证"总结为三个方面:首先,根据每一脏腑各自不同的证候特征来辨别病在何脏何腑;其次,不同的脏腑病变可见同一病症但病机各异;第三,病机相同,病变脏腑不同,症状亦不同,然皆以五脏系统为基础。例如辨证属心阴暗耗,心火偏亢,伤及肾气,引动肾火,以致心火亢盛于上,肾阴不足于下,导致心肾不交,患者可同时表现为不孕,月经淋漓不净,或量多如崩,色深红黏稠,头晕、面色暗淡、腰酸、夜寐不宁、大便干结等症;然心属火,脾属土,二者之间为母子关系,相互滋生,相辅相成。心主血脉、神明,脾主生血、统血、藏意。因此,血脉运行、藏神功能的正常发挥又与脾关系密切,若思虑过度,伤及于脾,亦暗耗心血,心脾两伤,则心火炽盛更盛,或脾运化失司,气血生化无源,血虚而心无所主。周惠芳教授在临床上治疗不孕症,常心、肝、肾三脏同治,临证则具体辨证,分脏、分证用药。

二、周惠芳教授辨治黄体功能不全性不孕症的临证经验

夏桂成教授认为,月经的本质是心肾交合下阴阳消长转化的过程,其中心藏神为主导,通过与肾交合,调控气血阴阳消长与子宫开阖藏泻,同时子宫和肾的讯息又可反馈上达于心,如此心、肾、子宫上下协调,连成一体,称"心(脑)-肾-子宫轴"。周惠芳教授秉承夏桂成教授学术思想,认为黄体功能不全性不孕症的发生与生殖轴功能紊乱关系密切。黄体功能不全性不孕症对应到月经周期,主要表现为经前期的阳气升发不及,胞宫失煦,难以受孕成胎。如《傅青主女科》云:"夫寒冰之地,不生草木,重阴之渊,不长鱼龙,今胞宫既寒,何能受孕?"若心(脑)-肾-子宫轴功能紊乱,心肾主导的阴阳消长异常,或直接影响到经前期的阳长至重,或通过月经的其他时期间接影响到经前期,均可导致经前期阳长受限,发为黄体功能不全性不孕症。

周惠芳教授经多年临床研究认为,肾阳偏虚、心肝火旺是黄体功能不全的关键病机。心居上焦为阳,肾处下焦为阴,心阳下暖肾水,使肾水不寒;肾阴上济心阴,防止心火亢盛;心肾相交,是调节阴阳消长转化下女性月经节律的主轴。黄体功能不全性不孕症心肾不交的发生就在于肾阳虚,阳不化阴,无法上济心阳,致使心火偏亢于上;或日久不孕,思虑太过,暗耗心阴,使心火炽盛于上,无法下温肾水。肝肾同居下焦,乙癸同源,母子之脏,肾阳不足,肝气郁滞,或肝气偏旺,故黄体功能不全性不孕患者常表现为畏寒肢冷、乳房胀痛、烦躁易怒、经前黄体期基础体温上升缓慢、高温相缩短及高温相波动明显等肾阳虚的表现;心主神明,心火盛,热扰神明,即可见心烦失眠、急躁易怒等情志异常。

关于心肾不交后的月经异常,《景岳全书》中记载"心火一动,则相火翕然从之,多致血不静而妄行",指出心肾不交可导致异常子宫出血。黄体功能不全性不孕症患者主要表现为月经先期、经前点滴漏红及经期延长。

基于此,周惠芳教授认为,温肾镇心、交通心肾、调复生殖轴功能是黄体功能不全性不孕症的基本治法。黄体功能不全性不孕症以种子为要,《宋氏妇科秘书》曰:"妇人之道,始于求子。求子之法,莫先调经",蕴含了种子之前先调经,经调之后再种子的中医药治疗不孕症特色。黄体功能不全性不孕症妊娠后早期流产的发生率较高,故周惠芳教授在调经、种子的基础上建议对黄体功能不全性不孕症患者孕后进行安胎治疗。临证时根据月经情况及是否妊娠,将黄体功能不全性不孕症的治疗分为调经、种子、安胎3个阶段,备孕调经,滋肾养心,温肾镇心,交通心肾,序贯治疗,调复月经;试孕种子,恢复生殖轴功能以助孕;孕后安胎,补肾宁心、固冲养元,防治胎漏、胎动不安。

三、周惠芳教授临床用药特点

1. 用药灵活,注重煎服

中药煎煮与服用方法直接影响着临床疗效,周惠芳教授总是因人、因病、因症、因方药而灵活制方嘱服。她对药性掌握精准,有的放矢,药无虚发;药味运用广泛,繁花似锦,信手拈来。用药如用兵,主次分明,配伍巧妙,味数不多,剂量轻灵。药物四气五味、功效主治烂熟于胸的同时,注重其产地、炮制。完全传承了孟河医派马培之《医略存真》中所云:"古人治一病,立一方,何药为君,何药为佐,君以何药而能中病之的,佐以何药而能达病之里,或炒,或煅,或姜制,或酒浸,或蜜炙,或生切,或熟用,或生熟并进;孰升孰降,孰补孰泻,孰为攻伐,孰为调和,孰宜辛凉,孰宜甘苦,孰宜咸寒酸淡;若者养荣,若者和卫,若者入于经络,若者通乎脏腑,若者治乎三焦,皆几费经营配合而成,大有精意存乎其间。后之学者,必穷究前人用意之所在。"探究根本,乃源自"辨证准、药性熟"六字心要。她如此重视用药方法,其目的在于用药如用兵,"工欲善其事,必先利其器",药不熟,效不彰;"方技者,皆生生之具",利用一切可能,避免无谓损耗,调动、长养、固护人体正气,去有余,补不足,以达形完、气足、神安之效。

2. 调经妙用风气药

女子属阴,血为阴,故阴血当应月而下,其来有常数。过与不及,谓之不调。或有血热扰心,心火偏旺,不能主血;有怒动肝火,不能藏血;有脾经郁火,不能统血,以致经水失调。或营经有风,则阴血妄动,风生热故也。临证见经水先期,或量多或淋漓不净,因于火热者居多,热邪为患,迫血妄行,又风为阳邪,其性开泄,风热互扰,冲任不固,且热可生风,风又助热,加重病势。周惠芳教授认为祛风即遏其势,治宜清热泻火祛风,则经自调。用药善伍秦艽、薄荷以祛风,是以"养血所以固其本,清热泻火祛风所谓治其标也"。言秦艽可益肝胆,兼补厥阴血分之不足,祛风而不燥,为祛风润剂,又有退热除蒸之功。然郁火者,独用清热之药,虽可衰其势治其标,而未能断其根;若单用风药,虽可散其郁但未能治其本,反至火邪四散而成燎原之势,合而用之,清其热而散其郁,衰其势而断其根,经水即调。

妇人性多执拗,忧怒悲思,多难释然,以致肺、肝、脾三经气血由此衰耗。肝脾主血,肺主气朝百脉,肾主水司生殖,郁气内结,则诸经受损。暴怒伤肝,肝气亢盛,易生内风,添祛风之品可平肝旺。周惠芳教授喜配伍炒荆芥、柴胡,取其能祛风,又可疏肝。肝气得以疏畅,则风邪可除,冲任得固。妇人经水不调,因气郁所致者多,治宜开郁行气,则血随气行。故调经者,也必以行气为先。基于此,周惠芳教授常于方内伍以行气药以通其郁,其药广力专,但调其气,则血自通,血药亦从气分入,即此之谓也。如柴胡、秦艽、葛根等亦可升清阳之气,使经自通矣。正如"补中之剂,得发表之品而中自安;益气之剂,赖清气之品而气益倍。"

周惠芳教授认为,因固有血热,若因内热夹虚而致者,嘱不可过用凉血之剂,宜以补血为主,佐以清热。"如过用苦寒,内热虽除,瘀血未尽,火退寒生、祸不旋踵。"在选清热药时她又喜用生地,因生地既可凉血,又能养血。此外,她将香附、肉桂喻为调经要药,因香附能行气开郁,可行郁气通滞血,取"气行则血行"之意。其用药精当平和周全可见一斑。她常言临证时常虚实寒热错杂,非独一证而见,勿拘泥一证,当详查病因病机,分清虚实,勿犯"虚虚实实之妄"。

3. 补益脾胃,勿忘固本

女子月经后期而至甚而渐久闭者,血虚也,但临证亦有血分瘀滞,痰湿壅塞胞宫,或风寒外乘者等因。然孕育之本在于肾,荣养之源根于脾,脾为"后天之本",后天充养先天,灌精血于周身。周惠芳教授临证重培补脾土,分析现代社会育龄期女性多喜节食塑身,故而血虚者,此由脾胃虚弱,饮食减少,不能生血所致。虚者当补脾胃,以滋生化之源。血生于至阴,至阴者,脾也。血者,水谷之精气也,水谷盛则阴血旺,血海按时满溢,经血潮汐而至,盈亏有律。外邪内伤致脾气亏虚,水谷不化精,血从何生;土虚则不能制水,生痰而不生血,久之痰下流胞门,壅塞血海,或有痰积化热血络不通者,此皆致经水闭绝,子室阻碍,不能受精。她认为非大补脾胃无以培其本,痰化血生,则病不愈。论治本病之时,既要重视脾气的培补,亦不可忽视肾气的调养,欲补脾胃,又必先补命门之火,使之熏蒸水谷。辨证施治时以四君为主药加黄芪、山药、甘草以补脾,加香附、青陈皮以运脾,当归、熟地、山萸肉补左尺,补骨脂、龟甲补右尺。指出脾旺则能运水谷,肾气肾精充盛,则血渐充足而经自应时而至矣。

若遇风寒客于胞宫,久则必伤冲任,阴气乘阳,血不运行,故月经量少,少腹冷痛,阴血凝集不下,必用辛温之剂以逐寒邪,则经水自行。临证加熟艾、肉桂、淫羊藿祛积冷,延胡索、香附行滞气,四物补阴,引诸药入血分。若阳气乘阴,经水沸溢,见月经量多。血去多,则阳亦虚,阳气无辅,寒气内生,血络愈滞,久致经闭。周惠芳教授指出瘀血凝滞,有热结、寒结之分,但寒结日久亦可生郁热,不可过用辛温之药。常于方中加如青皮、延胡索、香附之品,于行血药中加顺气之药,气行则血不滞。

4. 补肾调周,循从阴阳

李时珍在《本草纲目》中曰:"女子……以血为主,其血上应太阴,下应海潮,月有盈亏,潮有朝夕,月事一月一行,与之相符。"国医大师夏桂成教授认为,月经周期的运动类似于一种"圆周运动",按行经期、经后期、经间期、经前期四个时期阴阳消长,循环往复,如环无端,形成月节律性。行经期,重阳必阴,旧血泄去,新血随生,是气血活动最显著的时期,整体趋势向下,治宜因势利导;经后期,阴长阳消,血海相对空虚,冲任暂时不足,应补肾填精,滋阴养血,使膜丰精足;经间排卵期,为重阴转阳,应在经后期补肾阴的基础上加行气活血、助阳之品,以促进阴阳的顺利转化,促进精卵排出;经前期为阳长阴消期,应在补阳基础上酌加行气活血、镇心疏肝之品,促使月经正常来潮。其基于中医理论基础创立的周期性用药调整月经周期的疗法,将调经进一步发展到调周阶段,重视阴阳消长转化而用药。周惠芳教授师从夏桂成,深得其理论指导,经反复临床实践,对月经病治疗有了新的认识,她认为月经周期四期中,尤以经后、经前两期为要。经后期阴血不足,胞脉胞络空虚,且不能上济于心,心失所养,心肾不交,致阴长不达至重,转阳不利,难以顺利排出精卵;经前期阳长不足,不能温煦胞宫,难以振奋心阳,肝木不得升发,心肝气郁,或心肝火旺,而致阳长不达至重,经行失常,或难以种子。因此,在治疗上更加聚焦经后期滋肾养血,养心奠基,使阴长至重,经前期补肾助阳,镇心疏肝,使阳长至重,如此阴阳消长有序,自然月经规律。

5. 从"心"用药,心肾同治

《类经》曰:"心为五脏六腑之大主,而总统魂魄,并赅意志,故忧动于心则肺应,思动于心则脾应,怒动于心则肝应,恐动于心则肾应,此所以五志唯心所使也。"夏桂成教授认为,精卵之排出,胞宫之排经、育胎,天癸之泌至均与心(脑)神明有着密切的关系,创立了"心(脑)-肾-子宫轴"理论。周惠芳教授深得其要领,主张"欲补肾者,先宁其心,心静则肾自实"。"诸痛痒疮,皆属于心",认为痛经大多是肾阳偏虚,瘀阻血脉,或肾阳不足,寒凝血瘀,心气逆乱,或心肝气郁,疼痛乃作,治疗当温肾化瘀,宁心止痛,"温经止痛方"不仅用入心经之鹿角片、紫丹参温经通脉,且用紫石英、双钩藤、莲子心等宁心镇心之品,使心肾相交,温阳化瘀,宁心止痛。

对月经不调、不孕症运用心肾同治的序贯治疗。认为经后期之所以阴长不达至重,责之该期经血下泄,阴精亏虚,血海空虚无以上济于心,心失所养,心肾不交,予"养心奠基方"滋肾填精,同时加入炙知母、酸枣仁、五味子等养心宁心之品,使心肾相交,阴长至重,膜丰精足,自然重阴转阳。经前期之所以阳长不达至重,责之该期肾阳偏虚,心肝火旺,或心肝气郁,心肾不交,"补肾助孕方"(暖宫调经颗粒)选用补肾助阳且能镇心安神之紫石英,养血和血且能通心脉之紫丹参,临证时若见患者心烦不寐明显,常加青龙齿,补肾助阳、镇心疏肝,使心肾相交,阳长至重。

对"胎漏""胎动不安"运用益肾宁心、养血安胎法治疗。"胎漏""胎动不安"大多责之肾虚系胎乏力,脾虚胎失所养,常常忽略女子求子心切,早孕后多思多虑甚至夜不能寐,心失所养,心神不宁,予"益肾安胎方"在补肾健脾养血安胎的同时,加入莲子心、酸枣仁、双钩藤等宁心安神之品,使脾肾健旺,气血充沛,心神安宁,心肾相交,胎元稳固。

对"围绝经期综合征"的治疗,运用滋肾养血,柔肝舒心法治疗。女子七七之年,天癸竭,地道不通,除月经不调外,常见烘热出汗,不寐易醒,烦躁易怒等心肝火旺之症,予"滋肾舒心方"在滋肾填精,养血柔肝的同时,加入绿梅花、佛手片、莲子心、酸枣仁等舒心养心之品,使肝肾阴精滋长,心气得舒、肝郁得解,心肾相交,怡养延年。

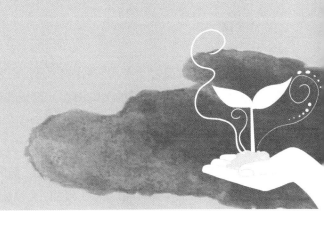

理论篇

第一节　不孕症辨治学术思想及临证心得

　　周惠芳教授临证近40年,既崇尚中医经典的承袭与发展,又注重汲取现代医学的发展成果,提倡审证求因、辨证论治,病证结合、融汇中西,各取所长、内外合治、以和为贵,学术思想特色鲜明。在继承国医大师夏桂成教授"中医女性生殖节律调节理论"的同时,不断总结临床实践经验,深入挖掘夏桂成教授学术思想内涵,发展了"心(脑)-肾-子宫轴"理论,创新性地提出了"经后期滋肾养心""经前期温肾镇心""孕后补肾宁心、养血安胎"的不孕症治疗法则。主张对不孕、流产进行精准序贯辨治:经后期滋肾养心,使内膜滋长,排出精卵;经前期温肾镇心,使子宫温煦,利于种子;孕后补肾宁心,养血安胎,使胞宫固藏,胎元稳固;形成以"心肾同治"调整"心(脑)-肾-子宫轴"阴阳平衡为治法内核,以提高子宫内膜容受性为效应靶点之一,恢复月经周期节律,促进胚胎着床发育,提高临床妊娠率及活产率的中医药"调经—种子—安胎"的防治理论体系,在当今不孕症发病率逐年上升的形势下,不断提高中医疗效优势。

(一)审证求因

1. 肾虚是发病之本

　　《素问·上古天真论》云:"二七而天癸至,任脉通,太冲脉盛,月事以时下,故有子……七七,任脉虚,太冲脉衰少,天癸竭,地道不通,故形坏而无子也。"可见"天癸之至与竭"是影响女性月经与生殖的根本,而天癸藏之于肾,故"肾虚"是引起不孕的关键因素。周惠芳教授提出,作为女性月经节律及生殖功能的主要调节机制,不论是传统中医妇科学认为的"肾 - 天癸 - 冲任 - 胞宫轴",还是国医大师夏桂成所创立的"心(脑)- 肾 - 子宫轴",肾在其中均起主导作用。肾主生殖,为脏腑阴阳之本,其内寓含元阴元阳,阴平阳秘方可维持机体正常的生理功能。肾阴亏损,无以化生精血,精血不足则精(卵)失于滋养,引起不孕,正如《女科经纶》引朱丹溪曰:"夫不孕由于血少,血少则热,其原必起于真阴不足,真阴不足,则阳胜而内热,内热则荣血枯,故不孕。"肾阳不足,命门火衰,冲任虚寒则胞宫失于温煦,导致胎孕难成,正如《傅青主女科》所云:"夫寒冰之地,不生草木,重阴之渊,不长鱼龙,今胞宫既寒,何能受孕?"肾气虚衰,无以推动气血,冲任不通则精(卵)难以摄取,导致不孕,正如《景岳全书》所云:"妇人气血俱虚,经脉不调,或断续……瘦弱不孕。"病程日久,阴损及阳,阳损亦可伤及阴,终致肾之阴阳两虚,冲任气血失调,引起难治性不孕。现代医学研究亦证实,肾与人体内分泌腺,如肾上腺、垂体、性腺等存在紧密联系。因此,肾虚是导致女性生殖功能障碍的根本原因,是不孕症的核心病机。

2. 心肾不交是关键环节

《辨证录》言:"心肾不交,则胞胎之血两无所归,心肾二经之气不来照摄,听其自便。"心、肾、胞宫三脏,结构上以胞脉胞络相系,功能上籍脉络气血相联。夏桂成教授指出:"心者,动也,动则行,主行血,动能摄律;肾者,静也,静则藏,主藏精,静能生水;子宫者,为奇恒之腑,动静相兼,亦藏亦泻,当其类脏行藏时,受肾主宰,当其类腑行泻时,受心主宰。心神之命下传于肾与子宫,肾主调节子宫、冲任,同时肾和子宫的讯息又可反馈上达于心,如此心、肾、子宫纵横反馈、连成一体,而为心(脑)- 肾 - 子宫轴,简称生殖轴"。月经产生的本质是心肾交合下阴阳消长转化的过程,心肾相交、水火既济,阴阳消长有时,子宫藏泻有度,方能形成正常的月经周期及生殖节律,其乃是心(脑)- 肾 - 子宫轴的核心调节机理。

周惠芳教授秉承夏桂成教授学术思想,认为不孕症的发生与心(脑)- 肾 - 子宫轴的功能失调密不可分,并尤其强调了心(脑)对于女性生殖节律的调节作用,认为心肾不交是不孕症发病的关键环节。现代女性或思虑过重,心神躁扰,心气难以下降于肾,肾水失于心阳温煦,则胞宫寒凉,难以摄精成孕;或长期熬夜,心液暗耗,心火偏亢,"君火摇于上,相火炽于下",故虚火妄动,冲任受扰,胞络受损,则胎孕难成;反之肾精虚损,心失于肾水交济,则心火愈加亢烈,导致心烦气乱、神明失守,如此循环往复,终致心肾失交,阴阳转化失衡,气血运化失常,痰瘀浊邪从生,冲任胞脉闭阻,胞宫难以成胎、固胎、养胎。

现代医学研究表明,妊娠的维持主要依赖于下丘脑 - 垂体 - 卵巢轴调控分泌的雌、孕激素的作用,雌激素能促进子宫内膜增生及蜕膜血管重建,维持母胎免疫平衡,相当于中医学中癸水之阴水,亦称为肾水,起"肾水荫胎"之功;而孕激素则会抑制母胎免疫应答,以利于胚胎的着床和发育,相当于中医学"阳水"的范畴,两者协同、拮抗共同作用,即类同于"阴阳相互依存、制约"之意。同时,雌、孕激素又可负反馈作用于下丘脑与垂体,似取"肾气冲心"之妙。

3. 肝脾失调是重要因素

夏桂成教授所创立之"心(脑) - 肾 - 子宫轴"理论认为,心肾是生殖轴的核心,对诸脏的功能活动具有统领作用,子宫为育子之脏,通过胞脉胞络与心肾相连,子宫的作用亦有赖于心肾的维系。《格致余论》云:"心为之火,居上,肾为之水,居下;水能升而火能降,一升一降,无有穷已,故生意存焉。"《慎斋遗书》亦云:"心肾相交,全凭升降。"因此心肾两脏之火降水升有赖于气机的升降及血液的供养。脾胃居于中焦,为机体上下升降之枢纽;女子以肝为先天,肝主疏泄,疏升泄降,协助脾胃以维持人体气机的正常升降。又有肝为藏血之脏,冲任血海需得藏血之助;脾胃为后天之本,气血生化之源,肝藏脾调方能维持人体气血的正常化生。肝脾气机升降有序、气血化源充足是保证心肾交济的重要因素。正如唐容川《血证论》所云:"血生于心火而下藏于肝;气生于肾水而上主于肺;其间运上下者,脾也。"再者,肝脾还可通过五行生化关系助于心肾交合。肾为肝之母,肾水可生肝木,肝又为心之母,肝木可生心火,因而肝木既为肾水之子,又为心火之母,母子相生;肾藏精,肝藏血,精血互生,乙癸同源,肝血又可灌注于心血,母子供养,将心肾联系在一处,是为女性生理病理的一大特点。脾胃为后天之本,气血生化之源,水谷之精既可养先天以旺癸水,又可化赤血以奉心神,癸水、阴血充盈,自能促进心肾交合,进而调节月经周期及生殖节律。因此,周惠芳教授强调,肝脾对心肾相交起到重要的媒介作用,肝脾失调是导致不孕的重要因素。

(二)辨证论治

1. 补肾调周

月经周期,前人无经前、经期、经后三个时期的分类。明清时期,虽然有人提出"凡经一月一度,必有一日氤氲之候……此生化之机,乃的候也",但未提出分期。国医大师夏桂成教授在 1986 年 4 月出版的全国高等中医院校《中医妇科学》(第 5 版)教材中提出"经间期出血",因而将月经周期分为行经期、经后期、经间期(即排卵期)、经前期四期。随着实践的深入,夏桂成教授将经前期分为经前前半期和经前后半期,将经后期分为初、中、末三个时期,因此提出七期分类,即行经期、经后初期、经后中期、经后末期、经间期、经前前半期、经前后半期。而在临床用药时,根据月经周期的生理特点及患者的实际情况,周惠芳教授常常分为五期论治,即行经期、经后初期、经后中末期、经间期、经前期。

(1)行经期

月经来潮,胞宫血海满而自溢,这主要依靠胞宫与冲任之间的气血和调,然更在于重阳必阴的转化,即基础体温从高温相迅速下降。行经期存在以下几个特点:一是排经务净,排出一切瘀血浊液等陈旧性物质,即所谓祛瘀乃能生新,留得一分瘀,则有碍于下一周期的生新;二是行经期所排之经血,既包括血,也包括水液、内膜碎片、宫颈黏液等,所泄经水之量与肾水之多少相关;三是行经期必然存在气机升降运动,阳升阴降,降中有升,而以降为主,因此在行经期,以调经为主,运用活血药物,使行经期排经顺利。明清以来,四物汤被广泛应用于妇科诸多疾病的调治,四物汤中的芎、归、地、芍四味药具有养血调经之作用,在行经期应用时,周惠芳教授多以归、芎为主,去地黄,芍药多用赤芍。结合临证中较多患者脾胃功能虚弱,易在行经期出现腹泻,或服药后出现泄泻,便次增多症状,而当归除具有养血调经之作用外,又能润肠通便,易引起便溏,故临证中常用丹参替代。古人亦有"一味丹参,功同四物"之说,丹参调经甚于当归。川芎性温善升,易引起心肝火旺,且川芎动血,因此心烦易怒、易于出血的女性患者不宜使用川芎,临床上常用赤芍替代。经期重在除旧,在应用活血祛瘀之法时,应根据行经期的特点进行适当加减,列举如下。

1）温经：血得温则行，得寒则凝，湿浊亦得温分解，得温则利。而温经者，亦为重阳使，保证重阳，才能保证月经的顺利排泄。是以行经期加用一些温阳药物，如艾叶、乌药、肉桂等，以有利于排经，而对于心肝火旺、迫血妄行者，则不宜使用。

2）益肾：益肾，即补益肾阴。所谓胞脉者，上系于心，下系于肾。行经期排泄经血，但亦有藏的作用。所谓藏者，即泻中有藏，一方面使排经彻底，一方面不能耗伤正气，损伤阴血，因此，行经期需在活血的同时补益肾阴，选用续断、牛膝、熟地黄等，亦可选用杜仲、补骨脂等。

3）利湿：行经期所排出的经血，含有较多的水湿浊液，所以前人称之为"经水"，因此利湿排浊、除旧生新乃行经期之必需。经血中含有较多的水液浊物，是重阴带来的结果，排出的卵子如未受孕，败而化浊，亦需借助月经排出体外。因此，行经期处方中常可加入泽兰、茯苓、薏苡仁、车前子等利水之物。

4）宁心：心气下降，胞脉通畅，则月事能顺利来潮。胞脉者，上系于心，为心所主，只有心神安宁，心气下降，胞宫才能正常开放，排经顺利。因此，行经期可选用丹参、合欢皮、茯神等，在活血的基础上宁心安神，促进经血的顺利排泄。

5）疏通：行经期排泄月经，必须保证通畅，表现在两个方面，一为血分的通畅，即温经、活血之意义所在，二为气分的通畅，气为血之帅，气行则血行，气行则湿浊亦随之而行，经期在运用当归、川芎、泽兰、丹参活血调经的同时，加入木香、香附、乌药等理气之品，以保证排经顺利。

（2）经后初期

行经结束至经间排卵期，称为经后期。经后初期在经后期中稍长，无带下或带下较少，阴长运动处于相对静止状态，实际上为排经后的恢复期，排经之后，血海空虚，癸水之阴处于低水平，阴长运动相对静止。癸水不足实际反应肾阴的不足，阴愈虚，火愈旺，前人所谓阴虚相火旺多属于此。反过来说，火愈旺，阴愈虚，性质不同，但临床均可表现出阴虚火旺的证候。因此，经后初期重在滋阴养血，常用归芍地黄汤，归芍者，四物之代表药也，当归润肠通便，大便稀溏者常以丹参代之。对于阴虚较重者，常用二甲地黄汤。但考虑到阴虚常伴火旺，火旺则阴虚不易恢复，是以滋阴降火是经后期常用的方法。降火者，又有降肾火、心火、肝火的不同。

1）降肾火：滋阴降火，实质上主要是清降肾火，以达到护阴的作用。代表方有两地汤、知柏地黄汤、大补阴丸等。周惠芳教授常用的是两地汤，壮水之主以制阳光，月经来潮第五天起服用，对于经期不足五天的，月经干净后即开始服用。

2）降心火：阴虚，即肾阴癸水亏虚。肾为阴中之阴脏，心为阴中之阳脏，肾阴虚不能上济心火，则心火偏旺，心火亢于上则不能下交于肾，以致心肾不得交济，水火不能交合。临床上多见夜寐过迟，心思烦躁，焦虑紧张，则需在经后期滋肾养心奠基，为阴长至重奠定厚实的基础，周惠芳教授常在经后期用自制专利方"养心奠基方"，使肾阴滋长，心火不亢，心肾相交。

3）降肝火：肝为阴中之阳脏，性善动，易致风火，肝体阴而用阳，体阴不足，必致用阳有余。前人有肝肾同源之说，亦称乙癸同源，肾水不能涵养肝木则肝火易动，肝火旺则致肾阴癸水愈虚。临床常见烦躁、头痛、胸胁不舒，周惠芳教授常用自制专利方"养心奠基方"加入钩藤、栀子、青龙齿等。

（3）经后中末期

经后中末期是卵泡发育的重要时期，主要的标志是带下色白质稀，量逐渐增多，质逐渐黏稠，甚则出现少量锦丝状带下。这一时期阴长水平已达到中高度，阴长，即天癸阴水滋长，在经后中末期的治疗目标是涵养血海，血海充盈，一则滋养卵子，促进卵子发育，二则促进水湿津液的增加，润泽生殖道。阴长必须阳消，而高水平的阴需有充足的阳，消中有长，消长并存。阴长不及、阴长太过均可影响天癸阴水的滋长，阳消不利，亦可引起阴长运动失常，因此在经后中末期，滋阴的同时不忘助阳，我们常用滋肾养心奠基方、归芍地黄汤稍加助阳药。对于经后中末期助阳的方法，有以下两点。

1）健脾滋阴助阳：脾位于中焦，主运化水谷精微，化生气血，为后天之本；肾藏先天之精，是生命之本原，为先天之本。脾的运化水谷，是脾气及脾阴、脾阳的协同作用，但有赖于肾气及肾阴、肾阳的资助和促进。经后中末期的健脾助阳，一则有利于滋阴养血，促进阴长，二则助阳不仅助中焦脾胃之阳，亦助先天癸水之阴阳。常在方中加入党参、山药、菟丝子、续断、巴戟天等。

2）滋阴调肝助阳：肝肾同源，阴阳相通，肾阴肾阳为五脏阴阳之根本，肾阴滋养肝阴，共同制约肝阳，则肝阳不亢，肾阳亦可温煦肝脉则肝脉不寒。经后中末期肾阴偏虚，易致肝阴不足，阴不制阳，肝阳上亢，故在阴长阳消的过程中必须调肝。常常加入牡丹皮、合欢皮、丹参等。而"见肝之病，必先实脾"，故在临床上同时加入陈皮、白术、党参等。

（4）经间期

经间期指两次月经的中间时期，现代医学称为排卵期，前人亦称"氤氲期""真机期""的候期"等。经间期的生理特点是通过氤氲状活动排出卵子，临床可表现为带下增多、性欲增强，或腰酸、少腹胀痛、烦躁寐差等，B超可以观察到卵泡发育成熟而排出卵子。此期的到来，说明阴长至重，重阴必阳，重阴下泄，排出卵子。此期出现排卵障碍，主要与重阴不及、气血活动不良有关，而又与痰、湿、气、血密切相关。重阴失常亦可引起经间期失调，肾阴不足或阳消不足都可导致重阴不足，卵子发育欠佳，临床不仅可表现为经后期延长、锦丝状带下减少，同时排出的卵子质量不佳甚至排卵困难。如肾阴有余，重阴太过，阴盛极反而化火，出现火旺状态，亦可导致转化不利，排卵困难。经间期的治疗首先在于促进气血活动及排卵，更为重要的是补肾调燮阴阳。气血活动欠佳者，重在活血通络，经间期的气血活动呈上升性，排卵的部位在少腹属肝，所以临床上周惠芳教授常用当归、川芎、赤白芍、续断、红花等。有一部分女性由于经间期"重阴"的影响，水湿偏盛，易于腹胀便溏，常常加入健脾利湿之品，如木香、苍术、白术、茯苓等。对于肾虚的患者，则着重补肾，但具体治疗中又有阴虚、阳虚、阴阳均不足的不同。肾阴偏虚者加酒黄精、肥麦冬、大玄参、地骨皮，肾阳虚者加菟丝子、鹿角片、淫羊藿，阴阳均不足者加鹿角片、紫石英、熟地黄、黄精等。如此活血通络以促排卵、补肾以调燮阴阳，同时还需考虑四大干扰因素。

1）夹痰：随着人们生活水平的不断提高，饮食较多膏粱厚味之品，工作学习及生活节奏的加快，生活缺乏规律，贪凉饮冷，以致痰脂的形成日益增多，腹型肥胖者较为多见，严重干扰排卵，甚者导致生殖功能的异常。因此在痰脂的治疗上，可选用苍附导痰汤、启宫丸等等。痰脂的形成，从妇科生殖节律来说，主要在于肾虚肝郁脾虚，因此在治疗上还应考虑到肾、肝、脾。

2）夹湿：湿浊亦能干扰排卵。若湿浊较轻，除尿少、苔腻之外，无明显症状者，可在补肾活血促排的基础上，加入制苍白术、薏苡仁、陈皮、车前子、泽泻等，若偏湿热者，加入黄柏、马鞭草等。若湿浊较为明显，不仅干扰排卵，甚则出现经间期出血、腹痛等，治疗当分湿热偏甚、湿浊偏甚及寒湿致病之不同。

湿热偏盛者,常用四妙丸;湿浊偏盛者,临床可见带下偏多,常用止带方等;寒湿明显者,可用五苓散加味等。

3) 夹郁:气郁者,有心郁和肝郁之不同。胞络者,上属于心,心气下降,胞脉胞络才能通畅,夏桂成教授常言"心脑是驾驭排卵之所在"。因此,心气郁结,必然影响经间期的气血活动,临床上我们常用远志菖蒲饮。对于肝郁气滞者,常用柴胡疏肝散。在服药的同时,还必须配合心理疏导,安定心神,放下思想包袱,缓解紧张情绪,才能获得良好的疗效。

4) 夹瘀:血瘀干扰排卵多见,主要影响经间期的气血活动,临床上可增加活血通络的药物。夏桂成教授指出,血瘀的发展有两种趋势,一种湿性瘀阻,一种干性瘀阻。如为湿性瘀阻,有盆腔粘连者,可选用红藤败酱散加利湿通络之品。如为干性瘀阻,见盆腔炎组织机化者,可选用大黄䗪虫丸或银甲散等。

(5) 经前期

经前期是指排卵后基础体温(basal body temperature,BBT)上升呈高温相的时间,前半期的主要反应为阳长阴消,阳愈长,阴愈消,阳长至重,温煦子宫,为受孕或排泄月经做好准备,同时分利因重阴带来的水湿津液。经前后半期则为重阳延续,冲任气血偏盛,心肝气火稍旺,临床常会出现胸闷烦躁、乳房疼痛、头昏头痛等症状。因此治疗上,当补肾助阳为主,兼以镇心疏肝。

1) 阴中求阳:张介宾云"善补阳者,必于阴中求阳",阴中求阳是助阳法中最常用的方法。临床上见经间期锦丝状带下偏少、经行腰酸腹痛、血块多,BBT高温相上升缓慢、欠稳定或偏低者,均可应用此法。代表方为《景岳全书》中的右归丸。若高温相上升缓慢明显者,可加入鹿角片或鹿角霜,甚至可加入紫河车、巴戟天等助阳之品;如胸闷心烦、夜寐差者,可加钩藤、莲子心、郁金;如头痛急躁、乳房胀痛明显者,可加柴胡、青皮、白蒺藜等。周惠芳教授此期用专利方"补肾助孕方",即"暖宫调经颗粒",使阳长至重,心肝平和。

2) 气中补阳:气中补阳,实际上是脾肾双补的方法。侧重于脾者,称之为气中补阳,侧重于肾者,称之为火中暖土。凡经前期出现脾肾不足的症状,如头昏腰酸、腹胀矢气、大便偏溏,BBT高温相偏短或高温相不稳定,均需使用脾肾双补之法。以脾气虚为主者,常用健固汤,以肾阳虚为主者,在温肾助阳的基础上加入暖土健脾的药物,谓之火中暖土,临床常用的方剂为温胞饮。

3) 血中补阳:女子以肝为先天,血中补阳是妇科治疗的特点。凡经前期出现头昏腰酸、胸闷烦躁、神疲乏力、腰腹部凉者,均使用血中补阳之法。临床常用毓麟珠。毓麟珠是张介宾创制,在八珍汤的基础上加入温补肾阳的药物而成,补气养血相结合,补气则气能生血,再加入菟丝子、鹿角片、杜仲等温补肾阳,温煦子宫,子宫温暖,方易受孕。如心烦失眠者,加黄连、炒酸枣仁、合欢皮;如胸闷烦躁、乳房胀痛,加柴胡、绿萼梅;如腹胀矢气、纳食欠佳,加木香、陈皮、佛手片。

4)佐调心肝:经前期阳长阴消,如阴消不及,阴虚亦不能化阳,甚者出现阴虚火旺,而导致心肝之火亦旺,临床上经前期出现烦躁失眠、口渴咽干、便艰尿黄、舌红苔黄腻,治疗上不仅要滋阴降火,而且要兼调心肝之火,临床常用滋肾生肝饮。

5)兼以理气:前人即有"经前以理气为先"之说。经前期理气一则理气调经,为行经期顺利排经做准备;二则调理心肝气火偏旺,理气解郁,调理心肝脾胃,三则调节冲任气血过盛。因此在治疗上,在补肾助阳的基础上,加入理气健脾之品。如心肝气火并不旺盛,无明显临床症状者,仍以助阳为主,稍加理气之品。如见经前头痛、发热、乳房胀痛,治当清肝解郁,可选用丹栀逍遥散加减;如见乳房胀痛、小腹作胀或痛,治当理气行滞,可选用七制香附丸。如见腹胀、脘痞、呕吐、经行泄泻,治当疏肝和胃,可选用疏肝和胃汤加减。

2. 心肾同治

国医大师夏桂成教授提出"心(脑)-肾-子宫轴"主导女性生殖节律的调节。肾藏精,主生殖,内居元阴元阳为先天之本,经水出诸于肾。心(脑)主神明,主血脉,为君主之官,是五脏六腑之大主。肾精肾阴上济于心,使心火不亢,心火下降于肾,使肾精肾阴不寒,如此水火既济,心肾相交,阴阳平衡。子宫居于心肾之间,胞脉胞络上系于心,下系于肾,胞脉胞络通畅,两精相搏,方可成孕。心脑通过骨髓与肾相关联,子宫之排经、受孕、分娩,肾之分泌天癸、精卵的排出,均与心脑神明有关。精神合一,心肾相交,在心(脑)-肾-子宫生殖轴的纵横反馈作用下,女性生殖的阴阳消长转化才得以维持。若肾精肾阴不足,血海空虚则经水量少,内膜失去滋养则不易受孕,肾水亏虚无以上济于心,心失所养、心气郁结甚至心火偏亢,不能下降于肾,心肾不交,水火失济,冲任损伤,导致肾失封藏,而致胎漏、胎动不安、滑胎(先兆流产、复发性流产)。肾水不温,胞宫寒凉,寒冰之地,草木不生,则胚胎最终无法着床而致不孕或孕后流产。可见"心(脑)- 肾 - 子宫轴"的阴阳平衡,是女性维持正常月经、受孕、分娩的前提和基础。

(1)经后期滋肾养心

经后期胞宫胞脉空虚,肾阴肾精匮乏,此期以阴长为主,在肾阴肾精渐复之过程中,精卵萌生、内膜滋长,在心(脑)的主宰下,重阴转阳,精转化为气,在阳气推动下排出精卵,转为阳长为主。若因起居失节、情志不舒、房劳多产等使经后期肾精匮乏,阴长不足,心神失养,使心(脑)主宰功能失司,血海不充,内膜失于滋养而菲薄,精卵不熟,转化不利,故月经量少,不易受孕。因而经后期治疗当滋肾养心,用血肉有情之品大补阴精,使精血充盈,内膜滋长,心神得养,方能阴长至重,心肾相交,排出精卵。周惠芳教授创制专利方"养心奠基汤",方中重用炙龟甲、炙鳖甲血肉有情之品大补肾精、填精益髓、滋养内膜,又以酸枣仁、炙知母清热滋阴,养心安神,诸药合用有滋肾养心奠基之效。

(2)经前期温肾镇心

经前期阳长至重,阴阳俱盛,胞宫胞脉精血充沛,利于种子。此过程依旧是心肾主导,心肾相交,心火下温肾水,子宫温煦利于受孕。若阳长不足,或阴消不长而使阳长不及,胞宫寒冷,内膜贫瘠,精卵不能着床孕育。而阳长太过,肾水不能上济于心,使心火亢盛,心肾不交,亦不利于种子。经前期若要阴阳平衡,在助长阳气的同时,应辅以镇心安神,温肾镇心以助气机升降调达,胞脉通畅,子宫温煦,内膜丰厚,有助受孕及经行正常。经前期周惠芳教授常用专利方"补肾助孕方",即"暖宫调经颗粒",补肾助阳、镇心疏肝,方中重用鹿角片、紫石英温补肾阳,同时又入心经,丹参通心脉,柴胡舒肝解郁,诸药合用,共奏温补肾阳、镇心安神之效。

(3)孕后补肾宁心、养血安胎

孕后子宫须得到肾气、肾阴、肾阳的支持,才能使胚胎稳固。肾气不足,子宫固藏乏力,肾阳亏虚,子宫失于温煦;肾阴不足,血海不充,不能滋养胎儿;阴虚火旺,络损血溢,阴血失守;瘀血内阻,津失输布;金刃所伤,肾虚瘀阻,如此种种均可致子宫失藏,胎失所养,易致胎漏、胎动不安、滑胎。胞脉胞络上系于心,下系于肾,子宫之固藏与心肾密切相关。孕后阴血下聚养胎,心失所养,心火偏旺,加之心理紧张,夜不安眠,心肾不能相济,胎失所养,胎元不固,亦致胎漏、胎动不安、滑胎。故补肾宁心,安神调志,方能使心肾相济以稳固胎元。同时健脾和胃以旺后天之化源,养血和血以和畅血脉,共助胎儿生长发育。故补肾健脾宁心,养血和血安胎是治疗胎漏、胎动不安、滑胎的大法。周惠芳教授常用创制的专利方"补肾安胎方",方中君药续断、槲寄生、菟丝子等补肾安胎以治其本;丹参、当归养血和血安胎;黄芩、钩藤、酸枣仁等清心肝之火,兼宁心安神;太子参、甘草与白术相伍,又有健脾以补肾之力,冀肾强脾健则胎安。诸药合用,标本兼顾,共奏补肾健脾宁心、养血和血安胎之功。

3. 重视肝脾

肝脾不仅对冲任血海有着直接调节作用,对于心(脑)-肾-子宫轴所主调的阴阳消长转化节律亦有着重要的协调作用。肝主疏泄,藏血,女子以肝为先天,肝脉与任脉、督脉、冲脉相交,又因任主胞胎,冲为血海,任督二脉总司一身阴阳脉气之平衡,若肝气郁结,疏泄无权,气滞则血瘀,气血运行不畅,阴阳脉气不平衡,则经血不能应时而下,或虽下而不畅,卵子不能应时而排,则见月经不调、不孕。且肝肾为母子之脏,肝肾同源,同居下焦,一开一合,相互协调,共同维持正常的生殖功能。脾胃为后天之本,气血生化之源,脏腑经脉及先天之精都靠气血濡养,精盛血充则冲任通盛,月事如期而至。女子的月经及孕产都以血为基础,全身气血的盛衰和通畅与否都影响着月经和孕产。"见肝之病知肝传脾",肝失疏泄,肝郁克脾,脾运化无力,水湿聚液为痰,痰湿内阻,气滞血瘀,痰瘀互结,不能启动氤氲乐育之气,影响月事及孕产。肾和脾乃先天、后天之本,相滋相长,肾虚精亏,脾虚血少则阴虚阳浮,月事不能按时而下,卵子不能按时而排;肾虚封藏失职,冲任失调,经血失制,故见月经紊乱而无子。肝脾通过升降疏泄功能协助心肾相交,以调节阴阳的动态平衡。肝有主疏泄的作用,疏者,升也,泄者,降也。肝气疏泄不仅协助脾气升清,胃气降浊,而且有多方面的作用。正如《傅青主女科》在"经前大便下血"的方药后注释中所说:"不知肝乃肾之子,心之母也,补肝则肝气往来于心肾之间,不啻介绍之助也。"此乃心肾相交之一大法门,不特调经而然也。脾胃居中焦,为上下升降之枢纽,心居上焦,属火,宜下降,肾居下焦,属水,宜上济。心肾相交,水火交济,上下交合,必涉及升降,所以需要得到脾胃升降枢纽的协助。

(三) 病证结合,融汇中西

在多年的临床、教学和科研生涯中,周惠芳教授始终坚持传承精华、守正创新,坚持中西医并重、相互协同,在中医辨证施治、随证加减的同时,合理运用现代医学检测手段,以明晰疾病的发病机理、病理改变、发展转归及所处病程节点,充分发挥中西医结合的优势,显著提高临床疗效,即所谓"子当辨记,勿谓不然。"

周惠芳教授在深入挖掘中医药文化精髓的同时,紧密结合现代医学理论体系,认为夏桂成教授所创之"心(脑)-肾-子宫轴"与现代医学"下丘脑-垂体-卵巢-子宫轴"虽然表述有别,实则内涵一致。肾是调控月经与生殖的始动环节,直接作用于子宫以产生月经和孕育胞胎,类似于卵巢所分泌的雌、孕激素作用。心(脑)位于生殖轴的顶端,类似于下丘脑产生的促性腺激素释放激素以及垂体前叶分泌的促性腺激素等。冲、任、督三脉起于胞中,循环往复以维系全身阴阳气血平衡,维持月经的周期节律性,类似于卵巢对下丘脑-垂体的反馈调节作用。心主神明、肝主谋虑、脾主思虑的生理功能又与大脑皮层的功能相类似,对月经周期起到重要影响。可见,中医学"心(脑)-肾-子宫轴"的纵横反馈作用与现代医学"下丘脑-垂体-卵巢-子宫轴"的内分泌反馈作用途径,虽分属于不同的理论体系,但机制有异曲同工之妙,尽管两者不能完全一一对应。因此,在近40年的临证中,周惠芳教授始终将"心(脑)-肾-子宫轴"与"下丘脑-垂体-卵巢-子宫轴"理论相结合,治疗各类妇科生殖内分泌疾病,并在难治性不孕症的诊治中收获良效。

在临床上,对于不孕症患者,首先检测基础性激素水平,若雄激素(T)高于参考值上限或 LH 值大于正常值,单纯中药治疗 2~3 个月经周期无优势卵泡生长者,则给予达英-35 治疗 1~3 个周期;而经达英-35 治疗无效的高雄激素血症或硫酸脱氢表雄酮(DHEAS)异常升高的患者,完善肾上腺 B 超、血清 17α-羟孕酮(17α-OHP)等检查排除肾上腺相关疾病后,每晚 8 点加用地塞米松(1/2 片)共同降雄激素;若多次检测泌乳素(PRL)水平均高于200ng/ml,完善颅脑 MRI 排除垂体相关疾病的患者,每晚予溴隐亭(1/2 片 ~1 片)抑制 PRL 分泌;若 FSH 异常升高并伴随雌二醇(E_2)水平降低,则完善血清抗米勒管激素(AMH)检测、B 超评估卵巢窦卵泡计数,进一步评估卵巢储备功能及病变趋势,若 FSH≥25mIU/ml、AMH≤1.1ng/ml、窦卵泡总计数≤5、伴有烘热盗汗、腰膝酸软、心烦易怒等症状的卵巢功能低下性不孕症患者,同时运用芬吗通(雌二醇片/雌二醇地屈孕酮片)等激素类药物,以期达到尽快妊娠的目的。对于排卵障碍性不孕症患者,纠正内分泌代谢失调后,给予中药心肾同治周期治疗 1~2 周期,仍未见优势卵泡生长者,加用来曲唑(LE)或枸橼酸氯米芬(CC)促排卵治疗,同时运用超声监测卵泡及内膜生长情况,适时适量加用尿促性素(HMG)、绒促性素(HCG)、戊酸雌二醇等药物,排卵后酌情使用地屈孕酮以维持卵巢黄体功能,确认妊娠的患者给予中药补肾宁心、养血安胎治疗。对于严重的子宫内膜异位症术后、输卵管阻塞、卵巢功能低下以及不明原因性不孕症患者,主张积极借助辅助生殖技术(ART),同时辅以中医中药共同调治,以期达到最佳临床疗效。

(四)改善生活,以和为贵

1. 起居有节,形神相和

周惠芳教授注重“天人相应”,认为人体正常的生命活动、疾病的发生发展和治疗都遵循着自然节律。早在《黄帝内经》中就有关于日节律、月节律和年节律的记载:“夜半为阴陇,夜半后而为阴衰,平旦阴尽而阳受气矣,日中为阳陇,日西而阳衰,日入阳尽而阴受气矣”,可见人体阴阳的消长存在昼夜节律;“月廓满则血气实,肌肉坚,月廓空则肌肉减,经络虚”,提示人体气血的盛衰受月节律的影响;“春夏则阳气多而阴气少,秋冬则阴气盛而阳气衰”,可见人体的阴阳消长节律与四季的阴阳消长规律同步。李时珍在《本草纲目》中言:“女子,阴类也……月有盈亏,潮有朝夕,月事一月一行,与之相符,故谓之月水、月信、月经”,提示女性的月经周期与月节律密切相关。夏桂成教授深入研究女性生理病理特点,结合现代时间医学理论,探索时间节律对女性月经周期的影响,将天地人合一、圆运动规律与月经周期节律紧密联系,创立了“月经周期节律调节法”。现代医学研究表明,哺乳动物生物钟系统的中心起搏器或振荡器位于下丘脑视交叉上核(SCN),也被称为中枢生物钟起搏器,决定了昼夜节律的时相,该时相控制各种生殖激素释放的时间,使得机体的激素水平呈现昼夜节律性分布。轮班工作、睡眠不足及时差综合征等因素导致的昼夜节律紊乱,容易引起排卵功能障碍及卵巢储备能力下降,进而影响女性激素的生物节律,导致机体的生殖功能紊乱,最终引起不孕或复发性流产等。因此,周惠芳教授治疗不孕症,要求患者顺应昼夜变化节律,适时调整睡眠时间,不宜过晚或昼间睡眠。

2. 均衡饮食,身体平和

均衡、规律的饮食配合适当的锻炼,有助于维持机体的阴平阳秘。不孕症患者需合理搭配,饮食切勿贪多。早在《黄帝内经》中就有记载:"五谷为养,五果为助,五畜为益,五菜为充,气味合而服之,以补精益气。"过食生鲜、冷饮、瓜果等生冷之品,易损伤人体脾阳,日久必累及肾阳,肾阳虚衰、胞宫寒凉,则难以摄精成孕;过食辣椒、炒货、烘焙等辛香温燥之品,易耗伤人体阴液,阴虚日久则火旺,虚火妄动、冲任受扰,则难以固胎养胎;过食奶茶、油炸、甜点等肥甘厚味之品,易阻滞脾胃气机,助湿生痰、闭阻胞宫,则难以受孕成胎。现代研究表明,橄榄油、鱼类中富含的不饱和脂肪酸(UFA),在机体卵母细胞成熟、胚胎发育及内分泌代谢调节过程中扮演重要角色;豆类、脂质鱼、乳制品、坚果中富含的维生素 D 和果蔬中富含的 B 族维生素可提高胚胎质量,改善子宫内膜容受性,最终改善 ART 结局;全谷物、水果和蔬菜中富含的膳食纤维可以通过重构肠道微生物环境,改善不孕症女性的生殖能力。因此,临证治疗不孕症,要求患者均衡饮食,忌过食生冷、辛辣及肥甘厚味之品,尤其在肥胖的不孕症患者中更应得到重视。

3. 调畅情志,心平气和

周惠芳教授在不孕症的临床治疗中,尤其强调情志因素。《景岳全书》云"产育由于血气,血气由于情怀,情怀不畅则冲任不充,冲任不充则胎孕不受",《傅青主女科》指出"妇人有怀抱素恶不能生子者,人以为天心厌之也,谁知是肝气郁结乎……必不能通任脉而达带脉……则胞胎之门必闭,精即到门,亦不得其门而入矣",提示不孕症的发生发展与情志因素密不可分。现代女性生活压力加大,工作节奏加快,职场竞争激烈,常常处于紧张、不满、焦虑、抑郁等情绪障碍中,大大增加了其患病的风险。而不孕女性除了要忍受疾病本身带来的不适症状,还要承受由于未能生育带来的巨大心理压力。现代研究证实,不孕症患者长期负性情绪造成的心理应激状态会干扰下丘脑-垂体-卵巢-子宫轴,引起生殖内分泌功能紊乱,进而严重影响其妊娠结局,心理干预参与治疗将更加符合生物-心理-社会医学模式的需要,对于改善妊娠结局有积极影响。积极的健康教育及心理疏导,使患者心态平和,情绪调畅,是不孕症治疗中不容忽视的重要环节,即如《本草经疏》所云:"只宜以识遣识,以理遣情,此即心病还将心药医之谓也。"

（五）内外兼治,各取所长

中医外治法在遵循整体观念、辨证论治、因地制宜的基础上,从古至今在女性不孕症的治疗上皆有一定的疗效,《千金翼方》就有阴道用药来治疗不孕的记载,"女服荡胞汤及坐药,并服紫石门冬丸,则无不得见效矣"。《古今医统》载有"保真种子膏"贴于肾俞可暖丹田,子午既济,金水生时,用功即孕,大有奇效。古代多个医家运用中医外治法都有着独到的认识。中医外治法历史悠久,在实践中积攒了宝贵的经验,逐渐形成了独具特色的诊疗技术。因其具有简便价廉、操作方便、起效迅速、适应证广、禁忌证及副作用少等优点,广泛应用于多个学科。

1. 中药灌肠

中药保留灌肠是将药液缓慢注入直肠内,通过直肠黏膜对药物的吸收起到局部或全身的治疗作用。适用于慢性盆腔炎、输卵管炎等导致的输卵管性不孕症。子宫、输卵管、卵巢均位于盆腔内,与直肠相邻,盆腔内血管分布较丰富,并且周围器官均有静脉丛,中药汤液中的有效成分可经直肠黏膜被直接吸收,渗透到盆腔内,借助药物自身温热走窜特性,起到行气活血作用,可有效改善盆腔血运,更有利于炎性反应的消退和吸收,促进新陈代谢速度和组织结构恢复。周惠芳教授常用专利方"炎痛停"保留灌肠治疗盆腔炎性疾病后遗症及输卵管阻塞性不孕,临床疗效颇佳。

2. 针灸推拿

（1）针刺

对于不孕症患者,针灸治疗亦是有效而常用的方法。常选用的主穴有:子宫、三阴交、中极、关元、归来、气海等,再根据辨证来选取配穴。取子宫、中极,意在行血气、通胞宫,且兼中极是任脉、足三阴之会,可以补肝肾以调任脉,任脉通则月经按时而下,增加受孕机会;归来穴可行血去瘀,佐三阴交调和足三阴经的经气,兼补脾益血,血旺气行,故能消除瘀阻,而能怀孕。关元、归来、三阴交可温肾通络、化滞消肿、活血养血,调冲通任,助孕生子。此外,针刺还具有提高雌激素水平,兴奋卵巢功能,改善微循环,促使炎症吸收的功效。并且,针刺穴位还能调节和提高机体自身内分泌系统的生理功能,配合中药外敷,能通达冲任之胞络,补益下焦之元阳,对素有癥瘕之人,尚可软坚散结、活血通络,促进瘀积消散和炎症吸收,从而利于受孕。

（2）隔姜灸脐法

隔姜灸脐法是选取神阙穴为治疗部位,将中药粉、生姜、艾灸结合为一体增强疗效的治疗方法。隔姜灸脐法利用药物温脐,具有温经散寒、活血通络的作用,从西医的角度,可以促进血液循环,增加子宫供血,改善子宫环境,提高子宫内膜容受性。操作方法:将补肾、温经、散寒的中草药研末(暖宫粉)填于脐部,生姜绞碎去汁取渣,做成碗状置于脐部,放艾绒于凹陷处施灸,当艾绒燃尽,再易炷施灸,灸完所规定的壮数,以皮肤稍红或红润但不起泡为度。隔姜灸脐法每隔10日1次,月经期停用,适用于临床表现出虚寒或实寒的不孕症患者。

（3）穴位埋线

穴位埋线是根据针灸学理论,通过针具将可吸收线刺入相应穴位,在穴位内产生持续刺激,以此达到平衡阴阳、调和气血、调整脏腑、治疗疾病的目的。尤其对于体型肥胖的多囊卵巢综合征所致的不孕症患者疗效较好,可选取足三里、三阴交、太冲、丰隆、中极、关元等,并随辨证之迥异进行配穴治疗。

（4）推拿

通过对腰部或腹部进行推拿,起到疏通局部经络,达到治疗目的的方法。研究表明,腹部推拿,选取中极、气海、气冲、曲泉等穴位按摩,能够疏通局部气血,加快局部血液循环,调节子宫内部神经功能,该法无副作用,可显著提高妊娠率。

3. 中药外敷

中药外敷治疗是通过皮肤渗透吸收药物中的有效成分,以达到调节气血津液、经络脏腑等作用,达到防病治病的目的。研究表明,在中药外敷过程中,药物能长时间停留在皮肤表面,对皮肤感受器起到直接的刺激作用,可保证药物浓度在局部的平衡,同时中药外治可有效避免服药对胃肠道的刺激,不经过肝脏的首过效应,而是通过局部吸收起到良好的治疗作用。

（1）中药热罨包

中药热罨包外敷是将药物装袋,隔水蒸20~30分钟,待温度适宜后直接贴敷于患部,并在药袋上加敷热水袋保温。药物加热后能更好地发挥药效及渗透作用,通过皮肤渗透到达病灶,能促进血液循环,改善局部组织粘连。临床多采用清热通络、活血祛瘀的中药,治疗输卵管梗阻性不孕症。

（2）穴位贴敷

穴位贴敷是将中药制成散剂、膏剂、糊剂,直接或用无菌纱布贴敷于穴位。治疗输卵管性不孕最常选用贴敷的穴位就是神阙穴（贴脐）。神阙穴为冲、任、督三脉交会穴,与全身经脉联系密切,且神阙穴表皮最薄,药物易于渗透,通过经络传导和皮肤渗透吸收,药力可直达病所,改善输卵管粘连,提高妊娠率。

（3）火罐

火罐是采用循经拔罐的一种中医外治方法,是在中医理论的指导下,结合平衡针灸学理论,以神经的传导为途径,以自身的调和为核心,以自身平衡、自身修复、自我完善为方式的一种适用于各种临床疾病的非药物治疗的自然疗法。平衡火罐主要运用闪罐、走罐、抖罐、摇罐、揉罐、留罐等操作手法,即在传统罐法的基础上结合推拿手法的揉法与擦法等多种治疗手法,刺激背部肌肉,同时利用火罐的温热效应,使机体修复到平衡状态。研究表明,平衡火罐可对神经系统形成一个良性的刺激,引起中枢神经向应激状态方向改变,改善背部血液循环,使血液进入组织内,体内的血红蛋白被释出,促进细胞的新陈代谢,促进毒素排泄,同时平衡火罐可改善背部淋巴循环,清除体内的炎性物质,使组织间隙自溶,改变局部组织的营养状态,从而增强自身的免疫机能,调节机体内分泌水平,调节内脏功能。对于肥胖型多囊卵巢综合征致不孕症的患者,可每周行1次火罐治疗。

第二节　不孕症用药规律及方药辨析

周惠芳教授在长期的临床工作中养成了勤于思考、勇于创新的做法,既继承发展,又独具匠心,善于古方今用,古方化裁、自拟方等均获得显著临床疗效。她认为应当活学活用中医经典,不单纯择一味药、背一首方,而是要紧密结合现代女性的生理、病理特点,病证结合,灵活选方用药。一是长于补法、寓疏于补。擅长运用补法,每以调补先天肾之阴阳、培补后天脾胃之气血为基石,性味以甘咸、温润居多;同时注意疏调心肝、冲任之气机,性味以辛、甘、平居多,补疏结合,既防纯补太过而滋腻,又防疏泄太过而伤阴。二是用药纯和、鲜有峻品。"善医者,只用纯和之品而大病尽除,不善医者,立异惊奇,不唯无效,反致百病丛生",应始终以平补肾肝脾为组方宗旨,对峻烈药物用之谨小慎微,即便方剂中包含通利、疏泄、清热、行气之品,亦少见峻猛攻伐、耗伤气血之品。三是炮制讲究、多用道地。通晓本草,用药讲求炮制,一药多法,针对不同病因病机而设,且多选用品种优良的道地药材,以期达到因人而治、药专力宏之效。四是制方严谨、方证对应。讲求先明理后组方,充分运用脏腑、阴阳、气血及经络等辨证理论,详尽辨识疾病病因病机,而后论其治法、列其方剂,处方之后均附有疗程、煎法及嘱咐;所创方剂效专力宏,依照药物四性五味的不同,对组方虚实寒热偏颇进行调节,充分体现方药君臣佐使的不同职能。

(一)常用单药

1. 补益类药

（1）炙龟甲

【性味归经】咸、甘,微寒,归肾、肝、心经。

【功效主治】滋阴潜阳,益肾强骨,养血补心。主治肾阴不足,骨蒸劳热,吐血,衄血,久咳,遗精,崩漏,带下,腰痛,骨痿,阴虚风动,久痢,久疟,痔疮,小儿囟门不合。

【古籍记载】始载于《神农本草经》:"主漏下赤白,破癥瘕,痎疟,五痔,阴蚀,湿痹,四肢重弱,小儿囟不合,久服轻身不饥。"朱丹溪言其"补阴,主阴血不足,去瘀血,止血痢,续筋骨,治劳倦,四肢无力。"《本草蒙筌》云其"专补阴衰,善滋肾损。"《临证指南医案》载:"故龟胶人乳,皆血气有情。"

【现代药理】龟甲具有免疫调节、保护脑细胞、促进骨细胞分化、调节能量代谢、增强肾上腺皮质功能、抗氧化、抗衰老等药理作用。

【临床体会】古人称"龟乃阴中至阴之物",是滋阴最佳之品,且兼入心经,故临床多用于经后期或阴虚程度较著者。此外,龟甲胶作为血肉有情之品,是药食同源胶类药材之一,其内富含多种氨基酸及微量元素,对于薄型子宫内膜者多用。因龟甲滋阴力强,易滋腻碍胃,故脾虚便溏者慎用,应用之时常常加用煨木香、广陈皮等健脾理气之品。

（2）炙鳖甲

【性味归经】咸,微寒,归肝、肾经。

【功效主治】滋阴潜阳,软坚散结,退热除蒸。主治阴虚发热,劳热骨蒸,虚风内动,经闭,癥瘕,久疟疟母。

【古籍记载】始载于《神农本草经》:"主心腹癥瘕、坚积、寒热,去痞、息肉、阴蚀、痔、恶肉。"《本草图经》言鳖甲"乃厥阴肝经血分之药",主"妇人漏下五色"。《本草述》云:"鳖甲,类言其益阴,是矣……盖此味专补阴气,如漏下,属阴气虚而不能固也,如瘀血,亦属阴气虚而不能流贯于经络也。"

【现代药理】鳖甲具有抗肝、肾、肺纤维化、抗肿瘤、抗子宫肌瘤等药理作用。药理研究表明,鳖甲抗肿瘤的作用机制,可能与通过抑制信号转导及转录激活蛋白（signal transducer and activator of transcription,STAT）信号通路,增强机体免疫功能并诱导细胞凋亡有关,或可能与通过促使血管结构和功能正常化,改善肿瘤微环境,抑制肿瘤生长有关。鳖甲胶能够显著下调子宫肌瘤模型大鼠子宫系数、子宫分角根部直径,其效应机制可能与下调 E_2、P 水平,上调 FSH、LH 水平以及改善血液流变学指标相关。

【临床体会】《本经逢原》曰:"鳖甲,凡骨蒸劳热自汗皆用之,为其能滋肝经之火矣。"鳖甲常与龟甲相须为用,此外,鳖甲滋阴清热力更强,且兼有软坚散结之功,故对于阴虚兼有瘀热者更为适用。因鳖甲长于滋阴,易滋腻碍胃,故脾虚便溏者慎用,常常配伍煨木香、广陈皮等健脾理气之品。

（3）山茱萸

【性味归经】酸、涩,微温。归肝、肾经。

【功效主治】补益肝肾,涩精固脱。主治眩晕耳鸣,腰膝酸痛,阳痿遗精,遗尿尿频,崩漏带下,大汗虚脱,内热消渴。

【古籍记载】始载于《神农本草经》:"主心下邪气寒热,温中,逐寒湿痹,去三虫。"《药性论》言其"治脑骨痛,止月水不定,补肾气;兴阳道,添精髓,疗耳鸣,除面上疮,主能发汗,止老人尿不节。"《本经逢原》曰:"仲景八味丸用之,盖肾气受益,则封藏有度,肝阴得养,则疏泄无虞,乙癸同源也。"

【现代药理】山茱萸具有保护肝肾、降血糖、抗氧化、抗肿瘤、抗炎、镇痛、抗抑郁、抗衰老、抗骨质疏松症、免疫调节等药理作用。

【临床体会】山茱萸作为经典名方"六味地黄丸"三补药味之一,长于益肾涩精,具有不热不燥、能补能涩特性,肾乃肝之母,肾喜润而藏精气,借其酸能收涩、敛水生津,治带下量多、腰膝软弱、足酸疼等,取"子令母实"之义;又心乃肝之子,心苦散而喜收敛,敛则宁静、静则清和,以收其涣散,治心气虚弱、惊悸怔忡等,取"虚则补母"之义。命门火炽,素有湿热,小便淋涩者忌服。

（4）川续断

【性味归经】苦、辛,微温。归肝、肾经。

【功效主治】补肝肾,强筋骨,续折伤,止崩漏。主治腰膝酸软,风湿痹痛,崩漏,胎漏,跌扑损伤。

【古籍记载】始载于《神农本草经》:"主伤寒,补不足,金疮,痈疡,折跌,续筋骨,妇人乳难,久服益气力。"《日华子本草》言其"助气,调血脉,补五劳七伤,破症结瘀血……妇人产前后一切病,面黄虚肿,缩小便,止泄精,尿血,胎漏,子宫冷。"《本草汇言》云:"续断,补续血脉之药也……久服常服,能益气力,有补伤生血之效,补而不滞,行而不泄,故女科、外科取用恒多也。"

【现代药理】续断具有促进骨损伤愈合、抗氧化、保护神经系统、抗炎抗菌、保护生殖系统等药理作用。最新药理研究表明,续断主要通过促进成骨细胞增殖和分化,促进骨骼修复,对骨骼具有保护作用。川续断皂苷Ⅵ通过激活原代蜕膜细胞、海拉细胞的孕激素受体(progesterone receptor,PR)启动子,使PR 表达增加,激活 Notch 信号通路,诱导蜕膜化,促使受精卵更好地植入,从而预防复发性流产。

【临床体会】《本草求真》言:"续断,实疏通气血筋骨第一药也。"补肝肾,肝肾之间相互滋养、精血互生;通百脉,所断之血脉非其不续;强筋骨,所伤之筋骨非其不养;续折伤,所滞之关节非其不利;安胎孕,所损之胎孕非其不安,补而不滞、行而不泄,常服能益气力,故对于妇科诸虚之症皆可适用。

（5）菟丝子

【性味归经】甘,温。归肝、肾、脾经。

【功效主治】滋补肝肾,固精缩尿,安胎,明目,止泻。主治阳痿遗精,尿有余沥,遗尿尿频,腰膝酸软,目昏耳鸣,肾虚胎漏,胎动不安,脾肾虚泻。

【古籍记载】始载于《神农本草经》:"主续绝伤,补不足,益气力,肥健人,久服明目。"《药性论》言其"治男子女人虚冷,添精益髓,去腰疼膝冷,又主消渴热中。"《本草新编》云"菟丝子,可以重用,亦可一味专用……菟丝子正补心、肝、肾之圣药,况又不杂之别味,则力尤专,所以能直入三经以收全效也。"

【现代药理】菟丝子具有保护生殖系统、抗氧化、免疫调节、增强性功能、安胎等药理作用。最新药理研究表明,菟丝子总黄酮可参与调控卵巢生殖干细胞途径,缓解雷公藤多苷片所致的生殖毒性,其作用机制可能与 Notch 信号通路相关;可通过激活 LIF/STAT3 信号通路改善大鼠子宫内膜容受性;可调节 Th1/Th2 平衡偏向 Th2 免疫反应,恢复先兆流产大鼠免疫状态,进而改善先兆流产大鼠子宫结构损伤、胎盘功能障碍及妊娠结局。

【临床体会】菟丝子性平和,尤善补肾,既可补阳,又可益阴,具有补而不峻、温而不燥的特点,非若肉桂、益智,辛热而动肾经之燥;非若苁蓉、锁阳,甘咸而生肾经之湿,张介宾创制补肾之左、右归丸,两方均取用菟丝子。菟丝子还长于安胎,张锡纯称:"于千百味药中,得一最善治流产之药,乃菟丝子是也。"经典安胎方之寿胎丸中亦是重用菟丝子为君药。故对于不孕症之经后期、经前期、孕后均适用。大便燥结、阴虚火动者慎用。

(6)鹿角片

【性味归经】咸,温。归肾、肝经。

【功效主治】温肾阳,强筋骨,行血消肿。用于肾阳不足,阳痿遗精,腰脊冷痛,阴疽疮疡,乳痈初起,瘀血肿痛。

【古籍记载】甘、咸,大寒,生用,散热消肿,行血辟邪,为消散阴毒专药;炙熟,则消阴助阳,暖肾腰;煎汁炼膏,大能温补命门精血,专通督脉而缘合冲任,为却老延年专药。

【现代药理】鹿角醇提取物有明显的抗炎作用。另外还具有增加心肌收缩力,减慢心力,扩张血管,降血压等众多的功效和作用。

【临床体会】鹿角片常与多种补肾养血的药物配伍,配杜仲具有补肾益精,强筋壮骨之效;配肉桂能增强补肾温阳、补肾益精之功效;合当归能养血补血,肝肾并补;配黄芪能发挥行血活血、消瘀之效,能够行瘀滞,化瘀血。可用于大部分女性患者的经前期,而对于肾阳偏虚的黄体功能不全性不孕症、月经不调尤为适用。注意阴虚阳亢、血热诸病者忌用。

（7）紫石英

【性味归经】甘,温。归心、肺、肾经。

【功效主治】镇心安神,温肺,暖宫。主治失眠多梦,心悸易惊,肺虚咳喘,宫寒不孕。

【古籍记载】始载于《神农本草经》:"主心腹咳逆邪气。补不足,女子风寒在子宫,绝孕十年无子。"《药性论》言:"女子服之有子,主养肺气,治惊痫,蚀脓,虚而惊悸不安者,加而用之。"《本草纲目》云:"紫石英上能镇心,重以去怯也。下能益肝,湿以去枯也。心主血,肝藏血,其性暖而补,故心神不安,肝血不足及女子血海虚寒不孕者宜之。"

【现代药理】紫石英具有增强生殖功能、抑制神经应激、镇静、解痉等药理作用。最新药理研究表明,紫石英的主要化学成分是氟化钙,而 Ca^{2+} 与生殖功能密切相关,其可能作用机制是影响钙代谢,既可直接影响子宫发育,又可通过调节卵巢激素分泌而间接作用于子宫,从而增强机体的生殖功能。紫石英可能通过调节 FSH、LH、卵巢局部抑制素、胰岛素样生长因子(IGF)、转化生长因子(TGF)及表皮生长因子(EGF)等的表达水平,调控下丘脑 - 垂体 - 性腺轴的功能,从而促进排卵及优势卵泡形成。

【临床体会】紫石英主治"女子风寒在子宫、绝孕十年无子",子宫属于冲脉、血海,风寒入于其中,乃一般药味所不能及,惟有紫石英体重能下达、色紫入血分、性温散风寒,故能入冲脉之底、祛血海之寒,为女子暖宫之要药。又紫石英既能镇心、又能益肝,心主血、肝藏血,故心神不安、肝血不足者宜之。可用于大部分女性患者的经前期,而对于肾阳偏虚的黄体功能不全性不孕症患者尤为适用。阴虚火旺、血热者忌用。

（8）炒白芍

【性味归经】苦、酸,微寒,归肝、脾经。

【功效主治】平肝止痛,养血调经,敛阴止汗。主治头痛眩晕,胁痛,腹痛,四肢挛痛,血虚萎黄,月经不调,自汗,盗汗。

【古籍记载】始载于《神农本草经》:"主邪气腹痛,除血痹,破坚积,治寒热癥瘕,止痛,利小便,益气。"《药品化义》载:"白芍药微苦能补阴,略酸能收敛……故谓白芍能补复能泻,专行血海,女人调经胎产,男子一切肝病,悉宜用之调和血气。"李东垣云:"又言缓中何也? 曰:损其肝者缓其中,即调血也,故四物汤用芍药。"

【现代药理】白芍具有抗炎、镇痛、保肝、促进造血、抗血栓、抗肿瘤、抗氧化等药理作用。最新药理研究表明,白芍具有雌激素样作用,可引起未成熟小鼠子宫系数显著增加,血中 E_2 水平增加,FSH、LH 水平降低,促进子宫阴道生长发育。

【临床体会】白芍味酸入肝经,功善疏肝理气、敛阴养血,而"女子以肝为先天""以血为用",肝主疏泄,肝木达则脾土健,脾健则后天气血生化有源;肝主藏血,肝血充则肾气实,肾实则先天精血互化如常;又白芍为调经要药,而"种子先调经,经调孕自成",因而白芍一味对女性不孕诸症均适用。

(9)熟地黄

【性味归经】甘,微温。归肝、肾经。

【功效主治】滋阴补血,益精填髓。主治肝肾阴虚,腰膝酸软,骨蒸潮热,盗汗遗精,内热消渴,血虚萎黄,心悸怔忡,月经不调,崩漏下血,眩晕,耳鸣,须发早白。

【古籍记载】始载于《本草图经》,《珍珠囊》云:"大补血虚不足,通血脉,益气力。"《本草纲目》言其"填骨髓,长肌肉,生精血,补五脏、内伤不足,通血脉,利耳目,黑须发,男子五劳七伤,女子伤中胞漏,经候不调,胎产百病。"《本草从新》云其主"一切肝肾阴亏,虚损百病,为壮水之主药。"

【现代药理】熟地黄具有免疫调节、抗氧化、补血、抗肿瘤、抗疲劳、神经保护、降糖、抗衰老等药理作用。最新药理研究表明,熟地黄可以活化辅助性 T 细胞,促进细胞因子的产生,进而促进抗体的产生;提高抗原呈递细胞对抗原的摄取和提呈功能;促进细胞毒性 T 淋巴细胞的活化,激发其细胞毒作用;活化嗜酸性粒细胞,增强其吞噬功能,进而增强机体免疫力。熟地黄通过刺激促红细胞生成素(EPO)、促血小板生成素(TPO)的表达,提升外周红细胞、血红蛋白数量,改善血虚大鼠的外周血象,起到补血作用。熟地黄可提高血清雌激素浓度、脾细胞雌激素受体含量和成骨细胞孕激素受体含量,发挥抗衰老作用。

【临床体会】熟地黄作为"精血形质中第一纯厚之药",长于滋阴补血、益精填髓,《本草正》言:"阴虚而神散者,非熟地之守不足以聚之;阴虚而火升者,非熟地之重不足以降之;阴虚而躁动者,非熟地之静不足以镇之;阴虚而刚急者,非熟地之甘不足以缓之;阴虚而水邪泛滥者,舍熟地何以自制;阴虚而真气散失者,舍熟地何以归源;阴虚而精血俱损,脂膏残薄者,舍熟地何以厚肠胃。"故对于月经不调、不孕诸症患者经后期皆宜,因熟地黄长于滋阴,易滋腻碍胃,故脾虚便溏者慎用,常配伍煨木香、广陈皮等健脾理气之品。

（10）云茯苓

【性味归经】甘、淡,平。归心、肺、脾、肾经。

【功效主治】渗湿利水,健脾宁心。主治水肿尿少,痰饮眩悸,脾虚食少,便溏泄泻,心神不安,惊悸失眠。

【古籍记载】始载于《神农本草经》:"主胸胁逆气,忧恚惊邪恐悸,心下结痛,寒热烦满,咳逆,口焦舌干,利小便。"《日华子本草》言其"补五劳七伤,安胎,暖腰膝,开心益智,止健忘。"《本草求真》云:"茯苓入四君,则佐参术以渗脾家之湿,入六味,则使泽泻以行肾邪之余,最为利水除湿要药。"

【现代药理】茯苓具有抗肿瘤、免疫调节、抗炎、抗氧化、抗衰老、调节泌尿系统、降血糖、降血脂、镇静、催眠、保肝等药理作用。最新药理研究表明,茯苓通过抗增殖、细胞毒作用,抑制 DNA 拓扑异构酶活性,抗侵袭,逆转细胞耐药性,诱导细胞凋亡,阻滞细胞周期等方式发挥抗肿瘤作用。茯苓通过抑制肾素 - 血管紧张素系统,抑制细胞凋亡,抑制水、钠通道,调节水分平衡等方式调节泌尿系统。茯苓多糖通过减弱氧化应激,发挥抑制肝脏糖异生作用,从而有效降低 2 型糖尿病大鼠的血糖水平。

【临床体会】茯苓为健脾利湿之圣药,乃经典名方"四君子汤"及"六味地黄丸"的组成药味之一,味独甘淡,甘以补中、淡以利窍,功善补脾胃、利小便、伐肾邪、开心智,适用于脾胃不和、泄泻腹胀、心神不安患者,而对于经后期阴虚无湿热及气虚下陷者慎用。

（11）炒白术

【性味归经】苦、甘,温。归脾、胃经。

【功效主治】健脾益气,燥湿利水,止汗,安胎。主治脾虚食少,腹胀泄泻,痰饮眩悸,水肿,自汗,胎动不安。

【古籍记载】始载于《神农本草经》:"主风寒湿痹,死肌,痉,疸,止汗,除热消食。"《医学启源》言其"除湿益燥,和中益气,温中,去脾胃中湿,除胃热,强脾胃,进饮食,和胃,生津液,主肌热,四肢困倦,目不欲开,怠惰嗜卧,不思饮食,止渴,安胎。"《医学衷中参西录》言其"与凉润药同用,又善补肺;与升散药同用,又善调肝;与镇安药同用,又善养心;与滋阴药同用,又善补肾。"

【现代药理】白术具有保肝、保护神经、抗肿瘤、抗菌抗炎、调节胃肠功能、调节免疫、抗血栓等药理作用。

【临床体会】白术长于健脾胃、散湿除痹、消食除痞,脾虚不健、术能补之,胃虚不纳、术能助之,故对于脾虚作胀、脾湿四肢困倦、胃弱饮食不纳者尤其适用。此外,白术具备土德之全,为资生后天之要药,对金、木、水、火四脏皆有所补益,配伍参、黄而补肺,配伍归、芍而补肝,配伍杞、地而补肾,配伍龙眼、枣仁而补心,配伍黄芩而安胎,因而对于一切诸虚之症皆可用。

2. 疏通类药

（1）牡丹皮

【性味归经】苦、辛,微寒。归心、肝、肾经。

【功效主治】清热凉血,活血化瘀。主治温毒发斑,吐血衄血,夜热早凉,无汗骨蒸,经闭痛经,痈肿疮毒,跌扑伤痛。

【古籍记载】始载于《神农本草经》:"主寒热,中风瘈疭、痉、惊痫邪气,除癥坚瘀血留舍肠胃,安五脏,疗痈疮。"《药性论》言其"治冷气,散诸痛,治女子经脉不通,血沥腰疼。"《本草纲目》言其"和血,生血,凉血。治血中伏火,除烦热。"张元素言其"治神志不足,神不足者手少阴,志不足者足少阴,故仲景八味丸用之,能泻阴中之火。"

【现代药理】牡丹皮具有抗炎、解热、抗血小板聚集、抗血栓形成、改善血液流变性、抗糖尿病、抗肿瘤等药理作用。

【临床体会】牡丹皮为凉血热之要药,清心、养肾、和肝、利包络,治四经血分之伏火,和血、生血、凉血,奏凉血行血之功,乃经典名方"六味地黄丸"三泻药味之一,对于不孕症患者经后期、经前期皆适用,且阴虚火旺者尤宜,而脾胃虚寒、相火衰弱者慎用。

（2）紫丹参

【性味归经】苦,微寒。归心、肝经。

【功效主治】祛瘀止痛,活血通经,清心除烦。主治月经不调,经闭痛经,癥瘕积聚,胸腹刺痛,热痹疼痛,疮疡肿痛,心烦不眠,肝脾肿大,心绞痛。

【古籍记载】始载于《神农本草经》:"主心腹邪气,肠鸣幽幽如走水,寒热积聚;破癥除瘕,止烦满,益气。"《日华子本草》言其"养神定志,通利关脉。治冷热劳,骨节疼痛,四肢不遂;排脓止痛,生肌长肉;破宿血,补新生血;安生胎,落死胎;止血崩带下,调妇人经脉不匀,血邪心烦;恶疮疥癣,瘿赘肿毒,丹毒;头痛,赤眼,热温狂闷。"《本草汇言》云:"丹参,善治血分,去滞生新,调经顺脉之药也。"

【现代药理】丹参具有保护心血管系统、抗炎、抗氧化、抗肿瘤、抗纤维化及神经系统疾病等药理作用。最新药理研究表明,丹参多酚酸盐具有显著的抗心肌缺血作用,同时可降低心脏耗氧量,对抗血小板聚集和抑制血栓形成。丹参酮ⅡA、隐丹参酮和丹参酮Ⅰ体内外均可通过抑制肿瘤细胞生长或增殖,诱导细胞凋亡发挥抗肿瘤作用。丹参酮ⅡA可以显著降低小鼠肺脏质量,减轻肺水肿、炎性细胞浸润和细胞纤维化;丹酚酸B在体外对肝纤维化过程中的氧化应激具有一定的保护作用。

【临床体会】《妇人明理论》云:"以丹参一物,而有四物之功",丹参补血生血,功过归、地;调血敛血,力堪芍药;逐瘀生新,性倍川芎,因而对于妇女一切诸病皆可常用。此外,丹参还具有宁心除烦、安神定志之功,故对于当代生活、精神压力大的月经失调及不孕症女性尤为适用。

(3)制香附

【性味归经】辛、微苦、微甘,平。归肝、脾、三焦经。

【功效主治】行气解郁,调经止痛。主治肝郁气滞,胸、胁、脘腹胀痛,消化不良,胸脘痞闷,寒疝腹痛,乳房胀痛,月经不调,经闭痛经。

【古籍记载】始载于《名医别录》:"主除胸中热,充皮毛,久服利人,益气,长须眉。"《本草衍义补遗》言:"香附子,必用童便浸,凡血气药必用之,引至气分而生血,此阳生阴长之义也。"《本草纲目》云:"香附之气平而不寒,香而能窜,其味多辛能散,微苦能降,微甘能和……乃气病之总司,女科之主帅也。"

【现代药理】香附具有镇痛、抗抑郁、抗炎、抗菌、抗肿瘤、抗氧化、降血糖、雌激素样作用、调节胃肠道等药理作用。最新药理研究表明,香附提取物可明显缩短抑郁大鼠的静止不动时间,效果显著优于氟西汀,其可能作用机制为抑制脑内的单胺氧化酶活性和增加脑组织中 5- 羟色胺的含量。香附有效成分门冬氨酸黄酮对大鼠子宫肌瘤具有抑制作用,水提物可增强子宫内膜容受性,石油醚提取部位具有调经止痛的作用,其所含 4α、5α- 氧化脱氢酶 -11- 烯 -3-

酮对雌激素受体具有双相调节效应。

【临床体会】香附被历代医家誉为"气病之总司",配伍参、术则补气,配伍归、地则补血,配伍木香则醒脾,配伍沉香则升降诸气,配伍川芎、苍术则通解诸郁,配伍茯苓、茯神则交济心肾,配伍三棱、莪术则理血消癥,配伍艾叶、茴香则行气暖宫止痛,是为女子调经之要药,适用于女科月经不调及不孕诸症。气虚无滞、阴虚血热者慎用。

（二）常用方药

1. 经典方剂

（1）养精种玉汤

【方名】出自《傅青主女科》:"妇人有瘦怯身躯,久不孕育……治法必须大补肾水而平肝木,水旺则血旺,血旺则火消,便成水在火上之卦。方用养精种玉汤。"

【组成】熟地黄 10g、当归 10g、炒白芍 10g、山茱萸 10g。

【功效】滋补肝肾,填精益血。

【方解】该方为四物汤去川芎加山茱萸而成,方中以熟地黄滋阴补肾、填精益髓,而为君药;山萸肉补益肾气、滋养肝阴,而为臣药,两者相配以大补肾水;当归长于补血、补中有行,炒白芍养血敛阴、柔肝和营,而共为佐使药,两者配伍以平调肝木;全方滋补肝肾、填精益血,使阴阳平衡、气血调畅,冲任得调、胞宫得养,诸脏皆和,月事以时下,故有子。

【适应证】①阴血不足型不孕症:婚久不孕,月经后期,量少色淡,头晕耳鸣,腰酸腿软,面色萎黄,舌淡,苔少,脉沉细。②肾虚肝郁型多囊卵巢综合征、闭经溢乳综合征:经行先后不定期,量多或少,淋漓不畅,经色暗红,经质稀薄,腰骶酸痛,经前乳胀,痛经或闭经,舌淡暗,苔薄白,脉弦或尺脉沉弱。③肾阴虚型薄型子宫内膜:月经后期,月经量少,色暗质稀,腰膝酸软,舌淡暗,苔薄白,脉沉细或沉迟。

【临证加减】若腰酸明显者,加盐杜仲 10g、川续断 10g;若潮热盗汗者,加炙龟甲（先煎）10g、炙鳖甲（先煎）10g、牡丹皮 10g;若血虚甚者,酌加制黄精 10g、紫河车 3g;若乳房胀痛者,加柴胡 10g、醋香附 10g、生麦芽 20g;若腹胀便溏者,加茯苓 10g、炒白术 10g、陈皮 10g、炮姜 5g 等。

【临床体会】养精种玉汤为治疗不孕症的经典名方,该方体现了女子血、阴、精紧密相关、互生互化,阐明了补血以益阴、滋阴以填精、养精以种玉,傅青主称该方:"不特补血,而纯于填精,精满则子宫易于摄精,血足则子宫易于容物,皆有子之道也。"妇女以血为用,行经之后,血海百脉空虚,故经后期阴血常有不足,癸水之阴亦处于较低水平,治疗当以滋补肾阴为主,然精血同源,故滋阴之时须结合补血,使精血互生而泉源不竭、气血调畅而补而不滞,与女性经后期的生理病理特点相符合,对后世医家治疗不孕诸症的证治规律及临床实践具有重要指导价值。周惠芳教授亦是将该方作为治疗各种不孕症的基础方,主要运用于经后期,并进行随证加减。

(2)归芍地黄汤

【方名】出自《症因脉治》:"外感吐血,若身痛发热,表邪未解,脉芤而涩者,归身、白芍、生地、山药、山茱萸、茯苓、泽泻、丹皮""血虚补血,海藏四物汤、归芍地黄汤、天地煎。"

【组成】当归10g、炒白芍10g、生地黄10g、牡丹皮10g、茯苓10g、怀山药15g、山茱萸10g、泽泻10g。

【功效】养血益气,滋阴清热。

【方解】该方为六味地黄丸加味而成,方中生地黄滋肾填精凉血为主,辅以山茱萸养肝肾而涩精,怀山药补益脾阴而固经,佐以泽泻清泻肾火以利尿、抑生地黄之滋腻,牡丹皮清泻肝火、抑山茱萸之温敛,茯苓淡渗脾湿、助山药之益脾,六味相配,三补三泻,补中有泻,泻中有补,相辅相成,开合得宜,加当归补血活血,炒白芍养血敛阴。诸药配合,共奏滋肝肾、补阴血、清虚热之功,使阴血充足,则肝肾阴亏诸证皆除。

【适应证】①肝肾阴虚型卵巢储备功能低下、卵巢早衰:月经后期、量少,色暗红,胸闷烦躁,乳房胀痛,腰膝酸软,五心烦热,头晕耳鸣,失眠健忘,舌红,苔薄黄,脉细弦。②子宫内膜菲薄、卵泡发育不良型不孕症:经年不孕,月经先期或经期延长,经少或经闭,色红质稠,腰膝酸软,五心烦热,舌红少津,苔少或无苔,脉细数。③肝肾阴虚型异常子宫出血:经量或多或少,经行不止,腰膝酸软,手足心热,舌红,苔少,脉沉细。

【临证加减】若阴虚较著、潮热汗出者,加炙龟甲(先煎)、炙鳖甲(先煎)各10g;若腰酸明显者,加杜仲、续断、桑寄生各10g;若心烦失眠者,加酸枣仁

30g、紫贝齿(先煎)15g;若眼花耳鸣、口燥舌干者,加炙知母 10g、盐黄柏 6g;若腹胀矢气、大便溏薄者,加炒白术 10g、煨木香 10g、炮姜 5g。

【临床体会】归芍地黄汤由六味地黄丸加味而来,六味地黄丸作为经典名方之一,被后人誉为"补阴方药之祖",该方配伍得当,药味选取恰如其分,将中医君臣佐使的配伍原则体现得淋漓尽致,在补肾的基础上兼顾肝脾二脏,再配当归大补阴血、补中有行,白芍养血敛阴、柔肝和营,使阴血互化而泉源不竭,符合女性月经后期的生理病理特点。周惠芳教授主要将该方运用于经后初期,且常常配伍炙龟甲、炙鳖甲,化为"二甲地黄汤",两者均为血肉有情之品,炙龟甲滋阴补肾,主守,炙鳖甲滋阴养肝,主走,两者一静一动,大补肝肾之阴,使阴分不太过而停滞不前;又"善补阴者,必于阳中求阴",故还必配伍菟丝子、川续断、淫羊藿等温补肾阳之品,从而使阴得阳升而泉源不竭。此外,值得注意的是,因该方大补阴血,有滋腻碍胃、滑肠之弊,故临证之时,还须配伍党参、煨木香、炮姜等理气健脾、暖胃止泻之品。

(3)毓麟珠

【方名】出自《景岳全书》:"治妇人气血俱虚,经脉不调,或断续,或带浊,或腹痛,或腰酸,或饮食不甘,瘦弱不孕。"又名毓麟丸、调经毓麟丸、助孕八珍丸。

【组成】党参 15g、炒白术 10g、茯苓 10g、炙甘草 6g、炒白芍 10g、川芎 10g、当归 10g、熟地黄 10g、菟丝子 15g、盐杜仲 10g、鹿角霜(先煎)10g、川椒 10g。

【功效】益气补血,温肾养肝,调补冲任。

【方解】该方由八珍汤加鹿角霜、菟丝子、杜仲、川椒而成。方中熟地黄功善滋阴养血,以达填精益髓之效,白芍有柔肝补血调经之功,当归有补血活血调经之用,川芎能活血行气解郁;党参补中益气、健脾益肺,白术、茯苓益气健脾燥湿,炙甘草益气和中并调诸药,四君与四物相合,共收气血双补之功。加入川椒暖督脉、暖胞宫以助阳力,鹿角霜填精补血,菟丝子、杜仲补肾虚、润肾燥,补益肾气、温煦胞宫。诸药相合,共奏补先天以益肾精、补后天以生气血,使精充血足,冲任调摄,经调孕成。

【适应证】①肾气亏虚型不孕症:月经后期,量少色淡,腰腿酸软,少腹冷感,性欲减退,小便清长,舌淡,苔白,脉沉细。②肾虚血瘀型薄型子宫内膜、月经过少:月经量少或点滴即净,经色暗淡,腰膝酸软,经行腹痛,舌质瘀点,淡紫,脉沉弦或脉沉细。③肾虚型卵巢储备功能低下、卵巢早衰:月经后期甚至闭经,月经量少、色暗,腰膝酸软或隐痛不适,舌质淡,苔薄白,脉细或沉细。

【临证加减】若小腹怕冷、腹泻腹痛,加制附子10g、炮姜5g;若烦躁易怒,加制香附10g,甚者再加青龙齿(先煎)20g;若血热多火、经水先期,加地骨皮10g、牡丹皮10g;若经行腹痛,加艾叶10g、肉桂5g,甚者再加吴茱萸10g。

【临床体会】毓麟珠以肾气虚损、冲任虚衰、不能摄精成孕为立足点,其病机以先天为主,肾气、肾阳及脾虚均可致不孕,肾虚中更强调肾阳虚衰。毓麟珠重视补肾气肾阳,同时兼健脾宁心,且制方具有温而不燥、补而不峻、滋而不腻,能守能走,补中兼通之特点。故对于各类脾肾阳虚、气虚相关不孕等病症,毓麟珠均具有良好且稳定的治疗效果。夏桂成教授在其验案中提及,月经后期脾肾不足患者,在基础体温升高后的黄体期,采用毓麟珠变方补脾温肾。周惠芳教授亦主要将毓麟珠运用于经前期,认为经前期以阳长为主,阳长至重,温煦胞宫,溶解子宫内膜,分利水湿津液,为受孕或排泄经血做准备,故治疗当重视阳气不足和脾肾亏虚对阳长的影响,且尤为重视补益脾肾。此外,周惠芳教授还认为此期阳长阴消,助阳固然重要,但仍有阴消不及、阴虚不能化为阳者,特别兼见心肝火旺者,不仅需滋阴降火,还需兼调心肝之火,故组方之时常常配伍柴胡、醋香附等品。

(4)清经散

【方名】出自《傅青主女科》:"妇人有先期经来者,其经甚多,人以为血热之极也,谁知是肾中水太旺乎……治之法但少清其热,不必泄其水也。方用清经散。"

【组成】牡丹皮10g、地骨皮10g、炒白芍10g、熟地黄10g、青蒿10g、茯苓10g、盐黄柏6g。

【功效】清热凉血固冲。

【方解】方中牡丹皮清热凉血,泻血分伏火,地骨皮清退虚热,泻肾中虚火,共为君药,清阳分阴分之热;黄柏清热泻火,引药入肾经,青蒿清热除蒸,与牡丹皮一起引药入血分,共为臣药。四药同用,共清阴分、阳分、气分、血分之热,佐以白芍柔肝敛阴,熟地黄大补精血,茯苓健脾宁心,全方清热泻火、凉血养阴,使热去而阴不伤,血安而经自调。

【适应证】①血热型月经先期、排卵期出血:经量过多,经色红或深红,经质正常或稠,头晕面赤,心烦口渴,喜冷饮,便结,小便短黄,舌质红,少苔或薄黄,脉数。②血热型月经量多、经期延长:月经量多,色深红质黏稠,有血块,小腹胀痛,面红烦热口渴,大便秘结,小便短黄,舌质红,苔黄,脉滑数。

【临证加减】若经行量多、有块,加炒蒲黄(包煎)10g、五灵脂(包煎)10g;若血热甚,加炒山栀 10g、炒地榆 10g、制知母 10g;若烦躁易怒,加柴胡 10g、郁金 10g。

【临床体会】傅青主论治月经先期量多,提出"少清其热,不必泄其水也"的治疗法则,并创制清经散。方中地骨皮用量最大,为实热、虚热皆清之品,辅以牡丹皮、青蒿,加强地骨皮清热之力,再配伍白芍、熟地黄二药养血补阴,全方清热泻火为主、滋养肾阴为辅,最后不忘少入黄柏以引药归肾经,体现了"调经重在治肾"之总纲,该方"虽是清火之品,然仍是滋水之味,火泄而水不与俱泄。"周惠芳教授认为月经先期乃肾中火旺所致,若为肾中火旺之实证,火热易灼伤阴水而致阴水亏虚,因此在"少清其热"的基础上,仍需不忘滋阴,一则可使火清而阴不伤,二则亦可使阴水盛而火自平,从而达到水火既济之目的,临证之时常加入山茱萸、怀山药等滋补肝脾阴经之品。

(5)两地汤

【方名】出自《傅青主女科》:"又有先期经来只一二点者,人以为血热之极也,谁知肾中火旺而阴水亏乎……治之法不必泄水,只专补水,水既足而火自消矣,亦既济之道也。方用两地汤。"

【组成】生地黄 10g、地骨皮 10g、大玄参 10g、炒白芍 10g、肥麦冬 10g、阿胶珠(烊化)10g。

【功效】滋阴清热。

【方解】方中地骨皮泻肾火、清虚热、除骨蒸,生地清热凉血滋阴,二者合而为君药,共清骨中之热而使肾气清。辅以玄参养阴清热,麦冬泄热养阴生津,佐以白芍养血敛阴,阿胶滋阴补血。全方重在滋阴壮水,水足则火自平,阴复而阳自秘,则经行如期。

【适应证】①阴虚血热型月经先期:月经提前,量少或点滴,色红质稠,五心烦热、咽燥口干,舌红,苔少,脉细数。②阴虚血热型经期延长、排卵期出血、异常子宫出血:经期延长,或经间期出血,量少,色鲜红,质地黏稠,或为出血淋漓难尽,五心烦热,潮热汗出,口燥咽干,小便黄而少,大便干结,舌质红,苔少或剥,脉细数。

【临证加减】若阴虚明显、眼睛干涩,加女贞子 10g、旱莲草 10g;若血热甚,加炒山栀 10g、炒地榆 10g;若经期延长、淋漓不尽,加地榆 10g、茜草 10g;若下腹坠痛,加醋香附 10g、醋延胡索 10g;若乳房胀痛,加柴胡 10g、醋香附 10g、生麦芽 20g。

【临床体会】《傅青主女科》云:"先期者,火气之冲,多寡者,水气之验。故先期而来多者,火热而有余也;先期而来少者,火热而水不足也。"并专设两地汤治月经先期而来少者。方中地骨皮、生地黄为君药,地骨皮直退骨蒸、生地黄大补肾水,此两味"清其骨髓则肾气自清而又不损伤胃气,此治之巧也",玄参、麦冬与生地合而为后世之"增液汤",养阴清热滋液,配以白芍、阿胶养血补血,全方阴、液、血通补,补周身之水而平火气之冲,取"治之法不必泻火,只专补水,水既足而火自消矣"之效。当代女性面临工作、家庭及生育的多重压力,平素容易思虑过度,劳心伤神,长期熬夜,致使营阴暗耗,阴虚血少,脉络涩涩,谨遵病机。此外,周惠芳教授强调,无论是月经先期量多之实证,还是先期量少之虚证,均应重视养护肾阴,而对于先期量少者更为适用,正所谓"壮水之主,以制阳光"。

(6)保阴煎

【方名】出自《景岳全书》"保阴煎:治男、妇带浊遗淋,色赤带血,脉滑多热,便血不止,及血崩血淋,或经期太早,凡一切阴虚内热动血等证。"

【组成】生地黄 10g、熟地黄 10g、炒白芍 10g、怀山药 15g、川续断 15g、炒黄芩 10g、盐黄柏 6g、炙甘草 6g。

【功效】滋阴敛血,清热凉血。

【方解】方中生地黄甘寒滋阴清热,凉血生津;熟地黄甘温益阴补血,白芍养血敛阴;黄芩、黄柏清热泻火,直折热邪;炒山药补脾养胃,生津益肺,补肾涩精,免苦寒伤中;川续断补肝肾,固冲任,通血脉,甘草调和诸药。诸药合用,清补兼施,补而不滞,清而不伤中,有滋阴清热、凉血止血调经之疗效。

【适应证】①阴虚血热型异常子宫出血、月经过多、排卵期出血:经乱无期,量多如注或量少淋漓不尽,色鲜红,面色潮红,烦热少寐,腰酸,咽干口燥,大便干,小便黄,舌质红,苔少或有裂纹,脉细数或沉细。②血热型先兆流产、复发性流产:妊娠后阴道出血,量或多或少,色鲜红或深红,心烦口渴,小便短黄,大便秘结,舌红,苔黄,脉滑数。③血热型产后恶露不尽:产后恶露过期不止,量较多,色深红,质黏稠,气臭秽,口燥咽干,面色潮红,舌红苔少,脉细数无力。

【临证加减】若出血量多,加马鞭草、鹿衔草各20g,茜草、益母草各15g;若见血块,加炒蒲黄(包煎)10g、五灵脂(包煎)10g;若怒火动血者,加焦栀子10g;若潮热汗出,加地骨皮10g;若血热甚,加黄连10g;若气滞而痛,加陈皮10g、醋香附10g。

【临床体会】《景岳全书》中并未明确表述保阴煎的功效,但从其方名"保阴"二字,即可得出该方具有滋养固护阴液之功。此外,该方位列"新方八阵·寒阵"之首方,可知其性质属寒,故当有清热之效,但此处之热,非实热,而特指虚热也。原文中记载保阴煎主治"凡一切阴虚内热动血等证",周惠芳教授认为,阴虚生热,热扰冲任,可致妇人血崩血淋、经闭等;血热经脉错行,可致经血逆乱;血热耗灼阴血,阴血黏稠,气机受阻,可致经行腹痛;孕后气血下冲养胎,使阴更虚、热更盛,迫血妄行,则致胎漏、胎动不安。方中八味药组方精炼、虚实兼顾,将滋阴清热、凉血止血调经、固冲安胎有机结合,体现了中医整体辨证论治的思想。针对病机不变,保阴煎一方多用,更是对中医"异病同治"理论指导思想的深刻体现。

(7)温经汤

【方名】出自《金匮要略》"妇人年五十所,病下利数十日不止。暮即发热,少腹里急,腹满,手掌烦热,唇口干燥,何也?师曰:此病属带下,何以故?曾经半产,瘀血在少腹不去。何以知之?其证唇口干燥,故知之,当以温经汤主之。""亦主妇人少腹寒,久不受胎,兼取崩中去血,或月水来过多,及至期不来。"

【组成】吴茱萸10g、桂枝10g、肥麦冬10g、当归10、白芍10g、川芎10g、党参10g、阿胶珠(烊化)10g、牡丹皮10g、生姜10g、炙甘草6g、制半夏10g。

【功效】温经散寒,养血祛瘀。

【方解】方中吴茱萸、桂枝温经散寒,通利血脉,其中吴茱萸功擅散寒止痛,桂枝长于温通血脉,共为君药。当归、川芎活血祛瘀,养血调经;牡丹皮既能助诸药活血散瘀,又能清血分虚热,共为臣药。阿胶甘平,养血止血,滋阴润燥;白芍酸苦微寒,养血敛阴,柔肝止痛;麦冬甘苦微寒,养阴清热。三药合用,养血调肝,滋阴润燥,且清虚热,并可制吴茱萸及桂枝之温燥。人参、甘草益气健脾,以资生化之源,阳生阴长,气充血旺;半夏、生姜辛开散结,通降胃气,助祛瘀调经,其中生姜既可温胃以助生化,又可助吴茱萸、桂枝以温经散寒,以上诸味均为佐药。甘草调和诸药,兼为使药。诸药合用,共奏温经散寒、养血祛瘀之功。

【适应证】①寒凝血瘀型原发性痛经、子宫内膜异位症、子宫腺肌症:行经时小腹部疼痛,受寒后加重,经来血块,经期延长,舌暗红,苔白腻,脉沉紧或沉涩。②肾虚血瘀型月经失调:月经先期、后期或先后不定期,量少、闭经,经行腹痛,经色褐或暗、有瘀块,全身畏寒肢冷,小便清长,大便溏薄,精神不振,舌暗红、舌边尖有瘀斑,脉弦或涩。③肾虚血瘀型卵巢储备功能减退:经行不畅,月经量少,心悸失眠,头晕耳鸣,潮热出汗,腰膝酸软等,舌暗红,苔薄,脉沉弦、细涩。

【临证加减】若小腹冷痛甚,去牡丹皮、麦冬,加艾叶 10g、小茴香 10g,或桂枝易为肉桂 5g;若情绪抑郁,加醋香附 10g、柴胡 10g;若漏下不止而血色暗淡,去牡丹皮,加炮姜 5g、艾叶 10g;若气虚甚,加炙黄芪 10g、炒白术 10g;若暮即发热甚,加银柴胡 10g、地骨皮 10g;若伴癥瘕,加醋三棱 10g、醋莪术 10g、土鳖虫 20g、石打穿 15g;若呕吐,加制半夏 10g、姜竹茹 10g。

【临床体会】温经汤是调经的经典名方,该方从寒、虚、瘀三个角度出发,组方严谨、配伍有度,符合仲景"寒凝瘀滞"是导致月经病的基本病机的深刻认识,为后世调经诸方奠定基础。方中吴茱萸与桂枝温中散寒、行气止痛为主药,二药配伍合用,增其温经散寒、行气活血之力;半夏和生姜善于消胀除满、和胃降逆,两者配伍合用,增其消痞散结、和胃降逆之功。党参与甘草健脾益气、扶正驱邪,二药配伍合用,不但可补脾益气,而且能缓急止痛。当归、白芍及川芎乃妇人补血养血、活血调经之妙药,当归养血补血,善养血活血;芍药养血柔肝,善缓急止痛;川芎温中散寒,善行气活血,三药配伍合用,增其养血柔肝、缓急止痛之效。阿胶、麦冬与牡丹皮配伍,三药合用,增其滋阴养血、凉血散瘀之用。上述诸药合用,既能活血化瘀,使寒散瘀祛,又能健脾补血,使气血充足,胞宫得养,而痉挛自解、疼痛自除。综上可知,仲景之温经汤重在"温",温通血脉以散寒凝;着眼"补",补养气血以固本;不忘"通",祛瘀生新,从女性生理病理特点出发,温冲任、养阴血、通经脉,谨守病机,组方合理,实开后世妇科临床应用温补方法治疗疾病之先河。此外,该方还可用于治疗多种内科杂病,值得临床推广应用。

(8)易黄汤

【方名】出自《傅青主女科》:"妇人有带下而色黄者,宛如黄茶浓汁,其气腥秽,所谓黄带是也。夫黄带乃任脉之湿热也……法宜补任脉之虚,而清肾火之炎,则庶几矣。方用易黄汤。"

【组成】怀山药15g、炒芡实10g、盐黄柏6g、车前子(包煎)15g、白果10g。

【功效】固肾止带,清热祛湿。

【方解】方中重用炒山药、炒芡实,《本草求真》载:"山药之补,本有过于芡实,而芡实之涩,更有胜于山药",二者共为君药,补涩并施,量大力专,以补脾益肾、固涩止带。白果收涩止带,兼除湿热,而为臣药。再入黄柏性苦寒,直达下焦,清肾中之火,肾与任脉相通相济,故即解任脉之热,《神农本草经》谓其可"止女子漏下赤白",车前子利水通淋,使湿邪有出路。

【适应证】①湿热下注型阴道炎:带下量多,色黄,外阴瘙痒,口干欲饮,腰酸耳鸣,尿赤色黄,大便黏腻不爽,舌淡红,苔薄黄腻,脉沉细滑。②脾虚湿热型高危型人乳头瘤病毒(HR-HPV)感染:带下量多,色白或黄,质黏稠,伴有臭气,外阴瘙痒,口苦口腻,神疲倦怠,纳呆,腰膝酸软,大便溏薄,舌淡,苔黄腻,脉细滑。③湿热下注型急慢性盆腔炎:带下量多,下腹胀痛或刺痛,神疲乏力,经期腹痛加重,小便黄,大便干,舌淡红,苔薄黄腻,脉滑数。

【临证加减】若带下臭秽,加败酱草20g、紫花地丁15g;若阴痒明显者,加苦参10g、地肤子15g、白鲜皮15g;若带下量多质稀,加墓头回10g、海螵蛸10g;若腰酸明显,加桑寄生10g、盐杜仲10g;若腹胀矢气、大便溏薄,加炒白术10g、煨木香10g、砂仁3g;若舌苔厚腻,加广藿香10g、佩兰10g;若尿黄、量少,加土茯苓10g、生薏苡仁20g。

【临床体会】易黄汤是一张特殊或称特制之方,乃傅青主治疗带下病所创制。周惠芳教授认为该方的特点如下:①侧重奇经论治:盖因带脉通于任督,任督病则带脉始病,故带下病具由带脉失约所致,方中重用怀山药、炒芡实专补任脉之虚;盐黄柏入肾,肾与任脉相通以相济,故清肾中虚火可解任脉之热;白果引诸药入任脉。②尤重调和脾胃:该方立论时遵循前人所提"治脾宜升燥,治肾宜补涩,治肝宜疏达",重视肝脾肾三脏,又"带下俱是湿证""带下病半数因脾胃不和所致",故尤其重视调和脾胃。③强调固护津液:带下之病多为慢性病证,带下量多日久势必耗损津液,此外女性生殖器居于下焦,更需水、津、液的滋养,故方中炒芡实、白果均为固涩之品,旨在保护水湿津液,从而维持"津津常润"之生理带下。④清热与滋阴并进:湿性趋下,人体下部易蕴湿留邪,虚火亢动,化湿为热,湿热郁久又伤及肾阴,形成恶性循环,故单用清利湿热之品或滋阴之剂均不妥,必须结合病证清热利湿与滋阴降火并进,方可达清热不伤阴之效。

(9)寿胎丸

【方名】出自《医学衷中参西录》:"寿胎丸 治滑胎 菟丝子(炒熟)四两 桑寄生(二两) 川续断(二两) 真阿胶(二两)。上药将前三味轧细,水化阿胶和为丸,一分重(干足一分)。每服二十丸,开水送下,日再服。"

【组成】菟丝子15g、桑寄生10g、川续断10g、阿胶珠(烊化)10g。

【功效】补肾,固冲,安胎。

【方解】方中菟丝子多脂微辛,阴中有阳,守而能走,为补肾安胎的要药,是为君药;桑寄生、川续断补肝肾,固冲任,使胎气强壮,是为臣药;阿胶滋养阴血,使冲任血旺,则胎气自固,是为佐使药。四药合用,以补益为主,共奏补肾、固冲、安胎之功。

【适应证】肾虚型先兆流产、复发性流产:妊娠期阴道少量流血,色淡红或淡暗,质清稀,腰腹坠痛,或曾屡次堕胎,或伴有头晕耳鸣,小便频数,夜尿多甚至失禁,舌淡,苔白,脉沉滑尺弱。

【临证加减】若小腹坠胀,加党参15g、炒白术10g,甚者加生黄芪15g、炙升麻10g;若小腹隐痛,加炒白芍10g;若阴道下血多者,加仙鹤草15g、藕节炭10g;若腰腹怕冷,加炒补骨脂10g;若呕吐频繁者,加姜竹茹10g、炒黄芩10g;若纳差、食少,加炒白术10g、砂仁3g;若夜尿频数,加覆盆子15g、桑螵蛸15g。

【临床体会】寿胎丸为补肾养血安胎之经典名方,该方菟丝子为君,补肾益精;桑寄生与川续断为臣,补肝肾、安胎元、固冲任;阿胶为佐,滋养阴血以养胎,只此四味,共奏补肾固冲安胎之功。肾为先天之本,胎之所系,精血禀承于父母,藏于肾。男女肾气的盛实,男精女血的有机结合,方能受胎成孕,反之,若肾气虚衰,则孕难成。因而,肾气的盛衰,不仅关系到能否受孕,还影响到整个妊娠期的维持,故肾主生殖理论贯彻安胎治疗的始末,安胎应首重补肾,方选寿胎丸是也。然而胎孕既成,则赖母体气血的积蓄充养,直至分娩的完成,脾为后天之本、气血生化之源,故安胎仍需先天肾气与后天脾气的相互调摄,方能维持胎儿的正常生长发育。周惠芳教授亦认为补肾重在"扎寨",健脾方能"安营",故在临床上多以补肾健脾共同立法,在寿胎丸基础上,常常配伍党参、炒白术、怀山药等益气健脾固胎之品,临床收效更佳。

2. 自创验方

【内服方】

(1)养心奠基方

【组成】炙龟甲(先煎)10g、炙鳖甲(先煎)10g、熟地黄10g、炒白芍10g、炒当归10g、大川芎10g、酸枣仁20g、炙知母10g、云茯苓10g、炒党参15g等12味药组成。

【功效】滋阴补肾,养心奠基。

【方解】方中以炙龟甲、炙鳖甲血肉有情之品为君药,主归肝肾,为填精填髓、滋阴养血之妙药,大补肾中癸水,阴精得以滋长;熟地黄、炒当归、炒白芍、大川芎为四物"圣方",补血养心,滋肾养阴,为胞宫血海渐盈奠定牢固基础,共为臣药;佐药酸枣仁养心安神,炙知母清热除烦,共护心阴心血,以助肾实阴长;再添云茯苓、炒党参,主归脾胃,取四君之意,旨在益气生血、健脾生津,使补而不滞。诸药相合,共奏益阴养血、调补冲任、心肾交合之功。

【适应证】①肾阴偏虚,心火偏旺所致月经量少、月经后期:腰膝酸软、头晕耳鸣、五心烦热、夜寐不宁、便坚尿黄,舌质偏红,苔薄少,脉细或数。(薄型子宫内膜、卵巢功能下降辨证属于该证型者)。②肾阴虚型经期延长、经间期出血:心烦易怒,口干咽燥,小便偏黄、大便偏干,经色暗红夹血块,经期前后下腹部疼痛,舌红,脉弦而细数。

【临证加减】如腰酸明显者,加续断、桑寄生;如心烦失眠者,加莲子心、钩藤、青龙齿;如脾胃失和、腹胀、便溏者,去熟地黄、当归,加砂仁、煨木香。

【临床体会】薄型子宫内膜(thin endometrium,TE)是近年来妇科常见疾病,现代医学对于本病的定义,至今尚未明确统一,一般认为薄型子宫内膜是指自然周期排卵日或促排卵周期中排卵日子宫内膜厚度<7mm,临床上主要表现为月经周期正常,或月经后期,但月经量过少(<20ml)。有研究表明,当

子宫内膜厚度 <6mm,即低于能够获得妊娠的阈值时,妊娠的概率将会急剧降低。中医古医籍中并无"薄型子宫内膜"或"子宫内膜过薄"的记载,但根据其临床表现,可将本病归属于"月经过少""不孕症""闭经"等疾病的范畴。周惠芳教授认为,该病的发生主要责之于心肾,肾藏精,主生殖,内居元阴元阳,为先天之本,经水出于肾,房劳多产耗伤肾精,金刃所伤肾阴亏虚,长期熬夜肾精不足,五脏之伤穷必及肾,故肾精肾阴不足是发病之本。心(脑)主神明,主血脉,为君主之官,是五脏六腑之大主,外界各种因素均可致心神失养,心火偏亢,或心气郁结。肾精肾阴上济于心,使心火不亢,心火下降于肾,使肾精肾阴不寒,如此水火既济,心肾相交,阴阳平衡,胞脉胞络通畅,则血海按期满盈,内膜丰厚,胞宫藏泻有度,经水充足并如期而至。若肾精肾阴不足,血海空虚,内膜失于滋养,又无以上济于心,心失所养,致心火偏亢,不能下降于肾,肾水不温,胞宫寒凉,内膜不能滋长,心肾不交,水火失济,冲任不充,血海不能按期满盈,则内膜贫瘠,而致经行量少、后期甚至经闭不行、不孕。临床曾进行过养心奠基汤治疗薄型子宫内膜、辨证属于肾阴虚型的月经量少患者的观察,研究表明本方能有效改善肾阴虚型月经量少、不孕症的证候,增加月经量,促进经后期子宫内膜增生、卵泡的发育以及提高排卵期血清 E_2、LH 的水平,改善黄体中期 E_2、P 水平,增加黄体中期子宫内膜厚度、提高内膜体积,丰富黄体中期子宫内膜下血流灌注,从而提高子宫内膜容受性,促进胚胎着床助孕。

（2）暖宫调经方

【组成】鹿角片(先煎)10g、菟丝子 15g、醋柴胡 6g、怀山药 15g、山萸肉 10g、炒白芍 10g 等 8 味药组成。

【功效】补肾助阳,镇心疏肝。

【方解】本方原名"补肾助孕方"。方中以鹿角片补肾助阳为君药,以菟丝子平补肾之阴阳,山萸肉、炒白芍、怀山药补肾中之阴精共为臣药,柴胡解郁疏肝、鼓舞阳气等为佐药,八味中药相合,在经前期(排卵后)服用,可达"阳长至重",调畅心肝气机,安定心肝魂魄之功效,调节"心(脑)- 肾 - 子宫轴"的阴阳平衡,从而达到调经助孕种子(胚胎着床)的目的。

【适应证】①肾阳偏虚的月经不调、不孕症:月经后期,或先后不一,色紫红,有血块,腰酸肢冷,胸闷烦躁,甚则夜寐失眠,经前乳胀,小腹有冷感,经行大便偏溏,脉象细弦,舌质偏红,苔白黄腻(黄体功能不全所致月经不调、不孕症,辨证属于该证型者)。②肾阳偏虚的痛经、子宫内膜异位症:可见月经失调,经行量少,或多,色紫红,有血块,或烂肉状血块,经行疼痛剧烈,腰酸腹冷,胸闷烦躁,脉象细弦,舌质边紫,苔白腻。

【临证加减】如经前期漏红者,加仙鹤草、炒地榆;如胸闷烦躁、乳房胀痛者,加入钩藤、白蒺藜、广郁金、煅龙齿等;如腹胀矢气、大便溏泻者,加煨木香、砂仁、白术等。

【临床体会】黄体功能不全(Luteal Phase Defect,LPD)又称为黄体期缺陷,指卵巢排卵后形成的黄体发育不全,过早退化,萎缩不全,孕激素分泌不足和子宫内膜分泌不良引起的月经失调和生育功能缺陷综合征。引起不孕的原因有多种,黄体功能不全是导致不孕症和反复流产的重要原因。中医并无"黄体功能不全"之名,根据其临床表现,属中医"月经不调""不孕""滑胎""胎漏""胎动不安"等范畴。我们经过三十多年的临床观察及实验研究发现,LPD性不孕症月经不调经前期的病机是肾阳偏虚夹有心肝气郁,因此补肾助阳、镇心疏肝是治疗LPD性不孕症月经不调经前期的大法。经前期阳长为主,阳长至重,胞宫温煦,则月经正常,易于受孕。尤其是经前前半期,即排卵后的5~7天,阳长迅速至重阳,继则维持阳长至月经来潮。黄体功能不全性月经不调、不孕症,临床表现为:月经不调(月经先期、月经后期、月经过多、月经过少、经期延长、经前漏红),腰酸怕冷,经前乳胀,心烦易怒等,尤其是经前漏红,是黄体功能不全最主要的月经不调症状。临床上自然月经周期排卵后起,服12~14天,月经来潮停服。人工授精患者,人授后起服12~14天,若行胚胎移植,常在胚胎移植前一周起服至移植后14天。

经前期肾阳偏虚,则不能舒发肝气,肝气郁滞,气郁化火,肾阳不足,不能振奋心阳,心肝气郁,或心肝火旺,温补肾阳,镇心疏肝,心肾相交,方能使心(脑)-肾-子宫轴阴阳平衡。前期团队经过大量的临床研究提示,补肾助孕方能使阳长至重,心肾相交:改善临床症状,提高黄体中期孕激素水平,降低泌乳素水平,双向调节雌二醇水平,增加子宫卵巢动脉灌注量,降低子宫卵巢动脉阻力,改善子宫内膜容受性,提高黄体功能,调整月经周期,明显提高临床妊娠率。

（3）温经止痛方

【组成】肉桂（后下）5g、鹿角片（先煎）10g、艾叶 10g、制香附 10g、葛根 20g、小茴香 10g、怀山药 15g、紫丹参 10g、三棱 10g、莪术 10g 等 12 味药组成。

【功效】温补肾阳，化瘀通络，宁心止痛。

【方解】方中肉桂能补火助阳，引火归原，温经通脉，散寒止痛，鹿角片补肾阳，散瘀血，二药合用，温补肾阳，温通经脉，散寒止痛共为君药；怀山药等性平润，补肾益精，健脾益气，增强君药补益功效外，又能使之温而不燥，补而不滞，共为臣药；丹参一味功同四物，活血调经，祛瘀止痛，且药性微寒，复能牵制君药温燥之弊，与破血行气，消积止痛之三棱、莪术合用，更能破血化瘀，通经消积止痛，共为佐药；香附疏肝解郁，调经止痛；艾叶性温，能散寒止痛，暖宫助孕，与肉桂、香附等相配，散寒止痛，养血调经；小茴香能温肾暖肝，行气止痛，与怀山药等相伍，治肾虚腰酸，经行少腹冷痛；葛根解肌生津，通经活络，与香附、艾叶、小茴香共为使药，以助理气散寒，通经止痛之效。"诸痛痒疮，皆属于心"，疼痛而致心气逆乱，肝气郁结，反之，心肝气机逆乱，不通则痛。丹参通心脉，香附舒心肝之气。诸药配合，寒温并用，补散同行，共奏温补肾阳、化瘀通络、宁心止痛之效。

【适应证】①黄体功能不全性痛经：经期或行经前后小腹疼痛、畏寒肢冷、得热则舒、腰膝酸软、经行不畅夹有血块者，舌质暗或偏红，边有瘀斑、瘀点，脉弦细或沉涩。②子宫腺肌病或子宫肌瘤：经前或行经时小腹疼痛剧烈，经量或多或少，色紫黑，有血块，甚至夹有烂肉样血块，脉象弦，舌质边紫。③盆腔炎腹痛较为明显者：可见经行量少不畅，色紫黑，有血块，平常少腹刺痛，腰酸，带下不多，头昏头疼，烦躁寐差，舌质边有瘀紫者。

【临证加减】若痛经剧烈，加乳香、没药；若小腹寒冷明显，加附片、桂枝、炙黄芪；若恶心呕吐明显，以致不能进食，加陈皮、佛手片；若经量过多，加蒲黄、三七粉；若经量过少，加川牛膝、桃仁、红花；若腰酸明显，加杜仲、寄生、狗脊；若神疲乏力，小腹作坠，大便或溏，加白术、党参、木香。

【临床体会】痛经的用药目的在于控制疼痛，根据现代医药的研究，疼痛的发生与血中前列腺素的增高有关。由于血内含前列腺素的水平增高，刺激子宫肌层产生痉挛性收缩，导致痛经的产生。痛经与子宫血流不畅也有关。此外，近年来研究发现，血小板活化因子（PAF）和脂氧素 A4（LXA4）与痛经亦相关。PAF 是一种具有广泛生物效应的多功能磷脂递质,能够促进血小板聚集、释放,使血液黏稠度升高,导致血栓形成、机体微循环障碍,研究表明血瘀型痛经患者体内血清 PAF 水平较正常者明显升高;另外,PAF 还被认为是炎性疾病的一个"效应通路",可介导血小板和中性粒细胞产生炎症效应,趋化炎症细胞聚集、浸润,释放多种炎症介质。与 PAF 的炎症效应相反,LXA4 被称为炎症反应的"刹车信号",它是一种内源性的炎症消退介质,对多种炎性细胞和炎症因子起到负调节作用,具有抗炎、抗纤维化、抗血管生成,以及提高因炎症反应导致的疼痛阈值等作用。通过观察温经止痛方对 PAF、LXA4 水平的影响,服药后对血中 PAF、LXA4 含量进行测定发现,服药后 PAF 明显降低,LXA4 明显上升,具有显著性差异,说明服用本方治疗后能抑制 PAF 释放,上调炎症消退因子,从而促进微动脉血流恢复,改善局部微循环,从而缓解疼痛。经前期阳长为主,阳长至重,则胞宫温煦,行经受孕均正常。痛经在临床上大多属于肾阳偏虚,寒瘀阻滞,心肝气郁所致的疾病。肾阳偏虚,瘀血内阻;肾阳偏虚,易感外寒,寒凝血瘀,均致阳虚血瘀,不通则痛。"诸痛痒疮,皆属于心",疼痛则心气逆乱,肝气不舒,则见心烦易怒,甚则夜不能寐。故痛经以肾阳偏虚为本,寒凝血瘀、心肝气郁为标,治疗当温阳化瘀,宁心止痛。标本兼顾,心肾同调,且从排卵后开始服药,方使阳长至重,寒瘀得化,心肝气畅,疼痛乃止。临床见经行便溏,或经前浮肿者,为脾运不健,可加炒党参、炒白术、炮姜、炒薏苡仁等健脾助运之品。若经行肛门作坠明显,则有阳气下陷之象,可加川桂枝、炙黄芪温阳托陷;若血块较多,小腹刺痛明显,可加地鳖虫、地龙等虫类药,加强破血化瘀之力。若烦躁易怒、甚则夜不能寐者,加青龙齿、莲子心以镇心安神。

(4)益肾安胎方

【组成】续断 15g、菟丝子 15g、槲寄生 15g、苎麻根 20g、紫苏梗 10g、阿胶珠(烊化)10g、炒白芍 10g、炒白术 10g、炒黄芩 10g、怀山药 15g、炒党参 15g、莲子心 5g、酸枣仁 20g、紫丹参 10g。

【功效】补肾健脾宁心,养血和血安胎。

【方解】方中包含寿胎丸(川续断、菟丝子、槲寄生、阿胶)补肝肾养精血而固冲任,川续断甘温助阳,补益肝肾,调理冲任,有固本安胎之功,《本草经疏》云:"为治胎产、续绝伤、补不足、疗金疮、理腰肾之要药也。"菟丝子补益肝肾,常用治肾虚胎元不固,为平补之药。槲寄生祛风湿、补肝肾、安胎,养血而固冲任;阿胶为血肉有情之品,甘平质润,为补血要药,亦为止血要药,此四味药同用,补肝肾气血而安胎,以达到补肾治本的目的。白芍养血和血、柔肝敛阴;丹参甘温质润,长于补血,为补血之圣药,与阿胶珠合用养血、止血,取寿胎丸之意,共奏补肾养血之功。以苎麻根、黄芩清热安胎,引上炎之火下行,使心肾相交;再以白术、山药、党参补气健脾,紫苏梗行气安胎。酸枣仁、莲子心与诸药合用,补肾养血,宁心安神。心肾同治,心肾相交,精血充沛,心神安宁。全方共奏补肾健脾宁心,养血和血安胎之功。

【适应证】脾肾不足,血虚气弱,孕后胎元不固,表现为阴道少量流血,或神情紧张,或伴有小腹隐痛、腰酸。

【临证加减】若腰腿酸软明显、小便频数,增加菟丝子用量;若胃脘痞胀、纳差、呕恶,去阿胶,加陈皮、佛手、炒谷芽;若腹胀矢气、大便偏溏,加煨木香、砂仁;若心烦失眠、舌质偏红,加五味子、炒枣仁、钩藤;若神疲乏力、短气懒言,加党参、黄芪;若痰湿偏盛、呕吐黏痰甚多、舌苔白腻,加陈皮、姜半夏、云茯苓。

【临床体会】胎漏、胎动不安,特别是滑胎,现代医学称之为习惯性流产,责之肾虚,故补肾安胎是主要的治疗方法。代表方剂为寿胎丸,出自《医学衷中参西录》张锡纯的方子。肾虚者,火不生土,久则必然影响脾胃;胞胎者,系于肾,亦系于脾胃,特别是滑胎,必然涉及肾与脾胃,因而临床强调脾肾合治。安胎的另一代表方剂是泰山磐石散,系《景岳全书》之方,药用人参、黄芪、当归、续断、黄芩、川芎、白芍、熟地黄、白术、炙甘草、砂仁、糯米等药。本方着重在中焦脾胃气血。前人在治疗胎漏、胎动不安、滑胎时,着重在于补肾健脾,益气养血。现代社会生活压力加大,工作节奏加快,女性常情志不遂,孕后阴血下聚养胎,心失所养,常见心烦失眠,甚则焦虑不安等心神失养症状,故补肾健脾之余,加入宁心安神之品,心肾同治,往往疗效更著。

(5)化瘀通管方

【组成】宣红花10g、炒当归10g、大川芎10g、路路通10g、川桂枝10g、川牛膝10g、炒苍术10g、川黄柏10g、炒薏仁20g、云茯苓10g等12味药组成。

【功效】活血祛瘀,温阳通络。

【方解】本方又名"通管汤"。方中红花辛散温通,活血通经,通利血脉,为活血祛瘀、通经止痛之要药,与当归、川芎相须为用,共为君药;当归甘温质润,辛行温通,补血活血;川芎"下调经水,中开郁结",辛散温通,既能活血化瘀,又能行气止痛,为"血中之气药"。三药合用,共奏活血祛瘀之功。桂枝通阳扶卫,有温通经脉之效,既能温散血中之寒凝,又能宣导活血药物,以增强方中红花、当归、川芎之化瘀之效;且桂枝甘温,既可温扶脾阳以助运水,又可温肾阳,逐寒邪而祛水湿、痰饮之邪。路路通"大能通十二经脉",能疏理肝气,通经化瘀。与桂枝同用,共为臣药,温阳通络之功显著;牛膝"走而能补,性善下行",活血祛瘀力较强,长于活血通经,且其祛瘀作用有疏利降泄的特点,又能补肝肾。苍术苦温,能燥湿以祛湿浊,辛香健脾以和脾胃,长于祛湿。黄柏清热燥湿,善清下焦之湿热,入肾经,善泻相火,与苍术合用,即"二妙"之义,有清泻下焦湿热之功。薏苡仁淡渗甘补,既能利水消肿,又能健脾补中,舒经除痹。茯苓味甘而淡,甘则能补,淡则能渗,药性平和,既可祛邪,又可扶正,善入脾经,能健脾补中,可益心脾,宁心安神。与薏苡仁合用,健脾补中以助运化。诸药合用,共奏活血祛瘀,温阳通络之功。

【适应证】①输卵管阻塞性不孕:婚久不孕,经量偏少,或经量偏多,或淋漓不净,色紫暗,有血块,伴经行小腹胀痛,或腰酸,平素带下量偏多,质黏或有异味,或胸闷心烦,精神抑郁,或虽无明显症状,但输卵管一侧或两侧增粗,通而不畅,或伴经间期少腹胀痛,舌质紫暗,苔白偏腻,脉涩或濡。②输卵管积水:平素小腹胀痛或隐痛,腰酸,带下量偏多,质稀或质黏,可有臭味,经间期少腹刺痛,或虽症状不多,但输卵管一侧或两侧扩张增粗,舌质紫,苔白润,脉濡。

【临证加减】若经间排卵期疼痛剧烈,加五灵脂、蒲黄;月经量多者,加茜草炭、大小蓟;若月经量少,加泽兰叶、益母草、香附;若经行小腹坠痛明显,加丹参、黄芪、艾叶;若少腹持续隐痛,加延胡索、琥珀;若烦躁失眠,加合欢皮、酸枣仁、钩藤;若纳差,胃脘不适,大便偏软,加木香、陈皮、白术。

【临床体会】输卵管阻塞引起的梗阻性不孕,多继发于炎症如急慢性输卵管炎、急慢性盆腔炎,其病变的特点是病程长、疗程长,炎症反复发作、劳累之后易复发。由于炎症的阻塞及局部组织增厚增粗,常伴疼痛,湿热毒邪残留于冲任、胞宫,与气血搏结,聚结成瘀,故中医学将其称作"瘀滞证"。因此,本病以瘀滞为主,重在化瘀通络,以单纯的内服药为第一步,药用当归、赤白芍、牛膝、丹参、川芎、路路通、桃仁、益母草,瘀滞尤为明显者可加入三棱、莪术、乳香、没药、皂角刺等。同时适当加入一些清热利湿之品,对于祛除余邪有积极的作用,常用的有苍术、黄柏、薏苡仁等,如湿热症状重者可加入红藤、败酱草。久病伤阳,正气渐虚,瘀血湿浊皆为阴邪,耗损阳气,而致肾阳肾气不足,故温阳扶正须贯穿于治疗的始终,但不可用大辛大热之品,一则耗伤阴液而致阳气随之受损,二则可助生湿热,邪气更盛,故临床常用温阳通脉的桂枝加健脾利湿的薏苡仁、茯苓、白术等,也常常与补肾调周法结合应用,亦是局部与整体治疗相结合。由于本病的复杂与顽固,内治法与外治法可相结合应用,如保留灌肠,常用桂枝茯苓丸合红藤败酱散,药如桂枝、赤芍、桃仁、牡丹皮、红藤、败酱草、乳香、没药等。

（6）化瘀消癥方

【组成】川桂枝 10g、紫石英（先煎）10g、荆三棱 10g、醋莪术 10g、土鳖虫 10g、蜀羊泉 20g、皂角刺 15g、炒当归 10g、炒赤芍 10g、熟地黄 10g、川芎 10g、炒党参 15g、云茯苓 10g、炒白术 10g、煅龙齿（先煎）20g 等 18 味药组成。

【功效】温阳化瘀,消癥通络,镇心止痛。

【方解】方中桂枝辛温,温通经脉,助阳化气,散寒止痛。紫石英甘温,温肾暖胞,镇心安神,化瘀软坚,二药合用,温通经脉,温阳化瘀,散结止痛,共为君药;三棱、莪术破血行气,消癥散结,醋炙后倍其祛瘀止痛之效。土鳖虫走血分,破瘀血,通瘀络;皂角刺入气分,攻病所,消肿毒,增强君药化瘀止痛之功,共为臣药;蜀羊泉苦而微寒,清热解毒,赤芍清热凉血,活血祛瘀,牵制君药温燥生火之弊,配以当归、川芎、熟地黄同用,取四物汤之意,起到祛瘀生新,调和气血的作用,共为佐药;"积之成也,正气不足,而后邪气距之",党参补中益气,养血生津;茯苓滋阴养心,健脾利湿;白术益气补脾,和中益胃,三药相伍,以防化瘀散结之力过而耗伤正气。煅龙齿主归心、肝经,镇惊安神,清热除烦,与紫石英、茯苓合用,旨在益肾镇心,调神养心,心脉得通,肝气得行,癥结乃消,与参、苓、术共为使药。诸药配合,寒温并用,育补于散,瘀新同调扶正祛邪,共奏温阳化瘀、消癥通络、镇心止痛之效。

【适应证】①子宫内膜异位症:经前或经期小腹疼痛,拒按,经量或多或少,色暗有块,下腹结块,形寒肢冷,腰膝酸软,面色晦暗,舌淡暗或有瘀点、瘀斑,苔白,脉沉涩。②卵巢良性肿瘤或卵巢子宫内膜异位症:胞中结块,触之有形,小腹胀满,月经先后不定,经色紫暗有块,经行腹痛较剧,胸闷不舒,面色晦暗,舌紫暗或淡暗,或有瘀斑,脉沉弦涩。③子宫腺肌病或子宫肌瘤:经前或经期小腹胀痛或刺痛,拒按,甚或前后阴坠胀欲便,经量或多或少,或经期延长,经色暗有紫块,块下而痛稍减,舌紫暗或有瘀点、瘀斑,脉弦涩。

【临证加减】若腹部冷痛难忍,加入艾叶、小茴香、干姜;若下腹疼痛有灼热感,加入炒苍术、黄柏、香附;若痛甚伴恶心呕吐,加入半夏、陈皮;若经量多夹有血块,酌入炒蒲黄、五灵脂;若经行淋漓不尽,加入茜草、仙鹤草、地榆;若腰酸腰痛,加入续断、杜仲、寄生;若腹泻便溏,加入肉豆蔻、炮姜、炒苍术。

【临床体会】子宫内膜异位症(endometriosis,EMs)是一种以性激素失衡的慢性炎症过程为特征的临床综合征,是导致痛经、慢性盆腔疼痛和不孕症的主要因素。EMs 因具有恶性肿瘤特征又被称作"良性癌",流行病学研究表明非典型子宫内膜异位症为卵巢癌的前驱病变,且可作为内分泌癌、乳腺癌和子宫内膜癌等多种卵巢外恶性肿瘤的危险因素,因此值得患者重点关注并长期随访治疗。本病的治疗机制主要包括降低炎性反应、调整雌激素分泌和抑制增生组织细胞及血管的生成生长等,其根本目的在于控制病灶的生长、复发及改善痛经。近年的药理研究提示,桂枝、茯苓所含的类黄酮醇类、甾体类化合物等活性物质,可参与控制血管增生、消炎代谢等复杂网络的构成,且桂枝中含有的桂皮醛和肉桂酸为重要的抗肿瘤组分;三棱 - 莪术为临床常用的药对,均具有抗癌、抗炎、镇痛、抗氧化、抗纤维化等作用,可通过调控病灶的细胞自噬,有效抑制异位内膜生长侵袭、血管生成、氧化应激和炎症反应,最终促进异位灶凋亡;而以豆甾醇、β- 谷甾醇、洋川芎内酯 A 为活性成分代表的当归和川芎,能与子宫内膜异位症的多种疾病靶点对接成功,其药理作用涉及细胞凋亡、血管生成、癌症、黏附、细胞周期、炎症及激素调节等诸多方面。且土鳖虫、皂角刺、蜀羊泉、赤芍等药均具有抗肿瘤、消炎之效。中医认为,子宫内膜异位症的发生,或因妇人胎产过度损伤元气,或因金创刀伤损及阳气,再有起居失调导致的肾阳虚损。阳虚失于温煦,则体内寒湿瘀血难化,久停胞中,凝于脉络,故其痛缠绵,症候多端。且妇人常为琐事所困,情志若不能及时疏导,则夜寐难安,心烦焦躁,肝郁难解,而诸痛更甚,此时则有上热下寒之虞,心肾不交之患。故本病证核心病机可概括为肾阳虚血瘀,挟有心肝气郁,治疗当以温阳化瘀,镇心止痛为大法,扶正祛邪,心肾交合,并结合调周理论,经后期阴长阳消时加用破血逐瘀生新之品,寓散于补;经前期重用温阳散瘀通络之品,方能在行经期泄浊排瘀,如此序贯,调和阴阳,温肾养心,化瘀缓痛。临床见经行便溏,腹胀腹泻者,为脾虚失健,可去熟地黄,加肉豆蔻、山药、炮姜等健脾温中之品;若腹痛剧烈难忍,为经络气滞、不通则痛之征,加延胡索、川楝子以加强行气止痛之功;若经量如崩,血块较多,或经行淋漓不尽,加五灵脂、炒蒲黄、茜草炭等化瘀止血之品;若心中焦躁,彻夜难眠,加焦栀子、钩藤、酸枣仁以清心安神。

（7）补肾化痰活血方

【组成】熟地黄 10g、云茯苓 10g、制苍术 10g、法半夏 10g、炒赤芍 10g、紫丹参 10g、大川芎 6g、制香附 10g、紫石英（先煎）10g、煅龙齿（先煎）20g 等 14 味组成。

【功效】滋阴补肾、化痰活血。

【方解】本方也称"补肾活血方"。方中熟地黄为君,甘温质润,滋补肾阴,填精补虚,为养阴生血之妙药。茯苓利湿健脾,苍术燥湿健脾,一升一降,以杜痰源,痰浊乃化;半夏化痰和胃,主攻寒痰,力于祛除体内痰邪,共为臣药。川芎血中气药,香窜辛散,理气活血;赤芍味苦性凉,可清热凉血,活血散瘀;丹参一味,功同四物,味苦性微寒,可化瘀通经,以增强活血之效,川芎、赤芍、丹参养血调经、活血化瘀共为使药。佐以紫石英味甘性温,为暖宫助孕之要药,补肾温阳、暖宫散寒以推动气血,助化痰湿,亦有"阳中求阴""滋阴不忘阳"之意。制香附理气行滞,疏肝宽中,能解郁痰,与苍术相配,取苍附导痰之意,开痰散结,以助气血充盛,补而不滞。"欲补肾者先宁心,心宁则肾自实",煅龙齿宁心安神,与熟地黄相伍,交通心肾。此方之设,补肾宁心以治其本,化痰活血以治其标,标本兼治,故能调经助孕种子。

【适应证】用于肾阴偏虚、痰瘀互结的多囊卵巢综合征不孕症,症见月经后期甚至闭经,或月经量少,或崩漏不止,腰膝酸软,胸胁满闷,乏力,畏寒,口腻痰多,大便溏薄,多毛,项背部及阴唇等处皮肤灰褐色色素沉着。舌质暗红或淡暗,夹有瘀点或紫气,舌体胖大或有齿痕,苔薄白或白腻,脉沉细或细弦或细滑。

【临证加减】若腹胀矢气、大便溏薄,去熟地黄,加炒党参、炒白术、广陈皮;若急躁易怒、夜寐欠安,加双钩藤、酸枣仁、莲子心;若口腻多痰、形体肥胖、多毛明显,加制南星、皂角刺、石菖蒲;若焦虑抑郁、乳胀乳痛,加牡丹皮、广郁金、生麦芽;若腰酸明显,加杜仲、川续断。

【临床体会】多囊卵巢综合征(polycystic ovary syndrome,PCOS)是女性最常见的生殖及代谢障碍性疾病之一,也是育龄期女性不孕的主要原因之一。44%~70%的患者合并胰岛素抵抗(insulin resistance,IR),IR被认为是PCOS病理生理改变的核心环节之一。全身及局部IR不仅会促进PCOS雄激素分泌,阻碍卵泡发育导致不孕,在辅助生殖技术(assisted reproductive technology,ART)过程中还会导致"高排卵率、低妊娠率、高流产率"的结局,明显增加子宫内膜疾病、糖脂代谢紊乱及心血管疾病等远期风险的发生。研究表明,PCOS卵巢局部的IR,引起游离脂肪酸的分泌增加,进而刺激胰岛β细胞分泌更多的胰岛素,形成高胰岛素血症,并逐步发展为胰岛素抵抗。子宫内膜是胰岛素的重要靶器官之一,PCOS子宫内膜上皮细胞胰岛素受体水平显著升高,进而影响子宫内膜腺体组织的成熟,降低子宫内膜容受性。同时IR可直接影响子宫内膜血管生成,进而阻碍子宫内膜蜕膜化进程,进一步降低子宫内膜容受性。通过补肾化痰活血方治疗PCOS-IR不孕症的临床随机对照试验发现,中药干预后能明显降低PCOS患者的胰岛素抵抗指数,改善黄体中期子宫内膜厚度及血流分型,增加子宫内膜容积及内膜下血流灌注,改善子宫内膜容受性,提高临床妊娠率、降低胚胎停育率。

PCOS患者多表现为月经失调或不孕,与肾阴阳失调、气血紊乱导致痰瘀作祟有关。PCOS-IR不孕症的基本病机是肾阴偏虚、痰瘀互结,滋阴补肾、化痰活血是治疗的根本大法。肾阴亏虚,癸水不足,不能滋养精卵、荣养子宫内膜,则致胎孕难成;阴虚日久,势必及阳,阳虚导致痰湿停聚,阻滞冲任、胞宫,则致月经后期甚或停闭;痰湿停聚,脂膜壅塞,则致形体肥胖;痰浊蕴阻胞脉,血行不畅而成瘀,痰瘀互阻,胶结成癥,包膜增厚,卵子难以排出,则致卵巢多囊样改变及增大。《慎斋遗书》:"欲补肾者先宁心,心宁则肾自实",在治疗上注重心肾相交,只有心肾阴阳交合方可推动阴阳消长转化运动,从而促进月经周期的顺利转化。多用莲子心、钩藤、黄连等降火除烦、宁心安神;伴心烦寐差者常加煅龙骨、酸枣仁。按此方滋肾阴温肾阳、化痰湿活血络、养心血镇心神,心肾一体而共调,顾护心肾之阴阳平衡,调控胞宫血海如期涨盈。

【外治方】

化瘀止痛方

【组成】净红藤 20g、败酱草 20g、炙乳香 10g、炙没药 10g、大虎杖 15g、炒薏苡仁 20g、皂角刺 20g、大川芎 10g、凤仙透骨草 30g、川桂枝 10g 等组成。

【功效】清热化瘀,行气止痛。

【方解】化瘀止痛方(灌肠),又名"炎痛停"。方中红藤入大肠、肝经,清热解毒,活血止痛,善散肠中瘀滞;败酱草清热解毒,祛瘀止痛,《本草纲目》云"败酱,善排脓破血,故仲景治痈及古方妇人科皆用之",二药合用,共为君药,共奏清热活血止痛之功。乳香、没药活血行气止痛,善治血瘀气滞之痛证,二药辛散走窜,味苦通泄,既入血分,又入气分,能行血中气滞,化瘀止痛,可用于一切气滞血瘀之痛证。虎杖清热解毒、散瘀止痛,与乳没同用,加强活血化瘀止痛之功。炒薏苡仁性凉而清热,利水渗湿,清肺肠之热,排脓消痈。皂角刺消肿排脓,川芎活血行气,祛风止痛,活血兼能行气,凤仙透骨草活血止痛,与乳没同用,善治瘀肿疼痛。桂枝辛散温通,温通经脉,散寒止痛,既能温散血中之寒凝,又可宣导活血药物,以增强化瘀止痛之效。诸药同用,共奏清热化瘀、行气止痛之功。

【适应证】①症见:腰酸,下腹疼痛,少腹一侧或两侧隐隐作痛,劳累则加剧,卧则疼痛不佳,或伴带下较多,色黄白,质黏稠,或伴发热、神疲乏力,舌质暗红,苔薄黄或黄微腻,脉弦。②输卵管通而不畅、阻塞:可见两侧少腹胀痛,腹胀矢气,带下黄白较多,大便不畅,舌质淡暗,苔黄白腻,脉细弦。

【临证加减】若疼痛较甚、有包块,加三棱、莪术;若寒痛甚,加小茴香、吴茱萸;若瘀滞化热、小便黄赤,加土茯苓、龙胆草;若热甚,加黄柏、黄连;若腰酸、小便频数,加杜仲、狗脊、菟丝子;若腹胀矢气、大便溏泄,加木香、炒白术、炒苍术。

【临床体会】急性盆腔炎、盆腔炎性疾病后遗症、子宫内膜异位症(子宫腺肌病)合并盆腔炎均可用化瘀止痛方灌肠治疗。急性盆腔炎主要是湿浊与热毒相搏结,当其热毒炽盛,尚未腐化气血成脓之时,当以清热解毒为主。当急性盆腔炎治疗好转后,当体质下降,往往反复发作,病邪多以血瘀湿热为主,病理特点是"瘀、滞、湿、热、虚"多因交织,有瘀便有滞,形成癥瘕包块,或者由于气滞、气虚而加重血瘀,气机不畅,湿邪困阻,而形成虚实夹杂,湿瘀交织等证,症状复杂,病程缠绵,治疗必条分缕析,抽丝剥茧,逐步恢复气机升降、祛瘀化湿为治。另外该病病程漫长,常易反复,久治不愈,往往正气已虚,湿、热、瘀余邪未清,故在临证时,常需口服加灌肠,内外合治,并结合心理疏导,方可收获良效。还应兼顾疏肝健脾,心理疏导,所以前人有用逍遥散治疗慢性盆腔炎的报道。

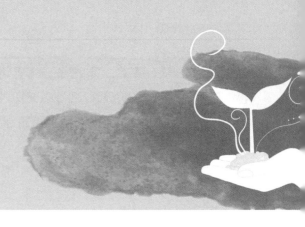

临床篇

第一节　黄体功能不全性不孕

（一）概述

黄体功能不全（luteal phase defect，LPD）指卵巢排卵后黄体发育不良，或过早退化，分泌孕酮不足，导致子宫内膜分泌反应性降低，临床以内膜发育与胚胎发育不同步为主要特征，与异常子宫出血、不孕及早期流产关系密切。临床主要表现为月经周期缩短，经前点滴漏红、经期延长等。在自然卵巢周期中，育龄女性发生黄体功能不全的概率为 3%~10%；在促排卵周期中发生率明显升高，约为 12%~20%；

在辅助生殖技术超促排卵周期中，几乎都存在黄体功能不全。截至目前，黄体功能不全的病因尚不完全清楚，现代研究表明，黄体功能不全与女性下丘脑 - 垂体 - 卵巢轴（hypothalamic-pituitary-ovarian axis，HPO）功能紊乱后卵泡及黄体发育异常密切相关。

现代妇科内分泌学认为 HPO 轴是调控女性生殖内分泌功能的核心。下丘脑处在 HPO 轴的最上游，分泌促性腺激素释放激素（gonadotropin releasing hormone，GnRH），并通过调节垂体分泌卵泡刺激素（follicle stimulating hormone，FSH）和黄体生成素（luteinizing hormone，LH）来调节卵巢内卵泡的生长、发育、排出及黄体的形成，卵泡和黄体分泌的性激素也通过正、负反馈机制双向调节下丘脑及垂体的功能。研究发现：①卵泡期 FSH 不足，卵泡发育缓慢，雌激素分泌不足,使得卵巢对垂体及下丘脑正反馈不足;②LH脉冲峰值不高及排卵峰后LH低脉冲缺陷,可导致黄体发育不全,孕激素分泌减少;③卵巢卵泡发育不良,排卵后颗粒细胞黄素化不良,孕激素分泌减少;④在促排卵周期中,排卵后产生大量的雌激素,雌激素/孕酮比例失调,过量的雌激素抑制垂体分泌LH,从而导致黄体功能不全;⑤其他生理因素如初潮、分娩后、绝经过渡期等,由于HPO轴的紊乱,也可导致黄体功能不全的发生。

目前关于黄体功能不全性不孕症的诊断及治疗临床尚无统一标准,较为常用的诊断方法包括:BBT监测、黄体中期孕酮水平测定以及子宫内膜活检的病理检测。其中BBT监测主要表现为:高温相上升缓慢、高温相下降缓慢、高温相上升下降均缓慢、高温相偏低、高温相缩短及高温相不稳定。黄体中期孕酮水平测定:排卵后第5、7、9天的同一时间检测孕酮水平,孕酮的平均值未达到48nmol/L(或<15ng/mL)。子宫内膜活检:于月经来潮前1~3天或月经来潮12小时之内进行子宫内膜活检,子宫内膜组织学变化和活检时月经周期天数应有的变化相差2天以上。治疗上现代医学主要给予黄体期补充孕酮、人绒毛膜促性腺激素、雌激素等黄体支持治疗,但是仍然存在"高排卵低妊娠"且停药后容易反复,无法从根本上健全黄体功能、降低早期妊娠流产率。

(二)病因病机

中医学虽然无黄体功能不全性不孕症的病名记载,但根据其临床表现的症状及特征,将其归属于"月经不调""不孕""胎漏""胎动不安"等范畴。中医学的治疗原则是审证求因,辨证论治。对于黄体功能不全的中医诊疗,强调需在中医女性生殖节律理论的指导下,调整脏腑、气血、冲任功能,达到调经、助孕、安胎的目的。

心(脑)-肾-子宫轴学说是国医大师夏桂成教授总结出来对调节女性生殖节律具有重大指导意义的理论体系。夏桂成教授认为,月经的本质是心肾交合下阴阳消长转化的过程,肾藏精,主骨生髓;心藏神,主神明;脑为髓海,为元神之府。心脑为神之所藏,精神互依,精能养神,神能驭精,是以心脑神明为驾驭子宫排卵之所在,同时子宫和肾的藏泻信息又可反馈上达于心脑,如此心(脑)、肾、子宫上下协调,连成一体,称心(脑)-肾-子宫生殖轴,简称生殖轴。在心(脑)-肾-子宫生殖轴的反馈作用下,女性生殖节律的阴阳消长转化方能得以维持。

周惠芳教授秉承夏桂成教授学术思想,认为黄体功能不全性不孕症是由肾虚、脾虚、心肝气郁、痰瘀互结等不同因素,导致的心(脑)- 肾 - 子宫轴功能紊乱。黄体功能不全性不孕症对应到月经周期,主要表现为经前期的阳气升发不及,胞宫失煦,难以受孕成胎。经前期阳长至重是心(脑)肾交合下行经期由阳转阴、经后期阴长阳生,经间期重阴转阳的延续。若各种病因导致心(脑)- 肾 - 子宫轴功能紊乱,心(脑)肾主导的阴阳消长异常,或直接影响到经前期的阳长至重,或通过月经的其他时期间接影响到经前期,均可导致经前期阳长受限,发为黄体功能不全性月经不调及不孕症。

1. 肾虚

先天禀赋不足,或房劳多产,或久病大病,或年逾五七,肾气渐亏,气不摄血,冲任失固,则月经先期而来,难以摄精成孕;素体阳虚,或寒气伤肾,阳虚不振,则经前期胞宫失煦,不能成孕;肾阴素虚,或久病伤阴,或天癸乏源,胞宫失养,甚则阴虚生热,热扰冲任,亦导致冲任不固,出现月经先期或经间期出血。该种类型的黄体功能不全性不孕症常见于卵巢储备功能不足的生育期或高龄女性,由于肾阴不足,卵泡期缩短或卵泡发育欠佳,随之引起黄体期的基础体温高温相缩短,此为阴损及阳,阳虚难以维持正常而稳定的黄体功能,因而引起月经不调、不孕或孕后流产。

2. 脾虚

素体脾胃虚弱,或因饮食不节,劳倦过度,或忧思气结,损伤脾气,运化失职,气血津液化生不足,导致卵泡发育欠佳难以受精或内膜菲薄不利于着床;脾阳不振,运化水湿无权,湿浊停聚,躯脂满溢,胞宫胞脉受阻,难以摄精成孕。此类的黄体功能不全性不孕症主要见于多囊卵巢综合征肥胖型患者,表现为胰岛素抵抗,代谢紊乱,卵泡期延长,卵泡发育不良。或多囊卵巢综合征患者促排卵后,多卵泡发育,导致经前期黄体生成不良或黄体萎缩不全。

3. 心肝气郁

古有"嫉妒不孕"之说,日久不孕,盼子心切,思虑太过,暗耗心阴,使心火炽盛于上;或情志不畅,肝气郁滞,肝失疏泄,导致生殖轴运行不畅,气血失调,发为月经不调,胎孕不受。现代社会竞争、压力较大,育龄期女性常常面临着升学、职场及结婚生育的矛盾,不免出现焦虑、抑郁的精神状态;不孕患者常常面对各种助孕方案的选择及助孕失败带来的沮丧和失落感,故心肝气郁常见于精神因素引起的黄体功能不全性不孕症。

4. 痰瘀互结

经行产后,摄生不慎,邪入胞宫成瘀;或寒邪内侵,寒凝血瘀,或情绪抑郁,气滞血瘀,或热灼血瘀或气虚运血无力,因虚致瘀,瘀血阻滞胞宫、冲任导致不孕。表现为经行腹痛、经血中夹有血块、舌质紫暗等血瘀表现。主要见于子宫内膜异位症、盆腔炎性疾病导致的卵泡及黄体发育异常。

黄体功能不全性不孕症的发病因素较多,常常多因交织且病情复杂,如脾肾阳虚,脾肾同病,心肝气郁合并脾虚,痰瘀与气滞兼夹出现,肝郁肾虚等同时并现。

(三)辨证思路

黄体功能不全性不孕症属于临床常见的妇科生殖内分泌疾病,以黄体期缩短、黄体期孕酮分泌不足及黄体期基础体温异常为主要特点。临证除详细了解患者的病史、症状、月经的期、量、色、质,带下性状之外,还要详细收集中医四诊信息;根据"八纲"从阴阳、表里、寒热、虚实这八个方面判断证候的特征,分清主次,辨别真伪,何脏何腑,从而得出宏观辨证的结果;还需要从"心(脑)-肾-子宫轴"主导的女性月经周期气血运动规律及阴阳转换特征进行分析。

1. 从"四诊""八纲""脏腑"进行辨证分析

主要根据全身症状、体征、专科及辅助检查,月经的周期、经期、经量、经色及经质,舌象及脉象等进行综合分析。

(1)肾虚

主要证候:婚久不孕,月经先期或先后不定期,量多或少,色淡暗质稀,头晕耳鸣,腰膝酸软,小便清长,舌质淡,苔薄白,脉沉细。若肾虚偏阳可有月经后期,量少,甚至闭经,带下量多,清稀如水,性欲淡漠等;若肾虚偏阴可有月经色红、质稠,带下量少,阴中干涩,形体消瘦,五心烦热,失眠多梦等。

(2)脾虚

主要证候:婚久不孕,月经先期或后期,或先后不定期,经量偏多,经色淡红,带下量多,色白质黏;形体肥胖,疲倦乏力,口中黏腻,大便溏泻。舌淡胖,边有齿痕,脉细弱。

（3）心肝气郁

主要证候:婚久不孕,月经先后不定期,量或多或少,色暗,有血块,经行腹痛,或经前乳房胀疼,心烦失眠,燥扰不宁,情志抑郁,或烦躁易怒;舌质淡红,苔薄白,脉弦。

（4）痰瘀互结

主要证候:婚久不孕,月经先期或后期,量或多或少,色紫暗,有血块,痛经,平素小腹疼痛,带下量多,质稠,或肛门坠胀不适;舌质紫暗,边有瘀点,苔白腻,脉弦涩。

2. 从"心(脑)-肾-子宫轴"主导的女性月经周期节律进行辨证分析

中医主张"调经种子",夏桂成教授认为调经的关键在于调周以恢复女性正常的月节律,通过调整"心(脑)-肾-子宫轴",促进卵泡发育,改善黄体功能。具体是根据女性月经周期的气血阴阳转化规律,将月经周期分为四期:经后期、经间排卵期、经前期及行经期。

（1）经后期是奠定周期发展的基础时期,生理特点在于阴长阳消,血海充盈,卵泡生长及子宫内膜增生。经后初期,血海空虚,肾阴不断蓄积以补血海,此时肾阴偏虚,将会出现子宫内膜偏薄,带下量少,月经量少等;若肾阴无法上济于心,则心火易动,容易出现心肾不交之症,阴虚无法涵养肝木,容易出现肝火上炎症状,如心烦躁扰、烦躁易怒,入睡困难,甚至夜不能寐等。经后期亦是卵泡生长的关键时期,若此时肾阴不足,阴不制阳,心肝火旺,火热相扰,将会表现为卵泡提前发育,经后期缩短,出现月经先期,经间期出血等临床证候;若经后期肾阴有余,或肾阳偏虚,阳气衰微,不能温化水湿,从而导致痰湿阻滞,将会出现卵泡发育障碍或子宫内膜过厚,回声不均,临床常表现为带下量较多,质黏稠,但不呈锦丝状,月经后期,排卵障碍等。

（2）经间排卵期是月经周期中的一次重要转化期,生理特点是重阴转阳,通过氤氲状态活动排出精卵,排卵后子宫内膜从增生转化为分泌。重阴,经间期经历了经后期的阴液滋长,肾阴癸水已经达到至重(重阴),表现为卵泡成熟,津液水湿充盛,出现锦丝样带下;转阳,经间期排出精卵,重阴下泄,让位于阳,阳气开始升动,表现为 BBT 的迅速上升。若此时重阴不及,卵子发育成熟欠佳,不仅会出现月经周期延长,锦丝样带下量少,还会影响到经前期(黄体期)阳长的顺利进行;或由于痰瘀气滞蕴阻冲任、胞宫、胞络,会出现卵巢多囊样改变、排卵障碍及排卵期子宫内膜增厚,回声不均等。

(3)经前期是经间期重阴转阳的延续,生理特点是阳长阴消,阳长温煦胞宫以化物,黄体形成及子宫内膜处于分泌期。经前期血海充盈,冲任气血较为旺盛,脾肾阳气温煦子宫,清除胞宫中多余的瘀浊水液,为排经及受孕做好准备。若此时脾肾阳虚,将会出现 BBT 高温相偏低,或呈缓慢下降,经前泄泻、腹痛等;若阳盛引动心肝气火,则会出现经前乳房胀痛、经前漏红、烦躁、失眠、经行吐衄、发热等;若合并有痰瘀阻滞,将会出现经前腹痛等。

(4)行经期是新旧交替的时期,生理特点是重阳转阴,胞宫以排泄经血为第一要务。若此时重阳不足,脾肾阳气未达到"重"的水平,阳转阴不利,将会出现经水不利、经行腹痛等;或由于肾阴虚,"重阴"不及,影响到经前期的"重阳",会出现经水下泄不畅,表现为月经涩少、月经先期及经期延长;或由于痰瘀气滞,阻碍气血运行,经血下泄受阻,会出现月经先后不定期、月经量少或多或痛经等问题。

(四)临证治要

1."调经、种子、安胎"分期辨治黄体功能不全性不孕症

针对以上对黄体功能不全性不孕症的病机认识,纠正病机,调复"心(脑)-肾-子宫轴"以恢复女性正常月节律是治疗黄体功能不全性不孕症的基本治法。《宋氏妇科秘书》曰:"妇人之道,始于求子。求子之法,莫先调经",蕴含了种子之前先调经,经调之后再种子的中医药治疗不孕症特色。黄体功能不全性不孕症妊娠后早期流产的发生率较高,故在调经、种子的基础上建议对黄体功能不全性不孕症患者孕后进行预防性安胎治疗。临证时根据月经情况及是否妊娠,将黄体功能不全性不孕症的治疗分为调经、种子、安胎3个阶段(调经阶段嘱患者工具避孕)。这3个阶段的治疗除了要根据辨证论治,还要结合女性所处的不同月经周期阶段进行变换加减。

(1)肾虚

主要治法为补肾调周,佐以健脾养心。

调经阶段。经后期初期予以滋肾填精,养心安神,方用"养心奠基方"(炙鳖甲、炙龟甲、熟地黄、酒萸肉、怀山药、牡丹皮、炒白芍、茯苓、酸枣仁等)。经

后末期,彩超提示有优势卵泡发育,此时阴长阳气萌发、气血波动,酌情加入巴戟天、川芎、红花、赤芍助阳活血,促进卵泡发育。经间期,优势卵泡成熟即将排卵,此时重阴转阳,气血运动活跃,应温肾活血,协助优势卵泡排出,方选补肾促排汤加减(鹿角片、淫羊藿、菟丝子、熟地黄、怀山药、川桂枝、紫丹参、赤芍、柏子仁、路路通等)。经前期,卵子已排出,此时阳长阴消,气血运动相对较为活跃,给予"补肾助孕方"加减(鹿角片、菟丝子、紫石英、党参、炒白术、茯苓、炒赤芍、炙甘草、当归、醋柴胡)温补肾阳,理气活血,疏肝解郁以促进气血运动及痰浊瘀血的消除。行经期给予活血化瘀,引血下行的五味调经散加减(当归、川芎、五灵脂、艾叶、益母草、丹参、赤芍、川牛膝、红花)。

种子阶段。经后期、经间期用药同调经阶段,促进卵泡发育、成熟、排卵及子宫内膜生长。经前期的用药有所区别,给予"补肾助孕方"以促进阳长阴消,温肾助孕。行经期无特殊不适暂不予处理。

安胎阶段。胎元稳固有赖于肾气载胎,气血养胎、心肾交合。黄体功能不全性不孕症患者肾阳虚,肾气受损,载胎无力而下堕,且妊娠后气血下聚养胎,心血相对不足,心火易亢,无法下交于肾,心肾不交,胞宫失藏,故易于发生胎漏、胎动不安。周惠芳教授提倡对黄体功能不全的患者妊娠后进行早期安胎治疗,补肾固冲,宁心安胎,防止早期流产的发生。自拟"益肾安胎方"。临证时,若合并有妊娠后宫腔积液可加仙鹤草、藕节炭、炒地榆凉血止血;夜尿频多可加金樱子、芡实固精缩尿。

(2)脾虚

主要治法为健脾益气,佐以益肾化痰。

调经阶段。经后期初期以健脾养血为主,用健脾滋阴汤(党参、炒白术、茯苓、怀山药、山萸肉、熟地黄、广木香、炒白芍、砂仁、莲子肉)加金樱子、陈皮,顺应经后期阴长之规律,健脾养血而不生燥热。若卵泡开始发育,可稍加助阳之品,如巴戟天、盐杜仲、菟丝子;经间期给予补肾促排卵汤加炒苍术、制香附、皂角刺、陈皮、车前子以温肾活血、通络祛痰化脂来促进优势卵泡排出;经前期以健脾益肾化痰、调理气血为主,用"补肾助孕方"合温土毓麟珠(巴戟天、覆盆子、炒白术、党参、炒山药、神曲)加姜半夏、制南星、化橘红、芡实、陈皮,脾肾双补,温阳化痰,以助阳气消除过多的痰脂水湿。行经期给予桂枝茯苓丸加减(桂枝、茯苓、牡丹皮、赤芍、桃仁)加车前子、羌活、五灵脂、土鳖虫、川芎、益母草等活血逐瘀之品,因势利导,逐瘀涤痰。

种子阶段。若属于脾虚痰滞的多囊卵巢综合征患者,在纠正高胰岛素血症、高雄激素血症之后,可在彩超检测下给予来曲唑 + 尿促性素促排治疗。中药治疗方面经后期、经间期用药同调经阶段,促进卵泡发育、排卵及子宫内膜生长。经前期给予"补肾助孕方"加炒苍术、炒白术、制香附、陈皮、菟丝子以促进阳长阴消,消除痰瘀,温肾助孕。行经期无特殊不适暂不予处理。

安胎阶段。李东垣有言"内伤脾胃,百病由生"。女性以冲任为本,"冲为血海""任主胞胎",冲脉属阳明,任脉系太阴。若脾胃功能失调,气血化源不足,必然影响冲任二脉。由此可见脾胃功能在安胎过程中发挥着重要作用。周惠芳教授在治疗脾虚性黄体功能不全时,选择"益肾安胎方"合胎元饮(炒党参、炒白术、炙甘草、熟地黄、炒当归、炒白芍、盐杜仲、陈皮)加炙黄芪、川续断、桑寄生,健固后天之脾与先天之肾,起到固养胞胎的作用。若脾虚伴有恶心呕吐可加姜竹茹、炒谷芽和胃降逆止呕。

(3)心肝气郁

主要治法为疏肝宁心,佐以益肾调经。

调经阶段。经后期以养肝柔肝为主,滋水以涵肝木,临床选择"养心奠基方"合滋肾生肝饮(紫丹参、炒赤芍、怀山药、熟地黄、川续断、菟丝子、炒柴胡、炒丹皮、云茯苓、合欢皮)加紫贝齿、夜交藤以补养肝阴,宁心安神,提高阴长水平、促进卵泡发育。经间期给予远志菖蒲饮(炙远志、炙菖蒲、紫丹参、炒赤芍、炒白芍、合欢皮、广郁金、云茯苓、云茯神、大川芎、续断、炒荆芥)以疏解心肝之郁,促进排卵。在服药同时,给予患者心理疏导,缓解紧张情绪,以安定心神,舒畅心情。经前期以温肾舒郁为主,给予"补肾助孕方"合七制香附丸(益母草、延胡索、制香附、大川芎、小茴香、炒白术、香砂仁)。行经期,给予通瘀煎(炒当归、生山楂、制香附、宣红花、台乌药、广青皮、广木香、泽泻)以通经消瘀。

种子阶段。若心肝气郁属高泌乳素血症导致的,可给予溴隐亭结合调周治疗,其中经后期、经间期用药同调经阶段,促进卵泡发育、排卵及子宫内膜生长。经前期的用药有所区别,给予"补肾助孕方"合开郁种玉汤(当归、炒白芍、制香附、牡丹皮、炒白术、茯苓)以温肾舒畅心肝气郁以助孕,行经期无特殊不适暂不予处理。

安胎阶段。《医宗金鉴》云:"妇人病多忧忿郁伤情,血之行止与顺逆,皆由一气率而行。"女子以肝为先天,肝主疏泄,主调节生殖功能。肝郁不达,则生殖功能失调而无子,肾虚固胞无力,心血不养,也会出现黄体功能不全导致妊娠后胎漏、胎动不安的发生。周惠芳教授常在黄体功能不全性不孕症患者怀孕后给予"益肾安胎方"加钩藤、酸枣仁、醋柴胡治疗,加强疏肝养心,益肾安胎之功。

(4)痰瘀互结

主要治法为化痰消瘀,佐以益肾调经。

调经阶段。经后期以滋肾养血为主,方选补肾化痰活血汤,补肾养血以消瘀、健脾养阴以养卵;经间期给予补肾促排卵汤加苍附导痰汤(苍术、制香附、炒薏苡仁、桂枝、皂角刺)破瘀消痰,帮助卵子排出,同时可给予"炎痛停"灌肠治疗,通过直肠吸收以缓解盆腔粘连及血瘀状态;经前期给予"补肾助孕方"合温肾健脾汤(党参、炒白术、怀山药、续断、盐杜仲、菟丝子、紫石英、炒赤芍、五灵脂)加绿萼梅、钩藤以温肾化瘀,健脾消痰。行经期给予琥珀散(丹参、景天三七、五灵脂、茯苓、茯神)合五味调经散,调经止痛,引血下行。

种子阶段。若痰瘀互结是由于子宫内膜异位症、子宫腺肌症、盆腔炎性疾病后遗症导致黄体功能不全,周惠芳教授主张在妇科检查盆腔无压痛后,再给予种子阶段治疗。其中经后期、经间期用药同调经阶段,促进卵泡发育、排卵及子宫内膜生长。经前期给予"补肾助孕方"加当归、牡丹皮、苍术、制香附、鸡血藤等在温阳助孕的同时消除多余的痰瘀。

安胎阶段。《金匮要略》中即有记载:"妇人宿有癥病,经断未及三月,而得漏下不止,胎动在脐上者,为癥痼害也……所以血不止者,其癥不去故也,当下其癥,桂枝茯苓丸主之。"认为瘀血阻滞冲任,胞胎失养是导致胎漏、胎动不安的原因之一。周惠芳教授常在痰瘀互结型黄体功能不全患者妊娠后给予"益肾安胎方"加大丹参、鸡血藤剂量,活血养血以安胎,同时还加大炒白术、紫苏梗、苎麻根的用量以静制动,如《医林改错》用少腹逐瘀汤"将子宫内瘀血化净,小儿身长有容身之地,断不致小产"。

2. 专病专方——补肾助孕方在黄体功能不全性不孕症中的运用

"补肾助孕方"(原名助孕汤、妇孕1号、助孕合剂),源于国医大师夏桂成教授黄体期所用方剂助孕合剂,后经周惠芳教授数十年临床及反复实验研究筛选凝炼而成,在治疗黄体功能不全性不孕症方面有比较满意的临床疗效。夏桂成教授在对女性月经节律进行观察的过程中,发现经前期以阳长为主,临床上可以通过测量基础体温高温相的变化来了解阳长的情况。生理状态下,经前期阳长至重阳,冲任气血偏盛,气血运动变化也是以升、以动为主,此时的阳长,气血运动,可以温煦子宫,助孕以化物。但也是由于此时的阳气偏盛,也容易导致心肝气火稍旺。若以气郁为主,临床可见乳房胸胁胀痛、胸闷烦躁;若气郁化火,火热上炎,可见经前烦躁、乳头胀痛、失眠等;若肝阳上亢,可见头昏头痛、眩晕等症状。

针对经前期阳长不及、常兼心肝气郁的黄体功能不全性不孕症,周惠芳教授创立了"补肾助孕方",该方由鹿角片、怀山药、山萸肉、紫丹参、炒白芍、醋柴胡等八味药组成。方中鹿角片等温补肾阳、温煦子宫,以助经前期阳长至重;怀山药、炒白芍、山萸肉,滋补肾阴,阴中求阳,为阳长提供物质基础;醋柴胡疏肝解郁鼓舞阳气,丹参养血和血,共奏宁心舒郁,调畅心肝气机,此外方中鹿角片等还均能入心经,具有镇心安神之效。诸药相合,对于辨证属于肾阳偏虚、心肝气郁的黄体功能不全性不孕症、月经不调,具有使"阳长至重",舒畅心肝气机,安定心肝魂魄,从而矫正心(脑)-肾-子宫生殖轴的阴阳平衡的作用,有利于调经助孕,疗效确切。

"补肾助孕方"经江苏省食药监局备案,制成院内制剂"暖宫调经颗粒"2021年9月开始在江苏省中医院使用,因其能显著改善临床症状,并能提高子宫内膜容受性深受患者欢迎。另外,周惠芳教授针对寒瘀互结型黄体功能不全性痛经,总结出一套独特的治疗经验,研制出具有温阳散寒,宁心止痛的"温经止痛颗粒",也已成为院内制剂造福女性。

针对因卵巢功能低下、反复宫腔操作等造成的薄型子宫内膜,月经量少的患者,采用滋肾填精,养心奠基之法进行治疗,收效良好,并据此凝练形成了专利处方"滋肾养心奠基汤"(简称"养心奠基汤")。针对妊娠早期的先兆流产和复发性流产,早孕后及时采用益肾宁心,养血安胎的"益肾安胎方"治疗,明显降低了流产率。针对慢性盆腔炎性疾病后遗症反复下腹疼痛,经久难愈者,采用温阳化瘀,通络止痛的经直肠给药法治疗,收效颇佳,且可避免影响患者的脾胃功能,形成了专利处方"炎痛停"。周惠芳教授在临床数十年的诊疗过程中,不仅传承了硕士研究生导师国医大师夏桂成教授、博士研究生导师国家中医药管理局岐黄学者谈勇教授丰富的临证经验,更进一步将基础研究与中医临床紧密结合,运用基础研究对临床用药经验进行科学地验证,并将科研成果反哺临床,进一步提高临床疗效,真正做到科研与临床相辅相成,共促发展。周惠芳教授在临证过程中注重"生物 - 社会 - 心理"医学模式的运用,悉心诊治每一位患者,在处方用药中加入养心、宁心、调心、镇心之品的同时,也不忘反复叮嘱患者治疗过程中的饮食忌宜、起居时间,并有针对性地进行情绪疏导,做到"心肾同治""心身同调",在这样的综合调治下,往往收到极好的疗效。

(五)验案举隅

1. 肾虚型黄体功能不全性不孕症

李某,女,29 岁,2020 年 11 月 17 日初诊。

主诉:婚后未避孕未孕 2 年。

现病史:患者未避孕未孕 2 年,1 年前,出现月经周期提前,23~25 天一行,月经量中,色暗红,无血块,5~6 天净。于当地医院监测排卵,基础体温提示体温上升缓慢,高温相维持 9 天,黄体中期孕酮 7.21ng/mL,予以黄体酮补充治疗 3 个月未孕,末次月经 2020 年 11 月 5 日。平素畏寒肢冷、心烦易怒、入睡困难、多梦易醒。刻下:月经第 13 天,腰痛如折,带下量多,呈锦丝样,纳谷尚可,夜寐不安,大便溏薄。舌边尖红,苔薄腻,脉细弱。今日本院阴式 B 超监测卵泡,左侧见一 16mm×15mm 优势卵泡,子宫内膜 7mm,患者当地无法做 B 超监测,嘱其用试纸测试。并指导性生活。

西医诊断:LPD 性不孕症。

中医诊断:不孕症(肾阳偏虚,心火偏盛证)。

治则:温肾助阳,宁心安神。

处方 1:补肾促排汤加皂角刺、鸡血藤、党参各 10g,3 剂,日 1 剂,水煎服,排卵后停。

处方 2:"补肾助孕方"加青龙齿(先煎)30g、炒芡实 15g、炒白术 10g、金樱子 20g。12 剂,日 1 剂,水煎服。排卵后起服,月经来潮停服。

2020 年 12 月 1 日二诊:末次月经 2020 年 11 月 5 日,刻下:距上次月经第 27 天,月经尚未来潮,但小腹坠胀似经潮感,腰痛、畏寒肢冷较前缓解,但仍入睡难,近日泄泻,舌质暗红,苔薄腻,脉沉。自测排卵后基础体温上升时间较前缩短,今日血 HCG 提示未孕。行经期将至,治以温肾通经,佐以宁心健脾。处方 1:五味调经散加减,5 剂,日 1 剂,服至月经来潮第 3 天。处方 2:"养心奠基方"加青龙齿(先煎)30g、炮姜 5g、陈皮 6g、巴戟天 10g。12 剂,日 1 剂,月经来潮第 5 天起水煎服,排卵后停服,并指导性生活。

三诊、四诊、五诊仍以经后期养心奠基方,排卵后补肾助孕方序贯为基本治法,并随症加减。2021 年 2 月 4 日六诊:末次月经 2021 年 1 月 2 日,基础体温高温相持续 16 天,2021 年 2 月 1 日,自测尿早孕试纸阳性,患者要求保胎。刻下:停经 34 天,畏寒肢冷消失,腰酸,无腹痛,无阴道出血,纳食可,夜眠较前明显改善,但仍多梦,二便调。舌质淡红,苔薄黄,脉滑。予查血 HCG 2 532mIU/mL、P 23ng/mL、E_2 320pg/mL,患者成功妊娠,治以益肾宁心安胎。"益肾安胎方"7 剂,日 1 剂,水煎服。后患者定期复诊,复查 HCG、P、E_2 及盆腔 B 超,保胎至妊娠 12 周后,于当地正常围产保健。

按语:患者未避孕未孕 2 年,黄体中期孕酮 <15ng/mL,基础体温高温相缩短 <10 天,伴有月经异常,符合 LPD 性不孕症的诊断。患者初诊时有锦丝样带下,为近排卵期,此时子宫泄而不藏,应鼓动阳气以助卵子排出。补肾促排卵汤以助卵子排出。卵子排出后即为经前期,此时子宫以闭藏阳气为主,故给予"补肾助孕方"加青龙齿、炒芡实、炒白术、金樱子收敛固涩以助孕。二诊时,患者月经周期较前延长,基础体温上升时间较前缩短,诸症减轻,继续温肾宁心以调复生殖轴。再诊时值月经第 27 天,月事将至,顺应子宫排泄经血,给予五味调经散,温肾通经,泄血之余。月事结束后为阴长的关键时期,周惠芳教授主张在经后期宁心滋肾、敛阴藏血,故用"养心奠基方"以固胞滋阴。六诊时,患者成功妊娠,因患者此前有黄体功能不全病史,孕后若不及时安胎治疗,恐有流产之虞,故予固肾宁心安胎为治,预防早期流产,方选"益肾安胎方"加减。

2. 心肝气郁型黄体功能不全性不孕症

张某,女,28 岁,2019 年 12 月 6 日初诊。

主诉:未避孕未孕 3 年伴高泌乳素血症 2 年余。

现病史:平素月经规律,14 岁初潮,月经周期 30~35 天,经期 6~7 天,量中偏少,色鲜红,质黏,心烦失眠、腰酸腹痛及双侧乳房胀痛明显,2015 年 3 月计划外妊娠 7 周,人流 1 次。末次月经 2019 年 11 月 12 日,7 天净,量色质如常。曾多次于外院治疗未见明显效果,现规律服用溴隐亭(1 片,1 次 / 天),多次检测黄体中期孕酮均 <15ng/mL。

刻下:月经第 15 天,心烦失眠,12 点后入睡,燥扰不宁,情志抑郁或烦躁,纳谷可,小便调,大便成形。舌淡红,苔薄白,脉细弦。

辅助检查:2019 年 10 月 13 日性激素五项示 FSH 4.63mIU/L,LH 3.44mIU/L,E_2 44.1pg/mL,PRL 230ng/mL(参考值:未孕 4.79~23.3ng/mL),T 0.5ng/mL。2019 年 11 月 14 日复查 PRL 55ng/mL。

西医诊断:黄体功能不全性不孕症(伴高泌乳素血症)。

中医诊断:不孕症(心肝气郁证)。

治则:疏肝宁心,佐以益肾调经。

处方 1:远志菖蒲饮加路路通 10g、生麦芽 30g、皂角刺 12g,5 剂,日 1 剂,水煎服,B 超监测卵泡发育,排卵后停服。

处方 2:"补肾助孕方"合开郁种玉汤,加生麦芽 30g、双钩藤(后下)10g、青龙齿(先煎)30g,12 剂,日 1 剂,水煎服,排卵后起服,月经来潮后停服,指导性生活,嘱晚上 10 点半左右入睡,并予疏导情绪。

2019 年 12 月 25 日二诊:末次月经 2019 年 11 月 12 日,刻下:月经第 33 天,月经尚未来潮,自测尿早孕试纸阳性,当日血液检查 HCG 1 823mIU/mL、P 20ng/mL、E_2 285pg/mL,患者要求保胎。治以固肾安胎。予"益肾安胎方"加钩藤(后下)10g、酸枣仁 20g,7 剂,日 1 剂,水煎服。患者定期复诊,保胎至妊娠 12 周后,于当地正常围产保健。

按语:患者未避孕未孕多年,工作繁琐,子时入寐,生活压力较大,患者长期处于心肝气郁状态,加之前期流产史,故该患者肝肾阴虚为本、心肝气郁为标。血清 PRL 偏高,患者此前曾多次就诊西医,均予溴隐亭治疗,虽泌乳素下降,但仍未成功妊娠,且多次检测黄体中期孕酮均 <15ng/mL,故诊断为黄体功能不全性不孕症。周惠芳教授在益肾调经的基础上,佐以疏肝宁心法。患者一诊时,为近排卵期,此时子宫泄而不藏,应鼓动阳气以助卵子排出。故给予远志菖蒲饮疏解心肝之郁,以促排卵;后经复查泌乳素已经降至正常,故经前期给予"补肾助孕方"合开郁种玉汤,温肾解郁舒畅心肝气机以助孕。孕后给予"益肾安胎方"加钩藤、酸枣仁治疗,疏肝养心,益肾安胎。

3. 痰瘀互结型黄体功能不全性不孕症

李某,女,37 岁,2020 年 9 月 24 日初诊。

主诉:卵巢子宫内膜异位症剥除术后 10 年,未避孕未孕 8 年。

现病史:患者 2010 年因"左侧卵巢子宫内膜异位症"在当地医院行手术治疗,术中探查见:盆腔广泛膜样粘连,左侧卵巢囊肿直径 5cm,遂行"腹腔镜下左侧卵巢囊肿剥离术",子宫内膜异位症生育评分 4 分。2012 年结婚,婚后性生活正常,男方精液常规正常,多次检测黄体中期孕酮均 <10ng/mL,2012 年孕 50 天因"稽留流产"行"清宫术",术后未避孕一直未再受孕。外院子宫输卵管造影提示:双侧输卵管通畅。术后间断于外院门诊诊治,期间均未受孕。月经史:周期 24~26 天,经期 5 天,经量中等,经前乳胀,经色暗淡,经行腹痛,以第 2~3 天明显,需口服止痛药,伴有腰酸及小腹下坠感。末次月经 2020 年 8 月 30 日。妇科检查:子宫附件未触及明显异常。妇科彩超示:子宫腺肌病可能,双侧附件未见明显异常。刻下:月经周期第 25 天,测血 HCG 未孕,P 9.5ng/mL,月经即将来潮,腰酸怕冷,两乳作胀,寐差且迟,12 点后入睡,情绪烦躁或低落,纳可,便常,舌偏红,有紫气,苔薄腻,脉细弦。

西医诊断:1. 继发性不孕症;2. 子宫内膜异位症;3. 子宫腺肌症。

中医诊断:不孕症(痰瘀互结证)。

治则:益肾化瘀,疏肝宁心。

处方 1:温经止痛方加减,鹿角片(先煎)10g、紫石英(先煎)15g、怀山药 15g、山萸肉 10g、紫丹参 10g、炒当归 10g、炒白术 10g、鸡血藤 20g、三棱 10g、莪术 10g、延胡索 10g、青龙齿(先煎)20g、川桂枝 10g、炙黄芪 30g、香艾叶 10g、制香附 10g、粉葛根 20g。10 剂,日 1 剂,水煎服,今日起,服至月经来潮第 3 天。

处方 2:养心奠基方加减,炙龟甲(先煎)10g、炙鳖甲(先煎)10g、怀山药 15g、牡丹皮 10g、紫丹参 10g、地鳖虫 10g、赤芍 10g、鸡血藤 20g、炒党参 15g、炒白术 10g、酸枣仁 20g、炙知母 10g、双钩藤(后下)10g、炮姜 5g、陈皮 6g、巴戟天 10g。14 剂,日 1 剂,水煎服,月经来潮第 5 天起服,当地 B 超或试纸监测排卵,排卵后停药。

2020 年 10 月 18 日二诊:末次月经 10 月 3 日。患者服药后,本次经期腹痛明显减轻,血块减少,腰酸怕冷明显改善,11 点前入睡,但入睡困难。刻下:

月经周期第 15 天,BBT 未上升,未见明显锦丝带下,入睡困难,多梦易醒,腰酸怕冷不显,纳可,便溏,日行 1 次,舌质淡,苔薄腻,脉细弦。患者现基础体温单相,予 B 超监测,右侧见 12mm×15mm 卵泡 1 枚,左侧见 12mm×12mm,10mm×12mm 各 1 枚,内膜 6mm,肌层回声不均。患者为经后中末期,在上方基础上加桂枝 10g,淫羊藿 10g,青龙齿 20g(先煎),7 剂,接上药服,排卵后停。另外,予补肾助孕方合温经止痛方加减,补肾助阳,镇心止痛助孕,鹿角片(先煎)10g、紫石英(先煎)15g、怀山药 15g、山萸肉 10g、紫丹参 10g、炒当归 10g、炒白术 10g、鸡血藤 20g、炒党参 15g、酸枣仁 20g、炙知母 10g、双钩藤(后下)10g、青龙齿(先煎)20g、炮姜 5g、香艾叶 10g、制香附 10g、粉葛根 20g,延胡索 10g。14 剂,日 1 剂,水煎服排卵后起服,服至月经第 3 天。嘱患者当地 B 超监测卵泡,指导性生活,并予心理疏导。

2020 年 11 月 13 日三诊:患者服药后,本次经期腹痛轻微,血块很少,散在小血块,经前无明显腰酸怕冷,11 点前能顺利入睡,多梦但不易醒。当地卵泡监测:第 18 天右侧见 18mm×16mm 卵泡 1 枚,左侧见 12mm×9mm,11mm×12mm 各 1 枚,内膜 7mm,肌层回声不均。第 20 天右侧未见卵泡,左侧见 12mm×9mm,11mm×8mm 各 1 枚,内膜 7mm,后穹窿见少量积液,肌层回声不均。末次月经 11 月 6 日。刻下:月经周期第 8 天,量少趋净,色暗红,寐安多梦,心情平和,纳可,便调,舌质淡,苔薄腻,脉细。效不更方,仍以养心奠基方加减,补肾填精,养血化瘀。9 月 24 日处方 2 去地鳖虫加桂枝 10g。14 剂,日 1 剂,水煎服,今日起服,排卵后停服。嘱患者当地 B 超监测卵泡,指导性生活,并予心理疏导。

2020 年 11 月 27 日四诊:第 16 天左侧见 16mm×15mm 卵泡 1 枚,右侧见 12mm×12mm,10mm×12mm 各 1 枚,内膜 7mm,肌层回声不均。第 18 天左侧见 18mm×19mm 卵泡 1 枚,右侧见 12mm×10mm,11mm×13mm 各 1 枚,内膜 7mm,肌层回声不均。第 20 天左侧未见卵泡,右侧见 12mm×11mm,11mm×8mm 各 1 枚,内膜 8mm,后穹窿见少量积液,肌层回声不均。刻下:月经周期第 22 天,带下量多,质稠,肛门坠胀不适,舌质淡,苔薄腻,脉细。仍予补肾助孕方合温经止痛方加减,补肾助阳,镇心止痛助孕,10 月 18 日方去双钩藤、延胡索,14 剂,日 1 剂,水煎服,服至月经来潮第 3 天。并嘱患者于 11 月 30 日—12 月 2 日间,上午空腹抽血查 P。

2020年12月10日五诊:末次月经11月6日。刻下:月经周期第34天,月经尚未来潮,小腹作坠,腰酸隐隐似月经来潮,带下较多,心情平和,寐安、纳可,便调,舌质淡,苔薄腻,脉细滑。12月1日月经周期第26天,当地血液检查P25ng/mL,今日查血HCG 3 264mIU/mL、P 27ng/mL、E_2 485pg/mL,患者要求保胎。治以固肾安胎。予"益肾安胎方"7剂,日1剂,水煎服。患者定期复诊,保胎至妊娠12周后,于当地正常围产保健。

按语:该患者素有癥瘕,病程日久,瘀结于胞宫,久病入络,胞络瘀阻,不通则痛,故经期腹痛,痛甚难忍,患者心脾两虚,脾阳不振,则大便稀溏,脾虚则气血乏源,心神失养则眠差,夜寐不安。肾阳不足,气虚运血无力则瘀滞更甚,胞宫胞脉受阻。日久不孕,且痛经反复发作,心肝气机郁滞。孕前手术,金刃所伤,气血受损,留瘀阻滞。虚瘀互结,多脏受累,病情复杂,治疗棘手。根据患者临床表现,结合多次检测黄体中期孕酮均<15ng/mL,故诊断为黄体功能不全性不孕症。患者就诊时处于即将行经期,故给予温经止痛方加减,温阳化瘀,宁心止痛,同时予养心奠基方加减,月经来潮第5天起服,滋肾填精,养心化瘀,补中寓通,攻补兼施,心肾同治。二诊时患者处于经后期,基础体温单相,卵泡开始发育,故予养心奠基方再加温阳之品,以促进卵泡发育,另外给予补肾助孕方合温经止痛方加减,补肾助阳,镇心止痛助孕。三、四诊时,患者痛经症状较前明显好转,故效不更方,守法进治。经后期滋肾填精,养心化瘀促排,经前期补肾助阳,镇心止痛助孕,心肾同治,序贯治疗。五诊时,患者已成功妊娠,因其病程较长,证情虚实夹杂,此时继续予补肾固胞、宁心安胎,预防早期流产,方选"益肾安胎方"加减,服至妊娠12周。

第二节　卵巢功能低下性不孕

(一) 概述

卵巢储备功能下降(Diminished Ovarian Reserve,DOR)是指卵巢内卵母细胞的数量减少和质量下降,同时伴有抗苗勒管激素(AMH)水平降低、窦卵泡数(AFC)减少、卵泡刺激素(FSH)水平升高。临床上常表现为围绝经期综合征的症状,如潮热和出汗,失眠等,还会导致月经稀发、月经量少、闭经、不孕等,甚至发展为卵巢早衰(POF)。近年来,女性面临的压力增大,生育年龄渐迟,又受环境、情绪等多种因素的影响,育龄期女性不孕症的发病率逐年升高,从 30 年前的 5% 增至如今的 10%~25%,其中,因 DOR 导致不孕的患者几乎占女性不孕患者总数的 10%,显著增多。随着我国生育政策的调整,越来越多的中青年 DOR 不孕症患者有生育要求。因此,如何改善卵巢储备功能、减缓其向卵巢早衰的进展,越来越成为女性生活健康及生殖健康的双热点,也是医学研究的难点问题。

目前关于卵巢功能低下性不孕的诊断及治疗临床尚无统一标准,较为常用的诊断方法包括血清性激素水平测定和早卵泡期双侧卵巢卵泡数检测。其中血清性激素主要表现为:连续两个月经周期的基础 10mIU/L≤FSH<20mIU/L 或 FSH/LH>2~3.6;AMH<1.1ng/ml。早卵泡期双侧卵巢卵泡数:两侧卵巢 AFC 相加 <5 枚。治疗上现代医学主要给予激素替代治疗、免疫治疗、促排卵治疗、辅助生殖技术等,补充脱氢表雄酮(DHEA)、辅酶 Q10,但是无法从根本上改善卵巢功能,而中医药在治疗本病时优势明显,注重以人为本,审证求因,针对性治疗,取得了良好的临床疗效。

(二)病因病机

中医学上并没有"卵巢储备功能下降"这一说法,但中医古籍中早有与本病相关记载。《素问·阴阳应象大论》云:"帝曰:调此二者奈何? 岐伯曰:能知七损八益,则二者可调,不知用此,则早衰之节也。年四十而阴气自半也,起居衰矣。"明确提出"早衰"一词,再结合该病的相关临床表现,可将其归属于"不孕""月经先期""月经后期""月经量少""闭经"等范畴。

1. 肾虚

先天肾气不足,或高龄,或因后天房劳多产、数堕胎、大病久病等损伤肾气肾精,或因长期熬夜,精血暗耗,导致肾气不足、肾精耗损,则冲任虚衰,从而影响卵巢功能,不能摄精成孕。或素体阳虚,阳虚不振,肾中阳气不足,不能温化肾精以生天癸,冲任气血不足,胞宫失于温养,月水难至,以致孕育无望。

2. 肝郁肾虚

素体情怀不畅,肝气郁结,冲任气血瘀滞,阻碍卵子排出;或肝郁化火,不能滋养冲任,灼伤阴血,无法下注胞宫,血海干枯,或伤及他脏,致使气血功能失调,冲任不能相资,则可导致月经失调甚至提早闭经,排卵不畅,月事不潮,不能摄精成孕。

3. 脾肾两虚

素体脾胃虚弱,或饮食劳倦,或忧思过度,损伤脾运,气血化源不足,冲任空虚,血海不能满溢,肾气失于充养,卵巢不得濡养,日久必会影响卵泡的生长发育,导致卵巢储备功能的下降,月事不来,孕育不成。

4. 心肾不交

长期思虑忧愁,劳心耗神,以致肾精暗耗,故而心神受扰,肾精亏虚。肾阴不足,肾水不能上济于心,心火内炽,心神失养;或心火下灼肾阴,使心肾不交,天癸乏源,可使冲任不足,胞脉失养,难以摄精成孕,导致不孕。

5. 肾虚血瘀

经期、术后、产后损伤冲任,伤及气血,瘀血内生,房事不节、堕胎或外感风寒、热毒,使气血失调,经血运行受阻,瘀血阻滞胞宫、胞脉,导致冲任不通,卵巢血供障碍、卵巢失养,致卵巢储备功能下降而不孕。

(三)辨证思路

该病病机复杂,其发病与心、肾、肝、脾、冲任关系密切,但总体来说是以肾阴阳两虚、气血不足、脾虚失养为本,以肝郁化火、心肾不交、气滞血瘀为标,虚实夹杂,致使机体阴阳失调,冲任二脉受损,从而易导致女性未老先衰不能种子。

1. 肾虚

主要证候:婚久不孕,月经先期或先后不定期,量多或少,经色暗淡,质地清稀,腰骶酸痛,头晕耳鸣,失眠多梦,潮热盗汗,畏寒肢冷,神疲乏力,性欲减退,烦躁易怒或抑郁,舌质淡,苔薄白,舌质暗淡,脉象沉弱或沉迟。

2. 肝郁肾虚

主要证候:婚久不孕,月经先后不定期,量少甚至闭经,经色暗红有血块,腰膝酸软,头晕耳鸣,性欲减退,少腹胀痛或胁痛、乳房胀痛,情志不畅,烦躁易怒,善叹息,舌红,苔薄白,脉弦细或沉弦。

3. 脾肾两虚

主要证候:婚久不孕,月经先期或后期,量少甚至闭经,色淡暗,腰膝酸软,神疲肢倦,头晕耳鸣,少气懒言,面色淡黄或萎黄,性欲降低,精神不振,食欲不振,失眠多梦,大便稀溏,夜尿频多,舌淡胖,苔薄白,脉沉细或细弱。

4. 心肾不交

主要证候:婚久不孕,月经先期或后期或先后不定期,经行量少,色深红,质稠,腰膝酸软,烘热汗出,失眠多梦,烦躁易怒,惊惕健忘,头晕耳鸣,性欲减退,口干咽燥,疲劳乏力,舌红,苔薄白,脉细数。

5. 肾虚血瘀

主要证候:婚久不孕,月经后期,月经量少,色暗有块,腰膝酸痛,头晕耳鸣,潮热汗出,性欲减退,舌淡或紫暗边有瘀斑,脉沉细或沉涩。

(四)临证治要

"调经、种子、安胎"分期辨治卵巢功能低下性不孕症。

1. 首重调经

针对以上对卵巢储备功能下降(DOR)不孕症的病机认识,治疗首先在于调节肾阴阳消长,以激发卵巢功能,恢复正常月经节律。调周多以补虚为主,重在滋阴补肾、温补肾阳使阴精充盛,血海充盈,气血畅旺,阴阳消长有序;同时兼以疏肝理气,清泻心火,交通心肾,活血化瘀,使任通冲盛,天癸充盈,月事时下,孕育有子。临证时周惠芳教授在辨证论治的基础上,遵循月经周期阴阳气血的消长规律,分经前、经后两期各有侧重地治疗,以恢复正常月经,为助孕种子奠定基础。

(1)经前期

经前期阳长阴消,顺应经前期的生理特点,以温补肾阳为主,使阴阳相济,阳生阴长,冲任通畅,促使月经按期而至;同时稍佐行气活血通络之品使阳气充沛而冲任通达,胞宫温煦,以利受孕。方用"补肾助孕方"加减,常用紫石英、鹿角片、淫羊藿、炒当归、大川芎、炒白芍、云茯苓、山萸肉、春柴胡、紫丹参等暖宫调经种子。

(2)经后期

经后期阴长阳消,顺应经后期的生理特点,以滋阴补肾为主。经后期月经刚净,胞宫阴血亏虚,藏而不泻,治疗常以补肾填精为主,以使肾水充足而血海盈满,精卵得养,促进精卵发育成熟,以助孕育。方用"养心奠基方"加减,药用炙鳖甲、炙龟甲、熟地黄、山茱萸、炒白芍、云茯苓、炒当归、酸枣仁、炙知母、菟丝子等滋肾养心奠基。

2. 衷中参西,助孕种子

DOR 性不孕病因复杂,临证需辨病与辨证相结合治疗。治疗 DOR 不孕症患者,在恢复正常月经周期后,结合现代医学技术,如 B 超监测排卵、实验室检查结果等,利用中药补肾调周、促排助孕,帮助患者提高种子成功率。具体用药有以下特点:在卵泡期,重用血肉有情之品以助阴长,使肾精充盈、天癸滋养、聚精养膜、血海充盈,阴长至重。排卵期用药宜扶助阳气生发,帮助卵泡顺利破裂排出卵子,在补肝肾的同时稍佐活血行气之药,使重阴转阳,冲任调畅,以改善卵巢血供、子宫内膜微循环,并指导患者择期行房。黄体期阳长阴消,用药宜温补脾肾之阳,阴中求阳,使阳长至重,胞宫温煦,健全黄体功能,从而助孕种子,提高胚胎着床率。

3. 预培其损,巩固胎元

DOR 不孕症患者怀孕后,通常情况下会出现较高的早期妊娠流产率,因此临床需早防早治,一则注重孕前调理提高妊娠率;二则注重固肾安胎以防堕胎,提高活产率。早发现、早诊断、早治疗卵巢储备功能下降,可以及早干预卵巢衰老过程,避免发展为卵巢早衰,延缓生育能力下降,提高高龄女性的孕育率。临床对于可疑病例,要及早进行卵巢储备功能检测,早期诊断;对 DOR 患者要注重抑制或消除损伤卵巢功能的原发性疾病、减少药物对卵巢功能的损害等,并及时进行中药治疗改善卵巢功能。对于准备孕育者,注意孕前中药调整周期、平衡阴阳,为种子奠定良好基础;患者一旦确诊早孕,及时预培其损,以防堕胎也是提高 DOR 患者孕育率的关键。治疗应针对孕妇禀赋的厚薄结合辨证,做到未病先防,及早给予益气养血、固肾安胎等调治以保障气血的充沛,维持肾气肾精的旺盛以固胎元,一般保胎至孕 12 周左右停药。

(五)验案举隅

1. 肝郁肾虚型卵巢功能低下性不孕

何某,女,27 岁,2022 年 4 月 3 日初诊。

主诉:未避孕未孕 1 年余。

现病史:患者未避孕未孕1年余,既往月经规律,近半年月经量逐渐减少,约为以往月经量的1/3。2022年4月1日于鼓楼医院查基础性激素示:E_2 167.68ng/L,LH 16.12mIU/ml,FSH 34.8mIU/ml,P 2.08ng/ml,PRL 9.99ng/ml,T 0.65ng/dl,AMH 1.25ng/ml。现有妊娠需求,要求孕前调理。生育史:0-0-1-0,2019年因"计划外妊娠"行药流术。避孕方式:本周期工具避孕。月经史:既往月经尚规律,13岁初潮,5~7/28,量中,色暗红,夹血块,经行小腹胀痛。平时常有腰酸,夜寐较迟(24点之后),偶有盗汗,经前乳胀心烦,嗜食辛辣油炸食物。末次月经2022年3月30日,行经中,量少,护垫可,色质如常。刻下:月经周期第5天,量少,少腹胀痛,腰膝酸软,心烦易怒,时有潮热盗汗,善太息,纳尚可,夜寐尚安,大便燥结,小便调,舌红,苔薄白,脉弦细。

西医诊断:卵巢功能低下性不孕。

中医诊断:不孕症(肝郁肾虚证)。

中医治则:补肾疏肝,养血调经。

处方:"养心奠基方"加减,炙鳖甲(先煎)10g、炙龟甲(先煎)10g、熟地黄10g、酒萸肉10g、炒白芍10g、怀山药10g、紫丹参10g、炒丹皮10g、云茯苓10g、炒白术10g、盐杜仲10g、佛手片5g、知母10g、酸枣仁20g、炒党参10g,14剂,今日起服用,水煎服,每日1剂,中晚饭后分服。并嘱夜间11点之前睡觉,忌食辛辣油炸食物,男方精液检查,尽快妊娠。

2022年5月15日二诊:患者诉4月4日外院查AMH 1.08ng/ml,4月25日月经来潮,腰膝酸软及大便干结较前明显改善,无潮热盗汗,仍有心烦,舌红,苔薄白,脉弦细,上方加巴戟天10g、莲子心5g、地骨皮10g、双钩藤^(后下)10g,10剂。今日起服,服法同前,月经来潮停服。

2022年6月9日三诊:患者诉5月22日月经来潮,心烦较前明显好转,经量稍增,色鲜红,余无明显不适,舌淡红,苔薄,脉弦细。依照前法中药继续治疗,另嘱患者于月经周期第12天起,隔日监测卵泡,直至排卵,适时安排同房。调治3个月经周期,如未孕,建议做辅助生殖。

2022年7月24日五诊:末次月经2022年6月20日,诉7月22日因停经32天月经未来潮,在当地医院查血HCG 399.5mIU/ml。诊断早孕来院要求保胎。刻下停经34天,偶有腰酸,稍感乳胀,无腹痛,无阴道流血,夜寐安,纳谷旺,二便调,舌尖红,苔薄白,脉细滑,治以补肾健脾,养血安胎。复查血HCG

952.5mIU/ml,P 20ng/ml,E$_2$ 532ng/L。予"益肾安胎方",7 剂,日 1 剂,水煎中晚饭后服。并嘱患者一周后来院复查早孕 3 项血及腹部 B 超,如有阴道出血或腹痛等及时就诊。后患者定期复诊,保胎至妊娠 12 周,于 2023 年 3 月 15 日在当地顺产 1 女婴 3 510g,母子平安。

按语:本案患者虽为青年女性,2019 年曾因"计划外妊娠"行药流术,而后未避孕未孕 1 年余,平素生活工作压力大,加之家庭因素导致善思多虑,易生烦躁郁闷情绪,加之长期熬夜,嗜食辛辣油炸食物,肾精耗损,精血渐亏,天癸失养,血海失充,癸水不足,导致月经过少;肝肾乙癸同源,肾精匮乏,肝气不舒,肝郁气滞,导致脉道闭塞不畅,胞宫不得滋养,久则月经量少。长此以往导致精卵不熟,功能减退。肾精亏虚不能濡养肝木,肝郁气滞又致肾精不生。治疗上以滋肾填精,养血疏肝为治疗大法。方中以血肉有情之二甲,加上熟地黄、酒萸肉、炒白芍等专补肝肾精血,杜仲平补肝肾,共为君药;怀山药、云茯苓、炒白术、炒党参健脾助运以旺血源,又防滋腻为臣药;紫丹参、炒丹皮、炒白芍、佛手片养血和血,柔肝疏肝,知母,酸枣仁宁心除烦共为佐使之药。全方共奏滋补肾精、养血柔肝之功,则水旺木达,气顺血行,心肾相交,冲任充盛,血海满盈,精卵成熟。如此调治 3 月,加之起居有常,食饮有节,岂有不孕之理。

2. 脾肾两虚型卵巢功能低下性不孕

李某,女,30 岁,2022 年 5 月 28 日初诊。

主诉:未避孕未孕 2 年余。

现病史:患者既往月经规律,近半年出现月经量少,较前减少约 1/2。现有妊娠需求,要求孕前调理。2022 年 5 月 14 日于我院查基础性激素示:E$_2$ 22ng/L,LH 2.88mIU/ml,FSH 13.22mIU/ml,P 0.16ng/ml,PRL 8.00ng/ml,T<10ng/dl。 生育史:0-0-0-0。避孕方式:未避孕。末次月经后否认性生活。月经史:既往月经尚规律,12 岁初潮,7/28,量中,色淡暗,经前怕冷、头痛。末次月经 2022 年 5 月 12 日,7 天净,量少,色淡暗,余如常。患者因工作需要,半年前夫妇从海南来南京,平时贪凉饮冷,且饮食无规律,夫妇分别经常出差。

刻下:月经周期第 17 天,带下量少,3 天前见透明拉丝样白带,腰酸隐隐,怕冷明显,手足发凉,纳尚可,寐尚安,大便稀溏,小便调,舌淡胖,边有齿痕,苔薄白,脉沉细。

西医诊断:卵巢功能低下性不孕。

中医诊断:不孕症(脾肾两虚证)。

中医治则:温肾健脾。

处方:"温土毓麟汤"合"补肾助孕方"加减,鹿角片(先煎)10g、紫石英(先煎)10g、菟丝子10g、巴戟天10g、炒党参15g、炒白术10g、怀山药10g、云茯苓10g、炒白芍10g、陈皮6g、炮姜5g、紫丹参10g,14剂,水煎服。今日起服用,水煎服每日1剂,中晚饭后分服,经期停服。并嘱夜间11点之前睡觉,忌食生冷食物。

2022年7月6日二诊:患者诉5月28日于本院查AMH 1.30ng/ml,7月5日月经来潮,经前怕冷明显改善,仍有腰酸,大便已实。刻下:月经来潮第二天,经量中等偏少,色暗红,无血块,腹不痛,腰酸轻,纳谷一般,二便尚调,舌淡胖,苔薄白,脉沉细,给予参苓白术汤合温土毓麟汤加减。炒党参15g、炒白术10g、怀山药10g、云茯苓10g、炒白芍10g、陈皮6g、炮姜5g、紫丹参10g、巴戟天10g、酒萸肉10g,14剂,水煎服。月经来潮第5天起服用,服法同前,排卵后停服。并嘱患者于月经周期第12天起,隔日监测卵泡,直至排卵,适时安排同房。

2022年8月30日三诊:患者诉7月30日月经来潮,腰酸怕冷较前明显好转,寐安便实,纳谷增旺,余无明显不适,舌淡红,苔薄,脉细弦。患者自诉:上周期7月17日月经第12天,B超提示左侧卵巢见16mm×18mm卵泡1枚,第13天排卵,排卵日子宫内膜厚8.0mm。本周期,8月10日周期第12天,B超提示右侧见16mm×16mm卵泡1枚,8月11日周期第13天B超提示右侧见18mm×18mm卵泡1枚,8月12日周期第14天B超提示右侧卵泡已排,排卵日子宫内膜厚8.5mm。排卵后自行将上周期经前余下的7剂中药服完,8月23日曾有阴道极少量出血,色褐,偶小腹隐痛,无其余不适,8月27日遂于南京市浦口区中医院就诊查HCG 713.19mIU/ml,P 19.15ng/ml。今日复查血HCG 4 351.0mIU/ml,P 19.57ng/ml,E_2 147ng/L。

刻下:早孕33天,偶有腰酸、小腹作坠,精神紧张,夜寐欠安,纳谷尚旺,大便日行2次,先干后溏,舌淡红,苔薄,脉细滑。患者要求保胎。治以固肾安胎。予"益肾安胎方"7剂,日1剂,水煎服,服法同前。并嘱患者一周后来院复查早孕3项血及腹部B超,如有阴道出血或腹痛等及时就诊。

患者定期复诊,保胎至妊娠 12 周,于当地医院正常围产检查。

按语:本案患者为青年女性,因工作需要长期熬夜,肾精暗耗,精血渐亏,加之工作多劳进一步损伤冲任气血,导致血海无以充盈,胞宫不得充养,从而出现月经过少。再加上平素饮食不节,贪凉饮冷,日久可损伤脾阳,脾阳不足,腐熟无权则见便溏,脾阳不振,寒邪凝聚于内,四肢失于温煦,故见怕冷,四肢不温等症。肾为先天之本,脾乃后天之本,先后天相互滋生,相互促进。肾虚故不能温暖脾土,脾运不健,以致气血生化乏源;脾虚则无力滋养先天之精,久则肾精亏虚,血海空虚,以致月经紊乱,难以受孕。治疗上以温肾健脾为治疗大法。方中鹿角片、紫石英、菟丝子、巴戟天温肾暖宫、助阳化气,共为君药;炒党参、炒白术、怀山药、云茯苓健脾助运以旺血源,又健脾益气以利水湿共为臣药;炒白芍、紫丹参养血和血,为佐药;陈皮、炮姜温中健脾。诸药合用,温肾健脾,暖宫调经,使阴生阳长,精血俱旺,任通冲盛,使胞宫气血满盈。亦温脾阳,使脾阳得充,水谷精微得以运化,化生气血,以滋养先天之精。先后天同调,使得脾肾互济,则形充体健。如此调治 3 个月,加之食饮有节,故而得以恢复规律月经。效不更方,继调 1 个月后患者成功受孕,后随访成功分娩一健康男婴。

3. 心肾不交型卵巢功能低下性不孕

刘某,女,28 岁,2021 年 9 月 21 日初诊。

主诉:未避孕未孕 1 年余,月经周期延后 3 月余。

现病史:患者既往月经规律,3 月前无明显诱因出现月经周期延后,外院 B 超检查发现卵巢囊肿,于 2021 年 8 月在外院行宫腹腔镜手术,现有妊娠需求,要求孕前调理。生育史:0-0-0-0。避孕方式:末次月经后否认性生活。月经史:既往月经尚规律,13 岁初潮,7/30~37,量多,色鲜红,夹血块,经初第 2~3 天痛经明显,经前腰酸乳胀。末次月经 2021 年 8 月 21 日,5 天净,量色质如常。

既往史:2021 年 8 月 5 日于南京市妇幼保健院行 "腹腔镜下右侧卵巢囊肿剥除 + 腹腔镜下右侧输卵管系膜囊肿切除 + 宫腔镜下子宫内膜病损切除术",术后病理:①(右侧卵巢囊肿)符合单纯性囊肿;②(右侧输卵管系膜)副中肾管囊肿;③(子宫内膜)破碎增生期子宫内膜。

辅助检查:2021 年 6 月 24 日南京市妇幼保健院查基础性激素示:E_2 41.03ng/L,LH 4.02mIU/ml,FSH 9.67mIU/ml,P 0.26ng/ml,T 0.43ng/dl,AMH

1.55ng/ml。

刻下：月经周期第 32 天，带下量少，色白，小腹坠胀似有月经将潮感，心烦易怒，时有潮热盗汗，腰膝酸软，纳谷尚可，夜寐欠安，入睡困难，失眠多梦，大便燥结，小便调，舌质红，苔薄少，脉细弦。

西医诊断：卵巢功能低下性不孕。

中医诊断：不孕症（心肾不交证）。

中医治则：滋肾养阴，清心安神。

处方："养心奠基方"合两地汤加减，炙龟甲（先煎）10g、炙鳖甲（先煎）10g、熟地黄 10g、钩藤（后下）10g、炙知母 10g、怀山药 10g、云茯苓 10g、酸枣仁 20g、酒萸肉 10g、地骨皮 10g、大玄参 10g、冬桑叶 10g、巴戟天 10g、川续断 10g、炒当归 10g、炒白芍 10g、煅龙骨（先煎）20g、煅牡蛎（先煎）20g，14 剂。月经来潮第 5 天起服用，水煎服，每日 1 剂，早晚分服。并嘱夜间 11 点之前睡觉，忌食辛辣油炸食物，男方精液检查，尽快妊娠。

2021 年 10 月 1 日二诊：患者诉 9 月 11 日本院复查 AMH：1.35ng/ml，9 月 25 日月经来潮，失眠多梦及大便干结较前明显改善，无潮热盗汗，仍有心烦。刻下：月经来潮第 7 天，月经刚净，无腹痛，腰酸较前改善，纳尚可，二便尚调，舌质红，苔薄少，脉细弦，9 月 21 日方 14 剂续服，服法同前，排卵后停服。另嘱患者于月经周期第 12 天起隔日监测卵泡，适时安排同房。若监测提示排卵后改予"补肾助孕方"14 剂水煎服，服法同前，月经来潮停。

2021 年 11 月 11 日三诊：患者诉 10 月 27 日月经来潮，腰酸较前明显好转，寐尚安，余无明显不适，舌淡红，苔薄，脉细弦。患者自诉：上周期 10 月 8 日月经第 14 天 B 超提示左侧卵巢见 22mm×17mm 卵泡 1 枚，第 15 天排卵，排卵日子宫内膜厚 12mm。本周期，11 月 7 日周期第 12 天，B 超提示右侧见 18mm×16mm 卵泡 1 枚，11 月 8 日周期第 13 天 B 超提示右侧见 20mm×18mm 卵泡 1 枚，11 月 9 日周期第 14 天 B 超提示右侧卵泡已排，排卵日子宫内膜厚 11mm。排卵后自行将上周期余下的"补肾助孕方"7 剂服完。

2021 年 12 月 26 日五诊：末次月经 2021 年 11 月 21 日，诉 12 月 24 日自测早孕试纸阳性。今日本院查血 HCG 4 727.0mIU/ml，P 18.97ng/ml，E_2 638ng/L。

刻下:早孕 36 天,阴道见极少量褐色分泌物,偶有小腹作坠,无腰酸,情绪尚调,纳可,寐欠安,夜尿 1 次,大便调,舌淡红,苔薄,脉细滑。

诊断:早孕。治以补肾健脾,宁心安胎。以"益肾安胎方"加减。根据患者要求予地屈孕酮,每日 2 次,每次 10mg;黄体酮胶囊,每日 2 次,每次 100mg 口服。并嘱患者一周后来院复查早孕 3 项血及腹部 B 超,如有阴道出血或腹痛等及时就诊。2022 年 1 月 5 日七诊:查血 HCG 116 878.0mIU/ml,P 23.40ng/ml,E_2 1 079ng/L。B 超提示早孕,孕周约 7 周,可见胚胎回声及胚心搏动,胚胎长度约 1.0cm。方药同前,无特殊则随访加减服至孕 12 周后至产科随诊。后随访,患者于 2022 年 8 月 28 日足月顺产一健康女婴。

按语:本案患者为青年女性,因工作生活压力较大,思虑忧愁,劳心耗神,肾精暗耗,故心神受扰,肾精亏虚。患者基础性激素检查提示卵巢储备功能下降,后又行腹腔镜卵巢囊肿剥除术,手术过程中不可避免地会破坏卵巢正常组织中的卵泡膜细胞和颗粒细胞,损伤卵泡,影响卵巢的血运,故患者术后卵巢储备功能进一步下降,生育力降低。患者卵巢囊肿术后,金刃直接损伤胞脉胞络,耗伤气血,以致血海亏虚,冲任失养,故胞宫失养,任脉不主,则月经后期,难以孕育。患者素体亏虚,精血不足,血海不能按时满溢,故见月经后期;肾精亏虚,真阴不足,腰膝失养,故可见腰膝酸软;肾阴亏耗,不能上奉于心,又忧思过度,郁而化火,以致虚阳亢动,虚热内生,故见心烦易怒,失眠多梦,潮热盗汗;舌质红,苔薄少,脉细弦均为阴虚火旺之征。治疗上以滋肾养心为治疗大法,心肾同治。一方面滋肾养阴助肾水上承,另一方面养心安神助心火下降,从而使得心肾相交,水火既济,阴阳平衡。方中龟甲、鳖甲大补肝肾之阴,且龟甲能补养心肾、安神定志,熟地黄补血滋阴、益精填髓,三者共为君药以调和心肾,使心肾相交;钩藤、知母宁心降火;茯苓、山药健脾宁心;酸枣仁养心安神,煅龙牡镇心敛汗,上药共为臣药可清心火,宁心神,养心阴,共奏心宁之态,以达肾实之功。酒萸肉滋肾益肝,涩精补气,杜仲、巴戟天、续断温补肝肾,当归、白芍补血养血,此六药共为佐药肝肾同调,精血同补,阴阳共济以交通心肾。全方从心肾论治,共达滋阴降火、燮理阴阳、交通心肾之功。如此调治 3 个月后恢复规律月经。效不更方,继调 1 个月后患者成功受孕,后随访成功分娩一健康女婴。

第三节　卵巢早衰性不孕

（一）概述

卵巢早衰（premature ovarian failure，POF）指女性 40 岁之前卵巢内卵泡耗竭，或卵巢功能障碍而导致闭经现象，以闭经，伴有卵泡刺激素（follicle stimulating hormone，FSH）>40IU/L 至少 2 次（2 次间隔 >1 个月）、雌二醇（estradiol，E_2）水平降低 <73.2pmol/L、AMH<1.1ng/ml 为特征，临床表现为月经紊乱、不孕，或伴潮热、多汗、焦躁、性欲减退、阴道干燥等症状。POF 在我国的发病率为 1%~3%，是导致女性不孕的重要原因，也与心血管疾病、血脂异常及骨质疏松等疾病密切相关。截至目前，关于 POF 性不孕症的病因及发病机制尚不明确，研究发现可能与遗传、基因突变、自身免疫、医源性损伤感染、社会心理等因素有关。目前尚未有指南明确提出 POF 性不孕症的治疗，目前西医治疗多以病因治疗、激素序贯疗法、生长激素、脱氢表雄酮（DHEA）预处理、促排卵治疗、辅助生殖技术等为主，治疗模式相对固定，且治疗过程中明显的不良反应也使得患者的接受程度不高。近年来的研究热点，如卵巢组织移植、原始卵泡体外激活、卵巢内干细胞移植等，其临床疗效及安全性尚需进一步验证。

（二）病因病机

中医学虽然无 POF 性不孕症的病名记载，但根据其临床表现的症状及特征，将其归属于"月经先期""经水过少""闭经""不孕""年未老经水断"等范畴。古今医家认为本病以肾精亏虚为要，重视从肾肝脾论治，国医大师夏桂成教授创立了"心（脑）- 肾 - 子宫轴"学说，强调心肾在调经、种子中的重要作用。周惠芳教授秉承夏桂成教授学术思想，认为 POF 性不孕症是由肾虚、血虚、肝郁化火、心肾不交等不同因素，导致的心（脑）- 肾 - 子宫轴功能紊乱。

1. 肾虚

先天禀赋不足，或房劳多产，或久病大病，肾气渐亏，气不摄血，冲任失固，则月经先期而来,难以摄精成孕;素体阳虚,或寒气伤肾,阳虚不振,胞宫失煦,无力推动气血运行,胞宫胞脉失养,则月经后期、月经量少甚至闭经;肾阴素虚,或久病伤阴,或天癸乏源,胞宫失养,甚则阴虚生热,热扰冲任,亦导致冲任不固,月经先期或经间期出血。肾精为其物质基础。正如《医学正传》所述:"月经全凭肾水施化,肾水既乏,则经血日以干涸",故天癸的"至"与"竭"、冲任的"盛"与"乏"、月经的"行"与"止",皆与肾紧密相关。肾气不足,精不化血,肾阳亏虚,命门火衰,温煦失职;肾精亏损,精血不足,均可导致月水难行,发为此病。正如《脉经》所云:"肾脉微涩则不月。"由此可见,肾虚是卵巢早衰的根源。

2. 精血亏虚

女子经、孕、产、乳等皆以血为用,血的充盈对于女子生命活动尤为重要。若先天禀赋不足,或房劳多产,或久病大病,加之经、孕、产、乳等生理过程,均可导致精血亏虚,如《灵枢·五音五味》就指出:"今妇人之生,有余于气,不足于血,以其数脱血也。"现代社会女性承受着家庭和工作的双重压力,身心常处于紧张状态,加上不良的生活习惯,更加重了精血的耗伤,故极易出现精血亏虚;虚则子宫气血无法满盈,无血可下,月经自然无法如期而至,表现为月经量少、月经后期。因此,精血亏虚是卵巢早衰的发生基础。

3. 心肾不交

国医大师夏桂成教授"心(脑)- 肾 - 子宫轴"学说认为:心位居上,属阳,心火须下降于肾,使肾水不寒;肾位居下,属阴,肾水须上济于心,使心火不亢。肾无心阳之温煦则水寒,心无肾阴之滋润则火炽。心肾水火升降互济,"心(脑)- 肾 - 子宫轴"方能协调平衡。POF 性不孕症的患者由于日久不孕,盼子心切,思虑太过,暗耗心阴,使心火炽盛于上,或情志不畅,肝气郁滞,肝失疏泄,无法协调心肾交合,最终导致心火炽盛于上,而肾水亏虚于下。临床上表现为烘热出汗、头晕耳鸣、腰膝酸软、心烦失眠等心肾不交之症。

4. 肝郁化火

现代社会生活与职场压力大,育龄期女性常常面临着升学、职场及结婚生育的矛盾,处在焦虑、抑郁、紧张的负面情绪中,容易出现心肝气郁症状。若素体抑郁,情志内伤,暗耗阴血,或肝气郁结,郁久化火,热扰冲任,可出现月经先期;火热上炎,阴血不足,可出现烘热出汗、头晕耳鸣,心烦失眠,口苦咽干;肝为刚脏,体阴而用阳,肝主疏泄,血海失调,故月经量少。

POF性不孕症病因病机较为复杂,因而各种病机常常相兼出现,而非单一因素所致,肾精虚与肝血虚合并表现为肝肾亏虚、肝火与心火合并的心肝火炽、肝火盛及肝血虚导致的肝阴虚生火等。

(三) 辨证思路

POF性不孕症以卵巢内卵泡耗竭为主要特征。辨证除了根据中医"四诊"通过望、闻、问、切了解患者的病史、症状、月经的期、量、色、质,带下性状及舌脉的基本信息采集外;根据"八纲"从阴阳、表里、寒热、虚实这八个方面判断证候的特征,分清主次,辨别真伪,属何脏何腑,从而得出宏观辨证的结果。此外,夏桂成教授提出了调经、种子需要顺应"心(脑)-肾-子宫轴"主导下的女性正常月经节律,遵循其阴阳转换特征进行分析。

从"四诊""八纲""脏腑"进行辨证分析

主要根据全身症状、体征、专科及辅助检查,月经的周期、经期、经量、经色及经质,舌象及脉象等进行综合分析。

(1) 肾虚

主要证候:婚久不孕,月经先期,或月经延后,甚至闭经,量多或少,色淡暗质稀,头晕耳鸣,面色晦暗,或面部暗斑。腰膝酸软,小便清长,舌质淡,苔薄白,脉沉细。若肾虚偏阳可有月经后期,量少,甚至闭经,带下量多,清稀如水,性欲淡薄等;若肾虚偏阴可有月经色红、质稠,带下量少,阴中干涩,形体消瘦,五心烦热,失眠多梦等。

(2) 精血亏虚

主要证候:婚久不孕,月经后期,甚至闭经,量多或少,色淡、质稀,或伴小腹隐痛,头晕眼花,心悸怔忡,阴道干涩,皮肤干枯,毛发脱落,甚至生殖器萎缩,舌淡,苔少,脉细。

(3) 心肾不交

主要证候:婚久不孕,月经先期,或后期,甚至闭经,月经量少,色红;烘热出汗、腰膝酸软、心烦失眠、头晕耳鸣、健忘、夜寐欠安,入睡困难,大便燥结,舌质红,苔薄少,脉细弦。

（4）肝郁化火

主要证候：婚久不孕，月经先期，或后期，甚至闭经，月经量少，色红；经前乳房胀痛，胸胁胀痛，烦躁易怒，焦虑抑郁，嗳气叹息，舌质红，脉沉弦。

（四）临证治要

"调经、种子、安胎"分期辨治 POF 性不孕症。

针对以上对 POF 性不孕症的病机认识，纠正病机，调复"心（脑）- 肾 - 子宫轴"以恢复女性正常月节律是治 POF 性不孕症的基本治法。同时 POF 性不孕症的诊治也顺应了中医"调经、种子、安胎"分期辨治的规律，按照女性月经节律进行调经治疗（调经阶段嘱患者工具避孕）；待该阶段病机基本纠正后，继续采用补肾调周法对患者进行种子治疗（种子阶段监测排卵以指导患者合适时间进行性生活）；最后在安胎阶段继续给予患者补肾固冲安胎治疗。这 3 个阶段的治疗除了要根据辨证论治，还要结合女性所处的不同月经周期阶段进行变换加减。

1. 肾虚

主要治法为补肾调周，佐以健脾养心。

调经阶段：经后期初期予以滋肾养血，养心安神，方药在养心奠基方或左归丸（熟地黄、山药、枸杞子、山萸肉、川牛膝、菟丝子、鹿角胶、龟甲胶）的基础上加青龙齿、酸枣仁、首乌藤养心安神。经后末期，彩超提示有优势卵泡发育，此时阴长阳气萌发、气血波动，酌情加入巴戟天、川芎、红花、当归助阳活血，促进卵泡发育。经间期，优势卵泡成熟即将排卵，此时重阴转阳，气血运动活跃，应温肾活血，协助优势卵泡排出，方选补肾促排卵汤加减。经前期，优势卵泡已消失卵子排出，此时阳长阴消，气血运动相对较为活跃，可给予补肾助孕方或十补丸（熟地黄、山茱萸、炒山药、鹿茸、茯苓、牡丹皮、泽泻、制附子、肉桂、五味子），温补肾阳，理气活血、疏肝解郁以促进气血运动及痰浊瘀血的消除。行经期给予活血化瘀，引血下行的五味调经散加减。

种子阶段：经后期、经间期用药同调经阶段，促进卵泡发育、成熟、排卵及子宫内膜生长。经前期的用药有所区别，给予补肾助孕方以促进阳长阴消，温肾镇心助孕。行经无特殊不适暂不给予处理，此阶段嘱患者彩超监测排卵以指导性生活。

安胎阶段:给予补肾安胎方,益肾宁心安胎,若合并有宫腔积液可加仙鹤草、藕节炭、炒地榆凉血止血;夜尿频多可加金樱子、芡实固精缩尿。

2. 精血亏虚

主要治法为益精养血。

调经阶段:经后期初期予以益肾养血、养心调经,方药在养心奠基方或归肾丸(菟丝子、盐杜仲、枸杞子、山茱萸、当归、熟地黄、炒山药、茯苓)的基础上加青龙齿、炙鳖甲、钩藤以养心。经后末期,彩超提示有优势卵泡发育,此时阴长阳气萌发、气血波动,可给予滋血汤(人参、炒山药、炙黄芪、茯苓、川芎、当归、炒白芍、熟地黄)养血益气,鼓动卵泡发育。经间期,优势卵泡成熟即将排卵,此时重阴转阳,气血运动活跃,应温肾活血,协助优势卵泡排出,方选补肾促排汤加减。经前期,优势卵泡已消失排出卵子,此时阳长阴消,气血运动相对较为活跃,可给予补肾助孕方或二四五合方(当归、川芎、炒白芍、熟地黄、覆盆子、菟丝子、五味子、车前子、牛膝、枸杞子、仙茅、淫羊藿)温肾助阳,养血益气。行经期给予五味调经散加减。

种子阶段:经后期、经间期用药同调经阶段,促进卵泡发育、成熟、排卵及子宫内膜生长。经前期给予补肾助孕方以促进阳长阴消,温肾助孕。行经期无特殊不适暂不给予处理。

安胎阶段:予益肾安胎方,补肾养血安胎,根据患者症状辨证进行加减。

3. 心肾不交

主要治法是清心降火,交通心肾。

调经阶段:经后期初期予以滋阴降火以交通心肾,方药在加减清心汤(钩藤、莲子心、黄连、茯苓、生地黄、炒白芍、丹参、灯芯草)的基础上加山茱萸、怀山药、女贞子。经后末期,给予加减知柏地黄汤(炙知母、炒黄柏、生地黄、熟地黄、炒山药、炒丹皮、茯苓、泽泻、菟丝子、续断、巴戟天),在滋阴降火的同时加入适当的助阳之品,肾为水火之宅,阴阳相互为生长,阴虚日久,必有阳虚。阳虚常为心火炽盛所掩盖,此时适当加入阳性药物不仅不会引起火旺,加重心肾不交,反而有助于带下的正常分泌和卵子的发育。经间期给予补肾促排汤或益肾通经汤(柏子仁、生地黄、熟地黄、丹参、续断、泽兰叶、牛膝、赤芍、白芍、生茜草、五灵脂)加合欢皮、广郁金,活血通络,有较好的促排卵的作用。经前期给予补肾助孕方合钩藤汤加减(钩藤、白蒺藜、合欢皮、合欢花、茯苓、茯神、菊花、灯芯草)加菟丝子、杜仲、肉苁蓉,清心降火,温肾壮阳。行经期给予五味调经散加减。

种子阶段:经后期、经间期用药同调经阶段,促进卵泡发育、成熟、排卵及子宫内膜生长。经前期给予补肾助孕方以促进阳长阴消,温肾助孕。行经期无特殊不适暂不给予处理。

安胎阶段:同肾虚证。

4. 肝郁化火

主要治法是疏肝解郁,滋肾生肝。

调经阶段:经后期初期予养心奠基汤合以滋肾生肝饮(丹参、赤芍、白芍、生地黄、炒丹皮、茯苓、炒山药、泽泻、山茱萸、钩藤、炒栀子、柴胡、甘草),滋水涵木,清肝降火。经后末期卵泡开始生长,肝气失调,必然犯脾胃,故临床上此期常合异功散加减,健脾补气以促进卵泡生长。经间期给予加减柴胡疏肝饮(柴胡、郁金、制香附、炒枳壳、当归、赤芍、白芍、续断、川芎、陈皮),疏肝解郁,促进卵子的排出。经前期给予加减丹栀逍遥散(炒栀子、炒丹皮、当归、赤芍、白芍、茯苓、柴胡、郁金、白蒺藜)加巴戟天、紫石英、淫羊藿、盐杜仲清肝解郁,温肾壮阳。行经期给予五味调经散加减。

种子阶段:经后期、经间期用药同调经阶段,促进卵泡发育、成熟、排卵及子宫内膜生长。经前期给予补肾助孕方以促进阳长阴消,温肾助孕。行经期暂不给予中药活血通经处理。

安胎阶段:同肾虚证。

(五)验案举隅

1. 肾虚型 POF 性不孕症

孙某,女,38 岁,2020 年 10 月 26 日初诊。

主诉:未避孕未孕 4 年。4 年前患者开始不避孕性生活,但一直未孕,外院曾子宫输卵管造影提示:双侧输卵管通畅。月经周期 18~24 天,末次月经 10 月 12 日,量少,色暗黑,无血块,无痛经。刻下:月经周期第 14 天,时感烘热汗出,心烦易怒,腰膝酸软,带下量少,纳尚可,夜寐欠安,大便燥结,舌暗红,苔薄白,脉沉细。生育史:1-0-0-1。既往女性激素检查:FSH 42.98mIU/mL,LH 23.03mIU/mL,E_2 32pg/mL,T 0.26ng/mL,PRL 11.13ng/mL,P 0.4ng/mL,AMH

0.85ng/ml。

西医诊断：POF 性不孕症。

中医诊断：不孕症（肾虚证）。

中医治则：补肾调周，佐以健脾养心。

处方：以补肾助孕方加减，熟地黄 10g、山茱萸 10g、炒山药 15g、地骨皮 10g、大玄参 10g、云茯苓 10g、牡丹皮 10g、泽泻 10g、五味子 10g、钩藤[后下]10g、煅龙骨（先煎）20g、煅牡蛎（先煎）20g、青龙齿（先煎）20g、川牛膝 10g、肉桂（后下）5g。12 剂，日 1 剂，水煎服。

2020 年 11 月 23 日二诊：末次月经 11 月 9 日，月经量较前稍增，但仍不多，纳寐可，二便调，苔脉同前。又值经前期，前方加鸡血藤 20g，佛手片 5g 继续治疗，月经来潮停服。

2020 年 12 月 7 日三诊：末次月经 12 月 2 日，患者此次月经量较前增多，色鲜红，少许血块，5 天自净，刻下月经周期第 6 天，白带黏稠，纳寐可，二便调，未避孕。予养心奠基方合滋肾生肝饮加减，炙鳖甲（先煎）10g、炙龟甲（先煎）10g、熟地黄 10g、山药 15g、枸杞子 10g、山萸肉 10g、炒当归 10g、青龙齿（先煎）20g、酸枣仁 20g、钩藤 10g、菟丝子 15g、续断 10g、炒党参 15g、炒白术 10g，7 剂，日 1 剂，水煎服。另予补肾促排汤加减，丹参 15g、赤芍 15g、白芍 10、山药 10g、山萸肉 10g、熟地黄 10g、牡丹皮 10g、茯苓 10g、续断 10g、鹿角片（先煎）10g、红花 6g、川芎 10g、路路通 10g、炒白术 10g。3 剂，日 1 剂，嘱患者前方服完后继续服用后方以促排卵，月经来潮第 12 天起，隔天 1 次，阴式 B 超监测卵泡，排卵后停药，同时指导患者适时同房。

2020 年 12 月 31 日四诊：患者月经周期第 29 天，自测尿 HCG 阳性，今日血液检查 HCG 878.0mIU/ml，P 23.40ng/ml，E$_2$ 179ng/L。出现阴道少量出血，腹不痛，腰酸轻，夜寐安，心情紧张，纳谷旺，二便调，舌尖红，苔薄白，脉细滑，寻求保胎治疗。故给予补肾安胎方治疗 2 周，定期复诊，定期复查血 HCG、E$_2$、P 及盆腔 B 超，诸症悉除，安然孕至足月分娩。

按语：患者已逾五七之年，未避孕未孕 4 年，伴有烘热出汗、烦躁易怒等围绝经期症状，激素检查提示卵巢功能早衰。故诊断为 POF 性不孕症，患者腰膝酸软，带下量少，纳尚可，夜寐欠安，大便燥结，舌暗红，苔薄白，脉沉细。肾主生殖，腰为肾之府，肾虚腰府失荣则出现腰酸、四诊合参辨为肾虚之证。患者初诊时处于经前期,故给予补肾助孕方合十补丸加减,温补肾阳。此后继续给予补肾调周法治疗2月余,经后期养心奠基方合左归丸加减,以滋肾养血奠基,排卵期以益肾活血促排,一方面恢复其正常的月经节律,同时兼顾促排助孕,患者成功妊娠后出现因肾气不足出现胎漏之证,予益肾安胎方以补肾健脾固冲安胎为治,全程均以补肾健脾养血为要,先后天同补,终获妊娠产育。

2. 精血亏虚型POF性不孕症

李某,女,32岁,2019年9月6日初诊。

主诉:未避孕未孕3年,月经停闭2年。3年前患者开始无避孕性生活,但一直未孕,2年前患者出现闭经,行人工周期治疗方能行经,停药后月经不能来潮,近期查基础性激素:FSH 60.20IU/L,LH 24IU/L,E₂ 65.5ng/L,AMH 0.55ng/ml。末次月经2019年8月20日,刻下:服用芬吗通黄片2天,小腹隐痛,头晕眼花,心悸怔忡,阴道干涩,皮肤干枯,毛发脱落,甚至生殖器萎缩,舌淡,苔少,脉细。

西医诊断:POF性不孕症。

中医诊断:不孕症(精血亏虚证)。

中医治则:益精养血。

处方:四二五合方合二甲地黄汤加减,当归12g、川芎10g、炒白芍12g、熟地黄12g、覆盆子15g、菟丝子12g、五味子15g、车前子12g、牛膝10g、枸杞子15g、仙茅9g、淫羊藿30g、炙鳖甲(先煎)10g、炙龟甲(先煎)10g 10剂,日1剂,水煎服。

2019年9月25日二诊:末次月经2019年9月25日(撤芬吗通后)。月经来潮第1天,月经量少,色红,有少量血块,舌红苔腻,脉弦细。患者正值经期,故从经期论治,给予处方1:五味调经散加减:炒当归10g、紫丹参10g、炒赤芍10g、五灵脂15g、香艾叶10g、益母草20g、制香附10g、泽兰叶10g、云茯苓10g、炒续断10g,5剂,日1剂,水煎服,今日起服。处方2:养心奠基方合归肾丸加减:炙鳖甲(先煎)10g、炙龟甲(先煎)10g,五味子10g、菟丝子15g、盐杜仲12g、枸杞子15g、山茱萸12g、炒当归12g、熟地黄10g、炒山药20g、云茯苓10g、青龙齿(先煎)30g、双钩藤(后下)10g、炒党参15g、炒白术10g。14剂,日1剂,水煎服,月经干净后起服。并嘱咐本周期起停服芬吗通。

2019年10月16日三诊:刻下月经第22天,本周期月经量增多,经期延长10天方净,现见少量锦丝状带下,舌红苔白,脉细弦。从经间期论治,滋阴补阳并举,给予处方1:补肾促排卵汤加减,炒赤芍10g、大川芎10g、炒当归10g、山茱萸9g、续断10g、菟丝子10g、杜仲15g、柏子仁10g、五味子10g、炒荆芥6g、陈皮6g、川桂枝10g,7剂,日1剂,水煎服。处方2:补肾助孕方加煅龙齿(先下)20g、双钩藤(后下)10g、鸡血藤20g、川牛膝10g、炒白术10g、炮姜5g,14剂,如月经来潮停服,如月经未来潮续服。今日血液检查AMH0.8ng/ml。

四诊到十五诊继续给予上述补肾调周治疗,月经30~50天一行,经量接近以往量,腰酸、口干、目涩等症状明显改善,患者迫切要求怀孕,自四诊起,开始进行种子阶段治疗,嘱咐患者顺其自然,减除思想包袱,见有锦丝状带下时指导性生活。

2020年10月12日十六诊:末次月经2020年9月6日。刻下:停经37天,自测妊娠试验阳性,今日予查:HCG 634.0mIU/ml,P 20.40ng/ml,E_2 204ng/L。患者要求保胎,给予补肾安胎方,健脾益肾、固冲安胎。

按语:该患者卵巢早衰,长期运用激素序贯治疗方能行经,但一直未孕,治疗效果欠佳,患者来诊时嘱咐其停用激素,转用中药治疗。患者因为开网店夜间工作非常多,熬夜成习,阴血肾精暗耗,血海空虚,月经停闭,胞宫胞脉空虚难以受孕,小腹失荣则出现隐痛不适,头晕眼花,心悸怔忡亦为血虚失荣之象,故辨证属于精血亏虚证。给予益精养血,补肾调周治疗。来我院治疗后,一直嘱咐患者务必于22时30分之前就寝,注意休息,顺应自然节律,放下思想包袱,逐步恢复自我调适能力,卵巢功能得以缓慢恢复,对于妊娠大有裨益。卵巢功能恢复后出现自发排卵,中药顺应时机给予促排治疗以助妊娠,终获良效。

3. 心肾不交型POF性不孕症

朱某,女,35岁,2021年6月12日初诊。

主诉:未避孕未孕6年,月经后期5年。6年前患者开始不避孕性生活,但一直未孕。自述曾做子宫输卵管造影,双侧输卵管通畅。5年前,出现月经后期,周期40~60天,月经量中,色红,无血块,3天净,间断服用激素药物治疗,近3个月出现烘热汗出,紧张及情绪激动时明显。末次月经2021年4月

24 日,2 天净,量少,色暗,无血块。婚育史:0-0-0-0。

刻下:停经 50 天,时感烘热汗出,心烦易怒,腰膝酸软,带下量少,纳尚可,夜寐欠安,入睡困难,大便燥结,舌质红,苔薄少,脉细弦。

辅助检查:2021 年 4 月 26 日性激素 FSH 48.04mIU/mL,LH 24.4mIU/mL,E_2 12ng/L,AMH 0.96ng/mL。今日 B 超:子宫内膜 10mm,子宫附件未见异常。查血 HCG 2.3(未孕)。

西医诊断:POF 性不孕症。

中医诊断:不孕症(心肾不交证)。

中医治则:舒心安神,滋肾养阴。

处方:自拟滋肾舒心方加减,双钩藤(后下)15g、莲子心 5g、云茯苓 10g、生地黄 10g、炒白芍 10g、紫丹参 12g、灯芯草 5g、山茱萸 10g、怀山药 15g、煅龙齿(先煎)30g、炙鳖甲(先煎)10g、炙龟甲(先煎)10g、煅龙骨(先煎)20g、煅牡蛎(先煎)20g、陈皮 6g、巴戟天 10g。21 剂,日 1 剂,水煎服。

2021 年 5 月 25 日二诊:时感心烦,偶有烘热汗出。入睡困难及大便干结较前明显改善,末次月经 2021 年 4 月 24 日,月经尚未来潮,近期见少量锦丝样带下。舌红苔薄,脉细弦。今日阴式 B 超提示:子宫内膜厚度为 10mm,左侧见一枚 10mm×14mm 卵泡,右侧有 2 枚均小于 9mm 的卵泡。按经间期论治,治以交通心肾,佐以活血通络。方选益肾促排汤加减:柏子仁 10g、熟地黄 10g、紫丹参 10g、续断 10g、宣红花 10g、炒当归 10g、炒赤芍 12g、大川芎 10g、五灵脂 10g、炒党参 15g、广郁金 10g、巴戟天 10g、川桂枝 10g,7 剂,日 1 剂,水煎服。

2021 年 6 月 5 日三诊:上述症状明显改善,腰酸时作。舌质偏红,苔薄白,脉细弦。按经前期论治,治疗上补肾助阳,扶助阳长。方用四二五合方加补肾助孕方加减:炒当归 15g、大川芎 10g、炒白芍 10g、熟地黄 10g、覆盆子 15g、菟丝子 12g、五味子 10g、车前子 12g、川牛膝 15g、枸杞子 15g、鹿角片先下 10g、紫石英先下 10g,巴戟天 10g,21 剂,日 1 剂,水煎服,如月经来潮停药。经期以五味调经散加减:紫丹参 10g、炒赤芍 10g、五灵脂 10g、益母草 20g、艾叶 10g、制香附 10g、泽兰叶 10g、川牛膝 10g、云茯苓 10g、合欢皮 10g,5 剂,经期每日 1 剂,水煎服。

四诊、五诊、六诊开始种子阶段的治疗,嘱托患者开始不避孕性生活。

2021年10月2日七诊:末次月经为2021年8月25日,3天净,量较前稍增,色红,见少量血块。此后继予滋肾养心、补肾促排、补肾助阳序贯治疗,即月经来潮第5天起服养心奠基方加减,卵泡直径达16mm×16mm时,服补肾促排汤,排卵后停药。排卵后起,服补肾助孕方加减,月经来潮停药,指导性生活。如此调治3个月后患者终于成功妊娠,又与益肾安胎保胎治疗至孕12周,当地产科就诊。

按语: 患者月经稀发,并伴有烘热出汗等围绝经期症状,激素检查提示卵巢功能早衰。初诊时以烘热汗出、心烦易怒、夜寐欠安等心火亢盛的表现为主。本为肾中阴阳失调,心肾失济是其发病关键。心不宁则肾不实,治疗上宁心安神以助肾阴癸水滋长,心肾同治,宁心补肾并用。一方面舒心安神使心火下降,另一方面滋肾养阴使肾水上承,心肾相交。自四诊开始调经种子为治,案中时时顾护心之调治,宁心之态,以达肾实之功。

4. 肝郁化火型POF性不孕症

黄某,女,34岁,2020年8月9日初诊。

主诉: 月经稀发伴未避孕未孕2年。2年前患者开始出现月经稀发渐至经闭,后间断服用妈富隆或者黄体酮等激素来潮,2年来未避孕未孕,近2年多次测性激素FSH在40IU/L~60IU/L之间波动。外院诊为卵巢早衰。月经史:初潮14岁,既往5/35天,量中,有血块,无痛经。婚育史:0-0-1-0。外院子宫输卵管造影提示:双侧输卵管通畅。末次月经2020年7月27日(撤黄体酮后),今日血液检查AMH 0.72ng/mL。刻下第14天,偶有烘热感,白带甚少,夜寐一般,乏力,出汗较多,乳胀刺痛,心烦易怒,纳谷尚可,大便干结,舌边尖红,苔薄白,脉细弦。

西医诊断: POF性不孕症。

中医诊断: 不孕症(肝郁化火证)。

中医治则: 滋肾涵木,清肝降火。

处方: 养心奠基方合滋肾生肝饮加减,炙鳖甲(先煎)10g、炙龟甲(先煎)10g、紫丹参15g、炒赤芍10g、炒白芍10g、生地黄12g、炒丹皮12g、云茯苓10g、炒山药15g、泽泻10g、山茱萸10g、双钩藤10g、炒栀子6g、醋柴胡6g、炙甘草3g、炒党参15g、陈皮6g、炒白术15g,21剂,日1剂,水煎服。

2020年9月9日复诊:末次月经2020年7月27日。药后口干好转,夜寐欠安,出汗减少,心情平和,近日见锦丝样带下。脉弦,舌红,苔薄腻。按经间期论治,给予处方1:柴胡疏肝饮合补肾促排卵汤加减:柴胡6g、广郁金12g、制香附10g、炒枳壳10g、炒当归12g、炒赤芍10g、炒白芍10g、续断10g、川芎10g、陈皮6g、大熟地10g、巴戟天10g、川桂枝10g,7剂,日1剂,水煎服。处方2:加减丹栀逍遥散合补肾助孕方:炒栀子6g、炒丹皮12g、炒当归10g、炒赤芍10g、炒白芍10g、云茯苓10g、柴胡6g、广郁金10g、白蒺藜10g、巴戟天10g、紫石英(先煎)10g、淫羊藿10g、盐杜仲10g、煅龙骨(先煎)20g、煅牡蛎(先煎)20g,14剂,日1剂,水煎服,月经来潮停服。

2020年10月14日三诊:末次月经10月8日。近期复查性激素:LH 8.82IU/L,FSH 22.13IU/L,E_2 160ng/L。刻下:烘热出汗明显减轻,腰酸不著,夜寐尚可,纳食一般。脉细弦,舌红苔白。从经后期论治,拟养心奠基方合滋水生肝饮加减:炙鳖甲(先煎)10g、炙龟甲(先煎)10g、紫丹参15g、炒赤芍12g、炒白芍12g、生地黄12g、炒丹皮10g、云茯苓10g、炒山药15g、泽泻10g、山茱萸10g、双钩藤10g、柴胡6g、炒白术10g、巴戟天10g,21剂,日1剂,水煎服。

2020年11月4日四诊:此次月经第28天时,B超检测示有优势卵泡排出,排卵试纸测有强阳性,检测到卵巢储备较前增加且能有卵泡排出,拟经前期论治,给予补肾助孕方合丹栀逍遥散加减,14剂,日1剂,水煎服。患者可进行正常排卵,后于本院行辅助生殖技术助孕,一次成功妊娠。

按语:患者月经稀发至闭经伴有烘热出汗等症状,激素检查提示卵巢功能明显下降,属于卵巢早衰的范畴。患者初诊时心烦夜寐差,烦躁易怒,肾主生殖,内寓阴阳,为封藏之本,水火之宅,其年五七,经水将断,是肾中水火俱虚,癸水衰竭。故治疗大补肝肾,以养心奠基方合滋肾生肝饮为主,重在滋养肾水涵木,增养癸水,后期患者症状缓解,滋肾涵木,清肝降火。经后末期卵泡开始生长,肝气失调,必然犯脾胃,故临床上此期又合异功散加减,健脾补气以促进卵泡生长。经间期给予加减柴胡疏肝饮,促进卵泡的破出。经前期给予补肾助孕方合丹栀逍遥散加减。患者症状缓解,排卵恢复,故继续给予补肾调周治疗。患者有排卵后,经辅助生殖技术治疗以成功助孕。

第四节　薄型子宫内膜性不孕

（一）概述

不孕症已成为世界上影响人类身心健康的第三大疾病，是全球共同关注的生殖问题。现代辅助生殖技术（ART）的广泛应用，为众多迫切求子的不孕夫妇带来希望。然而，ART 的受孕率仍仅为 30%~40%，子宫内膜容受性受损占妊娠失败原因的三分之二，因此，子宫内膜容受性是影响妊娠成功的关键因素。子宫内膜容受性是子宫内膜在黄体中期的"着床窗口期"接纳胚胎以实现妊娠的能力。薄型子宫内膜则指在该时期的内膜厚度小于实现妊娠厚度的阈厚度，目前普遍将 7mm 作为界定值。薄型子宫内膜造成子宫内膜容受性低下，影响胚胎着床，导致自然妊娠和 ART 妊娠失败。

中国专家共识推荐：在自然周期中卵泡最大直径≥18mm 时，或者促排卵周期 HCG 注射日即自然周期 LH 峰日当天，经阴道超声检测子宫内膜厚度≤7mm 的不孕症患者，称为薄型子宫内膜不孕症。目前将子宫内膜厚度≤7mm 定义为薄型子宫内膜；≤5mm 为重度薄型子宫内膜；当基底层受到严重损伤时，大部分基底层被单层上皮、纤维组织替代，对激素刺激无反应，导致内膜功能层难以再生，为顽固型薄型子宫内膜。

引起薄型子宫内膜的病因主要有 4 个方面：内分泌功能失调、内膜损伤、内膜病变、不明原因。许多研究证明促排卵药能够影响子宫内膜的发育及改变子宫内膜的厚度，并且促排方案不同，对子宫内膜的影响不同。宫腔反复操作、支原体感染、衣原体感染、盆腔结核等均会造成子宫内膜基底层粘连受损，影响内膜血供及细胞增殖，导致内膜菲薄。在黄体期，黄体细胞具有分泌营养物质的作用，能为子宫内膜提供营养物质，提高子宫内膜容受性，促进受精卵着床以营养胚胎。黄体功能不全导致的子宫内膜分泌不良，可降低受孕率。

（二）病因病机

祖国医学古籍中虽无"薄型子宫内膜"记载，据其临床表现及特点，应归于"经水过少""闭经""不孕"等疾病范畴。周惠芳教授认为薄型子宫内膜性不孕症的成因主要关乎经后期的肾阴亏虚,阴血难复,阴长不及,内膜贫瘠失养,难以种子濡胎。肾虚、肝郁、脾虚、血瘀、痰湿等诸多因素,导致心(脑)-肾-子宫轴功能紊乱、阴阳失衡,可直接或间接导致经后期的阴长难以至重,血海满溢受限,发为薄型子宫内膜性月经量少、不孕症。

1. 肾虚

《傅青主女科》中记载"经水出诸肾,肾中水足则经水多,肾中水亏则经水少",肾藏先天之精,可见月经量的多少是肾水状况的验证,女子受此精水而滋生润泽。肾藏精,精化气,肾气分阴阳,子宫内膜为有形之物,肾阴化肾精,精血同源,互相转化,肾阳蒸腾肾气,内膜得以濡养。肾之精气,是促进和维持人体生殖机能、生长发育的基础物质,肾阴滋养可促进卵泡的发育,子宫内膜生长,而成熟卵泡的排出则有赖肾阳的鼓舞。因此子宫的正常生理功能由肾藏精功能所决定。因素体天赋不健、高龄、过度疲劳或房事不节或者多次流产皆会耗气伤津,肾失封藏生精之功能,肾气渐虚,阴损及阳,肾阳虚损,冲任虚耗,气血亏损,胞宫失于濡养,而导致子宫内膜偏薄,不能摄精成孕。

2. 肝郁

《素问》:"肝者,将军之官,谋略出焉。"肝主疏泄,调畅情志,调和气血。《傅青主女科》:"肝气不开,则精不能泄,肾精既泄,则肝气亦不能舒。"肝肾乙癸同源,母子相依,精血互化并能下注于冲任,对胞宫内膜有濡养之效。肝体阴而用阳,性喜舒畅而恶抑郁,七情内伤则肝失条达。妇人若性本优柔寡断,遇事自缚,使肝气不疏,郁结于内,疏泄失常,冲任气机不畅,则经水不调,内膜失以濡养,难于成孕。

3. 脾虚

脾胃乃后天之本,脾运化水谷精微充养先天真元,即"肾精之化,因于脾胃"。《傅青主女科》云:"脾胃健而生精自易,是补脾胃之气与血,正所以补肾之精与水也。"此外亦有"妇人脾胃久虚……气血俱衰,而致经水断绝不行""经脉不行,多有脾胃损伤而致"之说,若妇人素有不良纳食习惯,损伤脾胃,则精微失化,血气乏源,难于濡养肝肾、冲任、血海,内膜亦无以充养,致内膜过薄,难于受孕。

4. 血瘀

《诸病源候论》谓:"血气聚结子处则阴阳二气无法周流,故无子也。"提出瘀血可导致不孕。反复流产、金刃之伤不仅耗损阴血,且伤肾致瘀;肾气虚弱,无力推动;肾阳虚弱,失于温煦;肾精不足,失于濡养;肝气郁结,血行不畅;脾气虚弱,无力推动均可导致瘀阻胞宫。另外,瘀血作为致病因素,血液淤积不行,各脏腑组织功能未能正常进行,久则五脏六腑无以归养于肾,肾中之精无以生长,而肾虚精亏无以化生元阴元阳,无以熏蒸五脏六腑之气化,因此血瘀加剧,难以生新。最终,导致胞宫久失濡养,子宫内膜持续性偏薄。

5. 痰湿

平素脾虚之人,易水湿内停、痰湿困脾,使冲任受阻,胞宫、胞脉阻滞不通,血海不能按时满溢,内膜化源受阻,难于摄精成孕。或恣食肥甘,运化失常,躯脂满溢,痰湿内盛,胞脉受阻,致令不孕;或脾阳不振,无力运化水湿,湿聚成痰,壅滞冲任,不能成孕。

(三)辨证思路

薄型子宫内膜性不孕为妇科常见疑难疾病,以月经量少、月经后期、月经停闭及不孕为主要临床特征。临证应根据月经量、色、质、伴随症状及体征,结合舌脉特点辨别何脏何腑,辨别阴阳、表里、寒热、虚实,标本同治。同时还需结合以"心(脑)- 肾 - 子宫轴"为主导的女性月经周期气血运动规律及阴阳转换特征进行分析。

1. 从"四诊""八纲""脏腑"进行辨证分析

主要根据全身症状、体征、专科及辅助检查,月经的周期、经期、经量、经色及经质,舌象及脉象等进行综合分析。

(1)肾虚

主要证候:经量素少或渐少,色暗淡,质稀;腰膝酸软,头晕耳鸣,足跟痛,或小腹冷,或夜尿多;舌淡,脉沉弱或沉迟。

(2)肝郁

主要证候:经来后期,量少,色暗红或有血块,小腹胀痛;精神抑郁,经前胸胁、乳房胀痛;舌质正常或红,苔薄白或微黄,脉弦或弦数。

（3）脾虚

主要证候:经来先期,经量少,色淡红,质清稀,小腹隐痛,喜暖喜暗;气短神疲,面色㿠白,或面浮肢肿,四肢不温;舌质淡,苔薄白,脉弱或沉细。

（4）血瘀

主要证候:经来后期,经行涩少,色紫暗,有血块,小腹胀痛,血块排出后胀痛减轻;舌紫暗,或有瘀斑、瘀点,脉沉弦或沉涩。

（5）痰湿

主要证候:经来后期,经行量少,色淡红,质黏腻如痰;形体肥胖,胸闷呕恶,或带多黏腻;舌淡,苔白腻,脉滑。

2. 从"心（脑）- 肾 - 子宫轴"主导的女性月经周期节律进行辨证分析

"经调"方能"子种",根据女性月经周期中气血、阴阳的演变规律,可将其划分为经后期、经间排卵期、经前期及行经期四个时期。

（1）经后期的生理特点为阴长阳消,血海渐盈,卵泡滋育,是奠定月经周期演变的基础时期

经后初期,血虚胞空,阴长运动相对静止,此时肾中阴、血、精、水相对不足,临证常见月经量少、内膜菲薄、带下量少、阴中干涩等,亟待恢复生新。内膜是否丰厚其本不离心肾。若胞宫于此期得心肾调摄而藏之坚固不泻,则阴精得以持续滋育,血海由虚渐盈,阴长达甚而重,助力卵子的生长发育与顺利排出。若心肾失交、上下失资,肾中阴精亏虚则无以上济心火,致心火过旺、心气郁结;心失所养、心火动荡,下降失职,致肾水过寒、胞宫不温,血凝气滞,终致胞宫如"寒冻之地"。如氤氲之前胞中气血涨溢受限则导致后续重阴未至、月经推后、排卵异常等问题。冲任失养不充,血海不得丰盈,内膜失其濡润,天癸按期未至,遑论种子养胎?是故防治本病应格外重视经后期阴血的长复,滋肾养心,协肝调脾,阴阳调和,内膜丰沃,血海满盈,经调轴复。

（2）经间排卵期的生理特点为重阴转阳,氤氲之时,顺利排卵,为月经周期中的关键转化期

经间期已经历了经后期的阴精、癸水的持续滋长,阴长至重,表现为卵泡成熟,水液盈满,出现锦丝样带下。若此时阴阳顺利转接,重阴必阳,则血和盈动,鼓卵排出,阳气始升,温煦诸脏。若此时重阴不足,水液匮缺,内膜及卵子发育欠佳,则内膜菲薄贫瘠、卵子发育受损、锦丝带下减少等;阴阳转化不利则

出现排卵障碍,继而影响经前期的阳气升发,导致内膜容受性欠佳,内膜接受精卵的能力下降,难以受孕。

（3）经前期的生理特点是阴消阳长,温煦暖胞,气血旺盛,为胚胎着床或排浊化瘀的重要时期

经前期为经间期重阴转阳的接续,此期特点为阳气升长迅猛,温煦胞宫肾水,清除胞中瘀浊,血海丰盈至甚,冲任气血旺盛,做好受孕或排浊的准备。该期临床常见两类病人:一为心肾阳虚不足,胞宫不得温煦,寒凝瘀滞而膜削,可出现畏寒肢冷、经行腹泻、经行腹痛、血块较多等临床表现;一为阳长渐重偏盛,心肝气郁火旺,灼耗阴血而膜伤,症见经前乳胀、经前漏红、月经量少、心烦失眠等。

（4）行经期的生理特点是重阳转阴,排经泄浊,祛瘀生新,标志着新旧周期的交替时期

行经期内膜剥脱,重阳转阴,辞旧迎新,排去浊液瘀血等郁积旧物,化生阴水精血等新兴产物,为月经周期新旧交替的转化期,标志着下一周期气血阴阳运动的开启。若经前期阳长不足,难以达甚,转化不利,则月经后期而经水难行;若肾阴不足,阴损及阳,则月经先期而量少稀薄;若痰浊、瘀血阻滞胞宫,气血受阻,冲任失司,则出现经行腹痛、经水过少、周期异常等问题。

(四) 临证治要

周惠芳教授认为本病病机关键在于心肾失养、胞宫空虚,以经后滋肾养心、经前温肾镇心的序贯调周大法为根基,按女性生理周期分段辨证运用补肾调周法,同时结合心理调节和生活起居指导改善内膜情况,总以调节"心（脑）- 肾 - 子宫轴"的阴阳平衡为宗旨整体调理诸脏,使膜丰轴复、治病求本,提高妊娠率。

1. 中药调周,经调子种

（1）经后期为促进精血滋长的关键时期

临床症见经间排卵、经前着床之时内膜菲薄虽为诸脏阴阳失调、生殖轴功能紊乱的结果,然追根溯源,与经后期胞宫"阴长"不足、"血海"未盈、"物资"匮缺、"基础"松动密切相关。且现代女性多因工作压力、失眠熬夜等致其阴精营血亏耗、胞宫燥火暗生。周惠芳教授常用自拟"养心奠基方"（已获国家

发明专利,专利号:ZL 2021 1 0279302.7)加减,旨在滋肾阴、养心神、奠膜基,拟
方如下:炙龟甲 10g、炙鳖甲 10g、熟地黄 10g、酒萸肉 10g、炒白芍 10g、酒当归
10g、川芎 10g、酸枣仁 15g、炙知母 10g、云茯苓 10g、炒党参 10g、炒白术 10g。
方中以二甲地黄汤、养精种玉汤、酸枣仁汤为基:以炙龟甲、炙鳖甲血肉有情之
品为君,填精补髓、滋阴养血之妙药,大补肾中癸水,胞膜得充而复;归、芎、地、
芍为补血调血之四物"圣方",为胞宫血海渐盈奠定牢固基础,添一味萸肉平
补肝肾阴阳,共为臣药;配以枣仁养心、知母宁心,共护心阴心血,以助肾实阴
长;四君相伍,主归脾胃,旨在益气生血、健脾生津,使补而不滞。诸药相合,共
奏益阴生精、补养冲任之功。血海充盈,阴精滋长,胞膜增养而渐丰。阴长与
阳消处于动态相存的平衡中,经后末期阴长需得阳气之助方能至重,因此周惠
芳教授常配以温润之巴戟天、续断等阳药,使"阴得阳升而泉源不竭",促进重
阴转阳而入氤氲之期。

(2)经间期重阴转阳,为阴盛阳始动的氤氲之候,治当补肾活血促进阴阳
转化,肾阳鼓动,排出精卵,促进内膜顺利转化

周惠芳教授常予"益肾促排汤"加减以调气活血、鼓阳促排,加用活血通
络之品,拟方如下:川桂枝 10g、炒赤芍 10g、怀山药 15g、酒萸肉 10g、紫丹参
10g、大川芎 10g、鸡血藤 20g、鹿角片(先煎)10g、川续断 10g、炒白术 10g、煅
紫石英(先煎)10g、炒党参 10g、煨木香 10g、路路通 10g、柏子仁 10g。脾虚兼
有痰湿者,可加炒苍术、制香附、皂角刺、广陈皮以温肾活血、通络祛痰化脂以
促进优势卵泡排出;心肝气郁者,基于"神能驭精""心脑神明为驾驭排卵之
关键",可在方中酌加远志、菖蒲、合欢皮、广郁金等品以疏解心肝之郁,促进
排卵。

(3)经前期阳长阴消,为子宫内膜持续丰盈、接受孕卵的核心时期

前期充足之阴,才能保证此期阳长至重阳,该期为孕卵着床的重要时期,
重在补肾助阳维持黄体功能,治当以温肾助阳、固藏气血、固护胎元。周惠芳
教授认为,该期阴阳消长不利的根本在于心肾升降失司,创制具有温肾助阳、
镇心解郁作用的"补肾助孕方"加减,由鹿角片(先煎)10g、菟丝子 15g、炒白
芍 10g、山药 10g、酒萸肉 10g、柴胡 6g 等八味药组成。诸药合用,温补肾阳为
主,兼以镇心疏肝,使经前期阳长之重,内膜丰厚,胞宫温煦,利于调经种子,精
卵着床。

（4）若此月经周期未孕则进入"重阳转阴"的行经期

经血按时来潮,心气下达,胞脉畅通,血室正开,当泻而不藏,由满而溢,胞宫按期泻排陈旧浊瘀以让位生新,标志着一个完整周期的结束和新一月经周期的开始,如此周而复始。此期若经行量色质正常可不用药。对于经行不畅、经水涩少的病人,周惠芳教授往往给予五味调经散加减以和血排瘀、引血下行,以防留瘀之虞,拟方如下:酒当归 10g、炒赤芍 10g、大川芎 10g、五灵脂 10g、艾叶 10g、益母草 20g、紫丹参 10g、川牛膝 10g、制香附 10g、怀山药 10g 等。

总之,周惠芳教授对月经周期的不同阶段采用滋肾养心、温肾镇心的序贯疗法,滋肾水温肾阳、养心血镇心神,心肾共调,顾护心肾之阴阳平衡,调控胞宫血海如期满盈。

（5）以"心肾同治"为基础,强调因人辨证施治

张仲景在《金匮要略》中有云:"其虽同病,脉各异源,子当辨记,勿谓不然。"周惠芳教授基于上述"心肾同治"的序贯大法,尤其强调因人辨证施治的重要性。诸多病因可致本病发生,对于胞宫反复为金刃损伤而新血难生的病人,临证常予紫河车、炙龟甲、炙鳖甲等血肉有情之品滋肾填精,最是养血补膜;对于湿热邪毒入侵胞宫而经水不利者,周惠芳教授常配以苍术、黄柏、香附等品清热利湿、消炎养膜;对于卵巢功能减退而身热汗出、胞膜渐亏的患者,受著名医家傅青主的启发,巧用"收汗妙品"地骨皮、肥麦冬、冬桑叶清火敛汗、养阴复膜;后天脾胃化气生血以充肾,为血海充盈的必要条件,故对于脾胃素虚者,酌加麦芽、谷芽、白术等益气补脾之品,丰盈气血,滋长胞膜;临床上性情焦躁易怒、饮食不规律的病人不在少数,究其病因,不离心气郁结、肝旺克脾,故施以陈皮、梅花、郁金等解郁佳品,使得胞宫泄藏有度……如此审证求因,诸脏相合,冲任得调,胞膜渐丰,月事盛畅。

2. 疏导情志,调节起居

"妇人百病,皆由心生",通过诸脏整体调治,使心肾相交、精神互依,乃胞宫按时满溢、藏泄有度的必备条件。鉴于薄型子宫内膜患者本因肾阴癸水、精血匮乏而经量受限、"土壤"贫瘠、虚火渐生、暗耗营阴、心神愈伤,久则血不养心、阴不充肾。现代研究亦表明,长期不良心理因素作用于神经系统,可造成生殖内分泌平衡失调、代谢紊乱。因而周惠芳教授在心肾辨治的基础上,除

选用青龙齿、知母、酸枣仁、钩藤等养心清心外,亦添佐疏郁理气之品如郁金、香附、柴胡、梅花等,心神清静安养,心肝郁结得舒,诸脏调燮。临床此类患者多有反复流产或者宫腔操作史,周惠芳教授常嘱其务必采取避孕,减少不必要的流产及宫腔操作次数。且现代人多有熬夜习惯(常零点后入睡),中医认为23时—凌晨1时(子时)属肝,经云"人卧则血归于肝",熬夜容易影响肝藏血。半夜子时主静,静能生水,熬夜致肾水不生,肾水不足,内膜无以滋养,因此周惠芳教授常嘱咐患者须22:30前入寐、饮食清和、适度运动。如此"药话同疗",助力患者宁心以生水,生水以实肾,实肾以调轴,最终以恢复其正常的生殖节律为根本目的。

3. 膏方治疗

膏方滋补性强,扶赢补虚,且可结合患者素体,综合调养,服用方便,久服不伤脾胃,且能达到"润物细无声"之效,可营养五脏六腑。

(五)验案举隅

1. 肾虚精亏夹瘀型不孕症

朱某,女,31岁,职员,2018年9月7日初诊。

主诉:月经量少4年,未避孕未孕1年余。

现病史:患者既往月经规律,14岁初潮,5/28~30天。末次人工流产术后月经量明显减少,约既往一半经量,色暗红,夹有少许血块,行经腰酸,偶痛经,经前无明显不适。末次月经2018年8月29日,量少色质如常。

既往史:患者于2013年、2014年因意外妊娠先后行2次人工流产术。患者否认其他病史。

辅助检查:2018年7月28日月经第3天查性激素:E_2 26ng/L,LH 5.08mIU/ml,FSH 5.22mIU/ml,P 0.57ng/ml。初诊妇检未见异常,阴道B超示:子宫内膜厚度4.8mm;子宫、双侧卵巢未见异常。左侧卵巢窦卵泡数(AFC)6~7枚;右侧卵巢AFC 7~8枚,卵泡大小10mm×12mm。自述2017年9月外院做子宫输卵管造影,提示双侧输卵管通畅。

刻下:月经周期第10天,带下量少,无阴痒异味,腰酸隐隐,怕冷,平素烦躁易怒,纳可,寐迟(零点后),多梦,二便调。舌暗红,苔薄,脉细弦。

西医诊断:继发性不孕。

中医诊断:不孕症(肾虚精亏夹瘀证)。

中医治则:滋阴助阳,行气化瘀。

处方:"养心奠基方"加减,炙龟甲(先煎)10g、炙鳖甲(先煎)10g、熟地黄10g、酒当归10g、白芍10g、山药10g、山萸肉10g、菟丝子15g、续断10g、茯苓10g、柴胡6g、丹参10g、牡丹皮10g、川芎10g、红花10g、钩藤(后下)10g、煅龙齿(先煎)20g,5剂,日1剂,水煎服,中晚饭后分服。并嘱患者可多食用豆制品、海参等,注意饮食作息规律,不能熬夜,加强运动。

2018年9月12日二诊:月经周期第15天,可见少量蛋清拉丝样带下,情绪时而烦躁,夜寐较前改善,二便调。舌红、苔薄,脉细。阴道B超示:内膜厚度5.7mm,右侧卵泡大小14mm×16mm,遂予补肾促排汤调气活血、促进排卵,在原方基础上加用活血通络、温阳健脾之药:路路通10g、川桂枝10g、鸡血藤15g、鹿角片(先煎)10g、紫石英(先煎)20g、炒白术10g,去熟地黄、柴胡、云茯苓,白芍易赤芍,5剂,日1剂,水煎服,中晚饭后分服,嘱其继续B超监测卵泡,排卵后停服,指导性生活。

9月17日三诊:患者自诉9月14日B超提示:内膜厚度6.5mm,右侧卵泡16mm×18mm。9月16日B超提示:内膜厚度7.0mm,右侧卵泡已排。自行停服促排卵汤,且14、16日均有性生活。刻下:患者心情平和,夜寐安宁,无何不适,排卵后重阴转阳,进入经前期阳长期,促进胚胎着床,予以"补肾助孕方"温补肾阳、调周助孕,组成如下:鹿角片(先煎)10g、炙龟甲(先煎)10g、紫石英(先煎)20g、淫羊藿10g、炒白术10g、炮姜5g、怀山药15g、酒萸肉10g、春柴胡6g、紫丹参10g、云茯苓10g、双钩藤(后下)10g、青龙齿(先煎)20g,14剂,日1剂,中晚饭后分服,月经来潮停服。

采用以上滋阴补肾调周的中药序贯疗法治疗3个月经周期后,患者复查子宫内膜厚度、卵泡发育情况等皆有所改善。2019年1月16日复诊,月经未按期来潮,查血HCG:20 801mIU/ml,B超示宫内早孕,可见卵黄囊,未见明显胚芽,予以"益肾安胎方",组方如下:阿胶珠(烊化)10g、菟丝子10g、续断10g、盐杜仲10g、槲寄生10g、苎麻根10g、紫苏梗10g、怀山药15g、炒黄芩10g、香砂仁(后下)6g、炒党参15g。2周后复查血HCG 103 850mIU/ml,P 28ng/ml,E_2 1 280ng/L;B超提示:宫内见妊娠囊(大小23mm×24mm),并见胎心搏动良好。继续予"益肾安胎方",并嘱定期复查。随访至孕12周无明显不适,2019

年9月11日患者顺产一子。

按语:《素问·上古天真论》指出:"四七,筋骨坚,发长极,身体盛壮;五七,阳明脉衰,面始焦,发始堕。"本案患者虽刚年逾四七,但因数堕胎,精血亏虚,冲任失固,胞脉瘀阻。患者初诊时为经后中后期,治疗重滋肾阴,补肾活血,方选"养心奠基方"加减,张介宾言:"善补阴者,必于阳中求阴,则阴得阳升而泉源不竭",故方中加入菟丝子、续断等助阳之品,为经间期重阴必阳奠定基础。经间排卵期,可见蛋清拉丝样带下,阴道B超示卵泡直径15mm左右,治以补肾活血促排,方用补肾促排汤,加用活血通络之品;经前期补肾助孕为主,加入血肉有情之品如龟甲、鹿角等滋阴养血温阳;白芍养血柔肝,山茱萸、淫羊藿、紫石英补肾助阳;茯苓、白术、山药、炮姜温阳健脾;配伍柴胡疏肝解郁,钩藤、煅龙齿镇心安神,再加以心理疏导,改变不良生活方式,则诸症得解。如此补肾调周序贯治疗,使精血旺盛,血海充盈,气血调和,故能有子。

2. 心肾不交火旺型不孕症

李某,女,34岁,2021年11月3日初诊。

主诉:月经量少1年,未避孕未孕3年。

现病史:患者既往月经规律,13岁初潮,经期5~6天,月经周期28~30天,末次人流术后出现月经量骤减,约平素1/3量,3天即净,色暗,夹有血块,无经行腹痛,经前一周腰酸乳胀明显。生育史:1-0-2-1。

既往史:患者于2013年足月顺产一女;后因"计划外妊娠"共行人流术2次;2020年于外院行IVF-ET术2次胚胎均未能着床。妇科检查、输卵管造影、免疫各项、男方精液检查及夫妻双方染色体均未见异常。否认其它既往疾病史。

辅助检查:性激素六项检查示 E_2 27.9ng/L,LH 3.93mIU/ml,FSH 6.15mIU/ml,T 24.0ng/dl。抗缪勒氏管激素(AMH)3.50ng/ml。阴道超声检查示子宫内膜厚度5.2mm,左侧卵巢内见一枚大小为14mm×13mm卵泡。刻下:月经周期第12天,带下量中,色白,无阴痒异味,伴腰膝酸软,口干欲饮,焦躁易怒,平素嗜食辣物,夜寐欠安,梦多易醒,小便尚调,大便秘结。舌质红,尖尤甚,苔薄腻,脉弦细。

西医诊断:继发性不孕。

中医诊断:不孕症(心肾不交火旺证)。

中医治则:滋肾宁心、调气活血。

处方:"养心奠基方"加减,炙龟甲(先煎)10g、炙鳖甲(先煎)10g、酒萸肉10g、熟地黄10g、炒白芍10g、全当归10g、炒赤芍10g、大川芎10g、紫丹参10g、茯神木10g、川续断15g、炒白术10g、煨木香10g、炒党参15g、巴戟天10g、川桂枝10g、煅龙齿(先煎)20g、莲子心5g,7剂,日1剂,水煎服,今日起中晚饭后分服,排卵后停药。同时嘱患者注意作息、调节情绪、适度运动,饮食以清淡为主,少食辛辣、油炸之品,需隔日来院动态监测内膜及卵泡生长情况,并告诫患者本周期严格工具避孕,以防精卵一旦着床复因内膜过薄而流产、加重患者身心负担之虞。

2021年11月9日二诊:月经周期第18天,患者诉近日见锦丝样带下排出,腰酸不显,时有畏寒肢冷,心烦较前稍减。昨日阴式B超提示:子宫内膜厚度6.0mm,卵泡大小长至18mm×17mm,盆腔少许积液。今日阴式B超提示:子宫内膜厚度6.2mm,优势卵泡已排。考虑患者卵泡排出后"重阴转阳",亟须阳气升发以温煦诸脏,治当温肾暖胞、镇心疏肝,予院内制剂"暖宫调经颗粒",4包,1次2袋,1日2次,开水冲服,中晚饭后分服,至月经来潮后停药。

2021年11月28日三诊:月经周期第5天,诉本次经量较药前稍增,色红,夹少许血块。现月经刚净,腰酸时作、情绪烦躁、夜寐欠安均较前好转,口干不显,小便尚调,大便溏薄。舌淡红苔白腻,脉弦微细。此时经血已排,胞中空虚,以益阴奠基、滋肾养心为治疗大法,拟"养心奠基方"加减,处方1:炙龟甲(先煎)10g、炙鳖甲(先煎)10g、酒萸肉10g、熟地黄10g、炒白芍10g、云茯苓10g、盐知母10g、炒白术10g、路党参15g、大川芎10g、炒枣仁20g、巴戟天10g、炒苍术10g、广陈皮6g、炮姜5g,14剂,日1剂,水煎服,今日起服,中晚饭后分服,嘱患者本月经周期第14、16、18天隔日监测卵泡,指导性生活。因患者居于外地、舟车往返、求诊不便,又予滋肾助阳、镇心安神之"补肾助孕方"加减,处方2:鹿角片(先煎)10g、紫石英(先煎)10g、川续断15g、怀山药10g、炒白芍15g、炒丹皮10g、紫丹参10g、双钩藤(后下)10g、春柴胡6g、炒苍术10g、炮姜5g,10剂,排卵后起服,月经来潮则停服。嘱患者平素多食新鲜蔬果,忌食辛辣,注重情绪疏导,饮食作息总以平和为宜,定期网络门诊复诊。

如此采用心肾同治、序贯调周疗法调治3个月经周期后,患者经量增多,诸症较前明显改善,纳寐可,二便调,排卵日子宫内膜厚度亦增至8.5mm。

2022年3月7日因经水按期未潮复诊,腰酸时作,恶心泛泛,不欲饮食,疑有身孕,来院就诊。当天血液检查 E_2 536ng/L,P 17.77ng/ml,HCG 9 153.0mIU/ml。盆腔B超提示:宫内见21mm×18mm妊娠囊,见胚管搏动。嘱患者注意休息,避免劳累,调畅情志,隔周监测相关指标,予"益肾安胎方"加地屈孕酮(每12小时1次,每次10mg)口服,定期网络复诊,不适面诊。一月后查B超报宫内早孕,内见基本成形胎儿,胎心搏动及胎动良好。2022年12月患者足月顺产一健康男婴。

按语:陈士铎曰:"肾水亏者,子宫燥涸,禾苗无雨露之濡",患者肾阴素虚,胞膜滋长受限,复因房劳多产、金刃所伤,肾精愈耗而心神失养、血海愈虚,难以受孕。即便培育优质胚胎植入后,一则胞膜无以丰沃而接受精卵,一则精血无以充沛而濡养胎元,故屡试而未果。初诊时患者正处经间期,此期应滋阴养血结合调气助阳、鼓卵排出,不可一味追求滋阴丰膜,总以调节气血阴阳之平衡为宜。另察其舌尖红甚,情绪烦躁,夜寐较迟,为心火偏旺之象,加以平素嗜食辛辣,心阴自伤,故于"养心奠基汤"中加清心宁心之品使心气下达,并酌添阳药,使"阴得阳升"、促阴至重,为氤氲之时阴阳顺利转化奠定根基。二诊时患者优势卵泡已排,主症改为腰酸畏寒、经前乳胀等表现,此为经前期体内阴阳失衡、肾阳亏虚、心旺肝郁所致,暖宫调经颗粒为周惠芳教授经验方"补肾助孕方"原方制成的院内制剂,具有温肾阳暖胞宫、镇心神疏肝气之效,且服用方便,广受好评。三诊时患者诸症较前好转,此时月经已净,为胞内血海空虚、亟需滋阴丰膜的关键时期,予"养心奠基汤",以二甲为君药滋肾填髓、大补阴血,丰膜厚基,为胚胎着床及成功妊娠夯实基础。"便溏、苔腻"又为脾运失健、湿浊内生之象,如治疗仅仅限于滋养补膜,反致湿停瘀滞、新血难生,故在滋肾养血、宁心丰膜之"养心奠基汤"基础上去酒当归而添平胃散加减以燥湿健脾、补而不滞,气行则血生,内膜渐长。卵子排出后继予补肾助阳、镇心安神之"补肾助孕方"加健脾助运之品,配以合理饮食起居,使其体内阴阳平衡,终使得经调膜丰、子种胎安。

3. 肝肾阴虚血少型不孕症

尚某,女,38岁,2022年8月9日初诊。

主诉:月经量少2年余,未避孕未孕1年。

现病史:患者既往月经规律,14岁初潮,月经周期28~30天,经期6天,

2年前因工作压力增大、熬夜晚睡而经量渐少,4天即净,周期亦后期至两月一行,色暗,夹血块,经行第1天轻微腹痛,经前小腹坠胀、乳房胀痛明显,腰酸时作。曾于外院就诊,予芬吗通口服3个月经周期,服药期间经周似调,经量未增,停药后月经后期复现。末次月经2022年7月1日,4天净,量少,余同平素既往史:既往否认其他疾病。生育史:0-0-0-0,避孕方式:工具避孕,近期有妊娠计划。

辅助检查:2021年本院基础性激素检查示 E_2 26.0ng/L,LH 3.50mIU/ml,FSH 11.28mIU/ml,PRL 20.28ng/ml。抗缪勒氏管激素(AMH)0.90ng/ml。今日予阴式B超检查示子宫内膜厚度5.0mm,子宫及附件未见明显异常。

刻下:月经周期第40天,近日自觉腰酸、乳胀隐隐而经水未潮,伴手足心热,双目干涩,心胸烦闷,纳谷欠馨,夜寐甚迟(常至子时),苦于难眠,夜间盗汗,小便频数,大便尚调。舌红苔少,脉细数。

妇科检查:子宫及双侧附件未见异常。

中医诊断:月经后期、月经过少、不孕症(肝肾阴虚血少证)。

西医诊断:卵巢功能早衰、原发性不孕。

中医治则:滋肾养膜、宁心调血。

处方:"养心奠基方"加减,炙龟甲(先煎)10g、炙鳖甲(先煎)10g、熟地黄10g、炒白芍10g、酒当归10g、川芎10g、酒萸肉10g、炒枣仁15g、知母10g、炒白术10g、炒党参15g、茯苓10g、煅龙齿(先煎)20g、地骨皮10g、乌药10g、炒谷麦芽各20g,14剂,日1剂,水煎服,中晚饭后分服,配合坤泰胶囊同服,嘱患者今日起服,月经来潮后停药,尽早入眠,心平气和。

2022年8月25日二诊:末次月经2022年8月22日(本次月经周期53天),刻下:月经周期第4天,月经趋净,诉此次经量较前略增,五心烦热、尿频及盗汗均有所改善,然心中郁郁,畏热汗出,入寐提早至11时而眠浅。开导患者勿因工作忧虑而伤身,每日晚饭后可快走半小时,初诊方去二芽,炒枣仁增至20g,再添冬桑叶10g以益阴敛汗,21剂,日1剂,水煎服,中晚饭后分服,嘱其经水排净后起服。

2022年10月6日三诊:末次月经2022年10月2日(本次月经周期42天),刻下:月经周期第5天,患者因服药调理后经周缩短而心中大悦,此次经量亦较药前增多,盗汗、烦郁偶作,腰酸、尿频不显。心肾同治法已初步显效,是故继予养心滋肾、丰膜奠基之调周复轴法巩固疗效。以 3 个月经周期为一疗程,调治两疗程后,患者经周逐渐缩至 32~35 天一行,经量明显增多,经色由暗转红,阴虚内热诸症改善,复查基础性激素示:E$_2$ 78.0ng/L,FSH 10.08mIU/ml,AMH 1.48ng/ml。2023 年 1 月患者自然受孕,转为益肾宁心安胎治疗。

按语:《素问·上古天真论》有云"五七,阳明脉衰,面始焦,发始堕",本案患者年逾五七,精血本亏,诸脏始衰,冲任乏源。患者因工作原因寐迟难安,阴血无以养心,心神耗伤,无以济肾,肾水干涸,肝木不涵,虚火内生,血海愈虚。初诊时虽症见月经延迟、按期未至,而超声示内膜较薄,似经血刚泄之厚度,表明其胞膜不得阴血滋长久矣而持续菲薄,且五心烦热、目涩尿频、盗汗寐差俱为肝肾阴亏、血不养心之象,正所谓"心气不得下通,胞脉闭塞,月事不来",故辨治关键在于滋肾养心、养血柔肝,治法仍以"经后期"论治,予"养心奠基汤"加减治疗,其中酸枣仁安神养血、知母清心除烦、龙齿镇心定魂、茯苓健脾宁心,共护心神,配以二芽兼调脾胃化生气血。二诊症见患者仍存阴虚火旺的表现,故选用桑叶轻清之品以润燥除热,与二甲相配,一轻一重,倍滋阴之效。《本草新编》称桑叶长于"补骨髓、添肾精、止身汗",甚则"扶衰还少",动物研究亦证实桑叶能有效清除氧自由基以提高抗氧化能力。后续疗程根据患者症状之变动增减,灵活变通,治病求本,同时对其不良情志及作息加以规劝、疏导,总以恢复心(脑)- 肾 - 子宫轴正常节律为根本目的。如此调治,心神得养,癸水得济,肝木调达,冲任得畅,血海得盈,胞膜得丰,月事自以时下而经量得增,有子并非难事。

第五节　输卵管阻塞性不孕

(一) 概述

输卵管性不孕(tubal factor infertility,TFI)是指各因素导致输卵管管壁肌肉收缩、上皮纤毛蠕动阻滞,或输卵管积液、粘连、阻塞等,致使输卵管伞端吸收卵子、传输受精卵着床功能障碍而引起的不孕。多继发输卵管病变,如输卵管周围炎、输卵管积液、输卵管扭曲、输卵管通而不畅、先天性输卵管畸形等。患者多数因原发或继发不孕症就诊,无明显的临床症状。部分可表现为月经过多、经期延长、痛经等,白带增多或脓性带下,下腹隐痛或坠胀、腰骶酸痛,月经期、性生活后或劳累时加重。研究表明,输卵管性不孕约占不孕症的 25%~40%,是导致育龄期女性不孕的主要因素。其中由慢性输卵管炎所造成的输卵管阻塞性不孕约占 50%~80%,由此可见炎性病变在其发病因素中占主导地位。

目前认为输卵管性不孕的发病机制为输卵管不通或功能障碍。主要包括:①先天遗传因素:输卵管先天发育异常,输卵管失去了正常的解剖结构和功能,使精子、卵子难以相遇形成受精卵。②炎症微生物的浸润:生殖道上行感染、盆腔结核、子宫内膜异位症、腹腔手术及反复宫腔操作等导致盆腔炎症形成,继而引起盆腔粘连,导致输卵管闭塞、管壁僵硬,或伞端闭锁、输卵管积水等病变,影响摄卵及孕卵运行。

临床症状对诊断输卵性不孕有一定的参考意义,关键以输卵管通畅性检查作为诊断依据。主要包括:①多数无明显的临床症状,原发或继发不孕症。②少数患者可表现为下腹隐痛或坠胀、腰骶酸痛,月经期、性生活后或劳累时加重。③平时可出现月经不调如月经过多、经期延长、痛经,白带增多或脓性带下。④既往可有盆腔炎、盆腔结核、子宫内膜异位症、输卵管先天发育障碍、异位妊娠或盆腹腔手术等病史。⑤妇科检查:子宫后倾、活动性差,甚则后倾固定、宫颈举痛,双附件可扪及增粗的条索状增粗或囊性肿物,有压痛。⑥影像学检查:目前诊断输卵性不孕症首选推荐子宫输卵管造影(HSG),而 X 线子宫输卵管造影、子宫输卵管超声造影、磁共振输卵管造影等也具有重要的诊断性价值;腹腔镜亚甲蓝通液是目前评估输卵管通畅性的金标准,但因费用昂贵、成本高、操作难度大,较少应用于临床。治疗上,现代医学主要包括物理疗法(微波、超短波、红外线等),诊断性治疗(腹腔镜下子宫输卵管通液术、宫腔镜下输卵管插管通液术、宫腹腔镜联合输卵管通液术等)、手术治疗(输卵管导丝介入术、输卵管吻合术、造口术、结扎术或切除术等)、辅助生殖技术(超促排卵 - 人工授精、体外受精胚胎移植)等治疗方式。但现代医学无论是非手术还是手术治疗,均无法改善盆腔内炎症环境,甚至可进一步损伤子宫、卵巢功能,也难以避免异位妊娠、流产的发生,术后妊娠率、活产率无法达到理想水平。

（二）病因病机

输卵管性不孕在中医古籍中没有明确的描述,但根据其临床表现在祖国医学可归于"无子""全不产""断绪""癥瘕""带下"等范畴,以胞脉不通或胞脉无力运输孕卵为病。瘀血是本病的基本病理因素,贯穿其发生、发展与预后的全过程,《神农本草经》中载:"无子者多系冲任瘀血,瘀血去自能有子也",瘀血既是病理产物,又是致病因素。若房事不节,摄身不慎,经期、产后余血未净亦可致瘀,瘀积日久成癥,气机运行不畅,癥瘕阻塞胞脉,精卵不能相遇,则女子难以受孕。寒、热、虚、实、外伤均可致冲任瘀血壅塞,使胞脉闭塞不通,这也是导致输卵管性不孕的病机关键。其常见病因病机具体描述如下:

1. 肾虚血瘀

肾藏精,精化气,肾中精气的盛衰主宰着人体的生长、发育与生殖。正如《素问·上古天真论》中所述,肾藏五脏之精气,若五脏精气充盈,则肾有所禀受,方能泻精于外,阴阳和合,故使人有子。若先天禀赋不足,肾气素虚;或房事不节、久病大病、反复流产耗损肾气;或年近五七,肾气渐虚,则肾气亏虚,孕卵运行无力,气虚日久,血行不畅,则瘀血停滞,胞脉不通,久不受孕。《圣济总录》有言:"妇人所以无子者,冲任不足,肾气虚寒也……若冲任不足,肾气虚寒,不能系胞,故令无子。"若先天肾阳不足,后天失于调摄,则肾气虚寒,寒凝胞脉,瘀血阻滞,胞脉闭塞,难以成孕;若素体肾阴亏虚,或房劳多产、久病失血,耗损真阴,天癸乏源,冲任血海空虚;或阴虚生内热,热扰冲任血海,虚热煎熬阴血成瘀,瘀滞胞宫,亦致孕卵运行不畅发为不孕。

2. 气滞血瘀

若女子素性忧郁,七情内伤,情怀不畅;或因久不受孕,忧郁寡欢,致肝郁不舒。二者互为因果,肝郁益甚,气机不畅,气滞瘀停,以致冲任不能相资,孕卵运行不畅,不能摄精成孕。《傅青主女科》曰:"夫经水出诸肾,而肝为肾之子,肝郁则肾亦郁矣。"故肝气郁结,肾气亦不通,如此气必不宣,瘀血阻滞,胞脉闭塞,终不成孕。

3. 寒痰瘀阻

《傅青主女科》云:"妇人有身体肥胖,痰涎甚多,不能受孕者……夫脾本湿土,又因痰多,愈加其湿,脾不能受,必浸润于胞胎,日积月累,遮隔子宫,不能受精也。"若劳倦过度,饮食不节或情志不舒,肝郁克脾,脾虚失运,水湿内停,聚湿成痰;或素体脾肾阳虚,致痰从寒化;如此寒痰内阻,久则成瘀,遮隔子宫,孕卵运行不畅,无以摄精受孕。

4. 湿热瘀阻

饮酒无度或嗜食膏粱厚味,脾失健运,湿热内生,或经行产后,血室正开,胞脉空虚,正气不足,湿热内侵,与余血相结,滞留于冲任胞宫,湿热瘀阻不化,热邪蒸散而损络脉,湿热交蒸于冲任胞宫,冲任胞宫胞脉痹阻不通,孕卵运行受阻,则致不孕。

(三)辨证思路

输卵管性不孕是导致育龄期女性不孕的重要因素,多数无明显临床症状,或以月经不调、下腹隐痛或坠胀、腰骶酸痛、带下异常及不孕为主要临床表现。应根据疼痛发生的时间、程度、性质、部位、伴随症状及体征,结合月经量、色、质及舌脉特点辨别阴阳、表里、寒热、虚实。同时应结合女性特有月经周期规律进行分析,以辨别不同周期阴阳转化及气血盈亏是否符合正常生理规律,以顺应月经圆运动调周治疗。

1. 从"四诊""八纲""脏腑"辨证分析

主要通过望、闻、问、切四诊获得的全身症状、体征,结合月经情况及舌脉特点进行综合分析。

(1)肾虚血瘀

主要证候:婚久不孕或反复流产,月经量多或量少,经行腹痛,经色紫暗有块,头晕耳鸣,腰膝酸软,舌暗,脉弦细。

证候分析:肾气不足,孕卵运行无力,或瘀血阻于冲任胞宫,孕卵受阻则婚久不孕,孕后肾精亏虚,精血不足以养胎则反复流产;肾虚冲任精血不足,血海乏源或瘀阻胞宫,经血阻隔,故月经量少;瘀阻血脉,血不循经外溢则月经量多,经色紫暗有块;瘀阻少腹,气机不畅,不通则痛故经行腹痛;肾主骨生髓,脑为髓海,肾精不充,髓海不足,则头晕耳鸣;腰府不荣,则腰膝酸软;舌暗脉弦细为肾虚血瘀之征。

(2)气滞血瘀

主要证候:婚久不孕,情志抑郁,眉头紧锁,常喜叹息,经前乳房胀痛,经期少腹疼痛拒按,经色瘀暗夹血块,经行不畅,或月经先后不定期,或经间出血,舌质暗或有瘀斑瘀点,苔薄白脉细弦。

证候分析:肝失调达,气血失调,冲任不能相资,故婚久不孕;肝气郁结,气机不畅,疏泄失司,故情志抑郁,眉头紧锁,常喜叹息;肝经过乳房,肝气不舒则经前乳房胀痛;气滞血阻,瘀血停于少腹,则经期少腹疼痛拒按,经色紫暗有块,经行不畅,先后不定期;瘀阻胞宫,血不归经,则经间期出血;舌质暗或有瘀斑瘀点,苔薄白脉细弦是气滞血瘀之征。

（3）寒痰瘀阻

主要证候:婚久不孕,小腹冷痛,或坠胀疼痛,经行腹痛加重,喜热恶寒,得热痛缓,经行延后,甚或停闭不行,带下量多,色白无臭,头晕心悸,腰骶冷痛,舌暗苔白腻,脉沉迟。

证候分析:《景岳全书》云:"痰之化无不在脾,而痰之本无不在肾。"脾虚失运,水湿内生,肾阳虚衰,湿从寒化,聚湿成痰,久则生瘀,痰瘀阻滞冲任,脂膜壅塞,遮隔子宫,不能摄精成孕而至不孕;寒痰瘀阻,寒凝气滞,故小腹冷痛或坠胀疼痛,经行腹痛加重,得热则缓;肾阳不足或寒邪侵袭腰府,故腰骶冷痛;寒痰阻滞冲任、胞宫,气机不畅,故经行延后;寒痰伤于任带二脉,任脉不固,带脉失约,故带下量多,色白无臭;舌暗苔白腻脉沉迟亦为寒痰内阻之征。

（4）湿热瘀阻

主要证候:婚久不孕,下腹疼痛拒按,或胀满不适,带下量多色黄质稠,月经量多或淋漓不止,口干不欲饮,大便溏,小便短赤,舌红有瘀点,苔黄腻,脉弦滑。

证候分析:湿热侵袭冲任胞宫,与气血相搏,血行不畅,湿热瘀结,孕卵运行不畅,无法下达胞宫,故婚久不孕;湿热瘀阻少腹,气行不畅,不通则痛,则下腹疼痛拒按或胀满不适;湿热下注损伤任带则带下量多色黄质稠;热扰冲任,血海不宁则经血量多;湿热蕴结下焦,肠腑传化失司,膀胱气化不利,则大便溏,小便短赤;舌红有瘀点,苔黄腻,脉弦滑为湿热瘀阻之征。

中医辨证分型与输卵管性不孕的病程有关,病程越短,多见湿热瘀阻型,病程越长,病久及肾,多见肾虚血瘀型;中医辨证分型亦与输卵管性不孕输卵管阻塞部位有关,单纯近端输卵管阻塞气滞血瘀型,湿热瘀阻型多见,单纯远端输卵管阻塞肾虚血瘀型多见,全段输卵管阻塞多见虚实夹杂。

2. 从月经周期节律辨证分析

基于夏桂成教授中医女性生殖节律调节理论,周惠芳教授认为本病关键在于女性生殖节律异常,"心(脑)-肾-子宫轴"阴阳平衡失调。根据女性月经周期的气血阴阳转化规律,将月经周期分为四期:行经期、经后期、经间排卵期、经前期。

(1)行经期是新旧交替的时期,此为重阳转阴,排污泻浊

若重阳不足,重阳转阴不利,出现经行腹痛、经行延后,甚或停闭不行等;或阴长不及,出现经水下泄异常,表现为经期延长、月经涩少、月经先期等;或痰湿瘀阻,经血排泄不畅,出现月经先后不定期、月经过少或经行腹痛,不孕。

(2)经后期是周期发展的奠基时期,此时阴长阳消,卵泡生长及血海充盈

经后初期,血海空虚,肾虚冲任精血不足,血海乏源或气虚瘀阻胞宫,经血阻隔,故月经量少、内膜过薄、卵泡发育不良。且输卵管阻塞性不孕患者多兼夹痰湿瘀血浊邪,加之经后期阴精水液滋长,若肾阴过剩,则水湿浊液内停,伤于任带二脉,任脉不固,带脉失约,故带下量多;而肾气不足,孕卵运行无力,或气虚不运,痰湿瘀血阻于冲任胞宫,孕卵受阻则婚久不孕。

(3)经间排卵期是重要转化期,此时重阴转阳,氤氲活动剧烈

肾阴癸水已经达到重阴,表现为卵泡成熟,津液水湿充盛,见锦丝样带下;若重阴不及,精卵发育欠熟,则表现为锦丝样带下量少;若重阴过重,痰瘀易生,壅阻冲任胞宫,则表现为带下黏稠,均致重阴转阳不利,精卵难以排出。

(4)经前期是行经或种子的关键时期,此时阳长阴消,阳长暖宫

经前期血海充盈,冲任气血旺盛,阳长至重,子宫温煦,以助瘀浊水液排除或子种受孕。若肾阳偏虚,阳气衰微,水湿不化,聚湿成痰,寒痰内阻,寒凝气滞,出现经行延后、经行腹痛、腰骶冷痛,遇寒加重,得温则减;寒痰伤于任带二脉,任脉不固,带脉失约,则带下量多;寒痰阻滞冲任,脂膜壅塞,遮隔子宫,不能摄精而至无子。若心肝气血过于旺盛,热迫血行,则经前漏红、月经过多;扰乱心神,表现为烦躁易怒、夜寐难眠;心火亢旺,心肾不交,则冲任蓄溢失常,胞脉不通,久不受孕。

(四)临证治要

周惠芳教授临床诊治输卵管性不孕多中医辨证与西医辨病相结合,借西

医检查明确诊断,以此为前提,辨证论治,选方用药;并根据多年临床经验,提出本病临床主要分为肾虚血瘀证、气滞血瘀证、寒痰瘀阻证、湿热瘀结证等四种不同证型;而肾虚血瘀为输卵管性不孕的病机关键,即本虚标实,肾虚为本,血瘀为标,亦可兼夹湿热痰邪。基于夏桂成教授的"月经周期节律调治法",周惠芳教授常分两阶段治疗输卵管性不孕,即经后期(直至排卵)、经前期。提出关键在于经后期,临证重在补肾、祛瘀、通络,以恢复气血阴阳平衡,则经调子种。

1. 经后期是治疗的关键阶段,此期阴长不足、血海空虚,与痰湿瘀热等相互交织,重在养心奠基与祛瘀通络并举

因输卵管性不孕患者多处于"局部炎症"状态,即既有阴长不足,又多痰湿瘀血凝滞,此期治疗用"养心奠基方"燮理阴阳,养阴奠基外,根据临床症状,常结合"化瘀通管方"、四妙丸等化瘀通络。如经后期阴精滋长过剩,一味滋肾益精更易酿生痰湿瘀邪,故应滋阴填精之时,更当加重化瘀通络之品;若痰湿重,加燥湿化痰之品,如炒苍术、炒黄柏、陈皮、制胆南星、白芥子等;若瘀滞较甚、有包块者,加入三棱、莪术、鸡血藤;若寒瘀甚,加小茴香、吴茱萸;若瘀滞化热、小便黄赤,加土茯苓、龙胆草;若腰酸、小便频数,加杜仲、续断、菟丝子;若腹胀矢气、大便溏泄,加木香、炒白术、炒苍术,同时酌减或去熟地黄、山萸肉等滋腻敛邪之品。如腹痛反复发作,还常配合"炎痛停"灌肠,直至症状完全消失,妇科检查无异常,方能让患者试孕。

2. 经前期为阳长至重、胚胎着床的关键阶段,因势利导补肾助阳,温化瘀浊是治疗的大法

经前期阳长至重,阴阳俱盛,子宫温煦,任通冲盛,经调子种。痰湿瘀浊阻滞,阳长难以达重,冲任通而不畅,则胎孕难成。故周惠芳教授主张经前期用"补肾助孕方"补肾助阳、镇心疏肝,稍加养血和血,行气通络之品因势利导,使瘀浊温化,冲任通畅,以达温胞助孕。如常加四物汤、鸡血藤养血和血;加四制香附丸,行气通络,养血和血;加钩藤汤宁心疏肝理气等"扶正改邪"达到顺利助孕之目的。

药物治疗同时还注重患者的心理疏导及生活调摄,并可借助针刺穴位、中药外敷、中药灌肠等治法,疏通经络,扶正改邪,平衡阴阳,恢复气血运动,达到调经助孕的目的。

（五）验案举隅

1. 湿热瘀阻型输卵管阻塞性不孕

张某,女,31岁,2022年4月28日初诊。

主诉:未避孕未孕2年,带下量多色黄伴阴痒2月。

现病史:患者既往月经规律,14岁初潮,周期30~32天,经期4~5天,经量适中,色暗,偶夹血块,无痛经,经前腰酸,无乳胀。末次月经2022年3月30日,量中,色暗夹血块,经期腰酸,余无不适。生育史:0-0-1-0(未避孕2年)。

既往史:2021年3月因"宫外孕"于外院行"左侧输卵管切除术"。

妇科检查:子宫及双附件未触及明显异常。

辅助检查:白带常规:清洁度Ⅱ度,余无明显异常。

刻下:月经周期第30天,带下量多,色偏黄,伴外阴瘙痒,无异味,怕热,口干,心烦急躁,纳可,寐迟,难以入睡,二便调。舌尖红,边有瘀点,苔薄黄腻,脉弦滑。

西医诊断:不孕症。

中医诊断:不孕症(湿热瘀阻证)。

中医治则:益肾健脾,清热化湿,理气通络。

处方:"养心奠基方"合"化瘀通管方"加减,炙龟甲(先煎)10g、炙鳖甲(先煎)10g、菟丝子15g、巴戟天10g、炒赤芍10g、酒当归10g、炒白术10g、云茯苓10g、炒山药10g、盐知母10g、炒党参15g、酸枣仁20g、炮姜5g、炒苍术10g、炒黄柏10g、制香附10g、炒薏苡仁20g、鸡血藤10g,14剂,日1剂,水煎服,月经来潮第5天起服用,中晚饭后分服。嘱月经干净3天内,无性生活,来院做妇科检查,预约子宫输卵管造影,并嘱患者23点前入睡,造影周期禁性生活。

2022年5月25日二诊,末次月经5月2日,色红,血块较前减少,经前腰酸较前缓解。辅助检查:彩超输卵管造影示超声引导下子宫输卵管造影术,盆腔气体多,显像差,左侧输卵管不通,考虑术后改变,右侧输卵管通而不畅(显像纤细),宫腔积聚,子宫肌层逆流。刻下:月经周期第24天,带下量稍减,色白,无阴痒异味,怕热、口干稍改善,心烦急躁减轻,寐安,纳可,二便调。舌淡红,苔薄黄,脉弦滑。患者服药后症状稍有好转,现值经前期,拟温阳化瘀,清利通络,予处方1:暖宫调经方合四妙丸加减,组方如下:炒苍术10g、川黄柏

10g、紫丹参 10g、云茯苓 10g、怀山药 15g、制香附 10g、炒赤芍 10g、鸡血藤 20g、川牛膝 10g、紫石英（先煎）10g、炮姜 5g、炒薏仁 20g、绵茵陈 20g、淫羊藿 10g,7 剂,日 1 剂,水煎服,今日起中午晚饭后分服,月经来潮停服。予处方 2:"养心奠基方"合"化瘀通管方"加减:炙龟甲（先煎）10g、炙鳖甲（先煎）10g、炒赤芍 10g、酒当归 10g、炒白术 10g、云茯苓 10g、炒山药 15g、盐知母 10g、炒党参 15g、酸枣仁 20g、炮姜 5g、炒苍术 10g、炒黄柏 10g、制香附 10g、炒薏仁 20g、鸡血藤 10g、路路通 10g、巴戟天 10g、川桂枝 10g,14 剂,日 1 剂,水煎服,下次月经来潮第 5 天起服,中午晚饭后分服。考虑患者路途遥远,并嘱患者在当地下周期月经第 16 天、18 天、20 天……隔天监测卵泡,直至卵子排出,指导性生活,排卵后停服中药。

2022 年 6 月 28 日三诊,末次月经 6 月 6 日,量中,无血块,经期腰酸不显。月经周期第 16 天当地 B 超监测:内膜厚 7.0mm,右侧见 14mm×15mm 卵泡。第 18 天第二次 B 超监测:内膜厚 7.0mm,右侧卵泡 16mm×17mm。后因家中有事未再监测,但按医嘱性生活,今日月经周期第 23 天,随即 B 超提示:内膜厚 11mm,右卵巢内见大小约 20mm×15mm 囊性包块,黄体可能。刻下:月经周期第 23 天,带下不多,色白,无阴痒,无异味,怕热口干明显改善,腰酸不显,右侧小腹稍胀,心烦易怒明显好转,纳可,寐安,小便调,大便日行 1~2 次,先干后溏。舌淡红,苔薄白,脉弦。已顺利排卵形成黄体,经前期当补肾助阳,调经助孕,予处方 1:院内制剂暖宫调经颗粒,2 包,1 次 1 袋,一日 2 次,开水冲服,今日起中晚饭后分服,月经来潮停药。湿性缠绵,故经后续以补肾填精,清热化湿,予处方 2:"养心奠基方"合"化瘀通管方"加减,14 剂,日 1 剂,水煎服,月经来潮第 5 天起服,中晚饭后分服,排卵后停服,并嘱患者月经第 16 天、18 天、20 天……继续监测卵泡发育,指导性生活。排卵后服院内制剂暖宫调经颗粒,服法同前。

2022 年 8 月 2 日四诊,末次月经 7 月 7 日,量中,色红,无血块,无经前腰酸。月经周期第 18 天当地 B 超监测:内膜厚 8.0mm,右侧见 18mm×17mm 卵泡;第 20 天 B 超监测提示卵泡消失。刻下:月经周期第 27 天,带下正常,无腹痛腰酸,怕热口干不显,腰酸、腹胀、心烦易怒症状基本消失,纳寐可,二便调,舌淡红,苔薄白,脉细滑。查血 β-HCG 示:91.5mIU/ml。患者要求保胎。治以固肾安胎。予处方"益肾安胎方"加减,7 剂,日 1 剂,水煎服,今天开始服用。

后患者定期随诊,各项指标均正常。8月16日,孕44天B超示:宫内可见胎芽和胎心搏动。保胎至妊娠12周,于当地正常围产保健,足月分娩一女婴。

按语:患者病程日久,肾气已虚,湿热内侵,与气血相搏,血行不畅,湿热瘀结,冲任胞脉闭阻,孕卵运行不利,难以下达胞宫,故婚久不孕;湿热下注,任脉不固,带脉失约,则带下量多色黄;湿热瘀阻少腹,气血运行不畅,则小腹胀满;心为君主之官,亦为神之所舍,热扰心神,则见心烦急躁,难以入睡;耗伤津液,则口咽干燥。舌尖红,边有瘀点,苔薄黄腻,脉弦滑,四诊合参,即辨证为肾气已虚,湿热瘀浊余邪未清,湿热瘀阻证。初诊时,经期将至,经后在即,经后期乃阴长阳消,血海空虚之时,急当益肾滋阴,养血生精,然湿热瘀浊余邪未清,故养血亦当活血,健脾兼以清利,故方选"养心奠基方"合"化瘀通管方"加减,养心奠基同时增强化瘀清利,养血活血之力,除旧生新。故二诊、三诊症状明显好转,继续巩固治疗,并顺利进入备孕周期。况阳性主动,阳气不运,湿热瘀停,若经前期阳长不足,湿热瘀邪愈盛,故遵循补肾调周序贯疗法,经后期继予"养心奠基方"加减,经前期予暖宫调经方加减,补肾调周,化瘀清利,则湿热除,瘀血散,胞脉畅,如此则经调子种。

2. 气滞血瘀型输卵管阻塞性不孕

苟某,女,37岁,2022年3月24日初诊。

主诉:不良妊娠3次,经间期出血间作伴经前漏红2年。

现病史:患者既往月经规律,13岁初潮,周期28~30天,经期7天,经量中等,色暗红,夹少许血块,无痛经,偶经前腰酸乳胀。经前漏红2天,色褐,点滴而下,伴经净1周后见阴道少量出血,色褐,纸擦可见,3~5天自止。自诉平时性格内向,常生气,或烦躁易怒,3次流产后几近抑郁。末次月经2022年3月23日,经量中,色暗红,夹血块,经前腰酸怕冷,乳胀明显,经前漏红2天,色褐,点滴而下。生育史:0-0-3-0,未避孕。

既往史:患者2016至2017年间"胚停"2次并行药流,"空囊妊娠"1次并行清宫术。

辅助检查:2021年9月20日本院性激素(经期第3天)示:SHBG 35.6nmol/L,DHEAS 301.0μg/dl,T 28.75ng/dl,E_2 33ng/L,LH 2.85mIU/ml,FSH 6.34mIU/ml,P 0.50ng/ml,PRL 21.11ng/ml,AMH 1.97ng/ml。甲状腺功能示:TSH 3.76μIU/ml,TGAb 384.00IU/ml,TPOAb 118.99IU/ml。2022年3月3日本院子宫输卵管造

影示:左侧输卵管通畅,右侧输卵管通而不畅(局部纤细卵巢包绕欠佳)。宫腔内稍高回声区,息肉可能(大小约 15mm×6mm)。夫妻双方染色体未见异常。

刻下:月经周期第 2 天,稍怕冷,经量中,色暗红,夹血块,腹不痛,心烦急躁,纳可,寐安,二便调,舌紫暗,苔薄白,脉弦。

西医诊断:不孕症。

中医诊断:不孕症(肝郁肾虚,气滞血瘀证)。

中医治则:益肾疏肝,理气和血。

处方:"养心奠基方"加减,炙龟甲(先煎)10g、炙鳖甲(先煎)10g、菟丝子15g、炒白芍 10g、酒当归 10g、炒白术 10g、云茯苓 10g、盐知母 10g、炒山药 10g、益母草 20g、炒地榆 10g、制香附 10g、炒苍术 10g、煨木香 10g、续断 10g,路路通10g。14 剂,日 1 剂,水煎服,月经来潮第 5 天起服用,中晚饭后分服。院内制剂暖宫调经颗粒 5 袋,每次 2 包,每日 2 次,接中药服,月经正式来潮停药。嘱择期摘除子宫内膜息肉,工具避孕。

2022 年 4 月 26 日二诊,末次月经 4 月 18 日,经量中等,色红,小血块,腰酸明显改善,无乳胀。经前漏红 1 天,色褐,点滴而下,无经间期出血。患者 4 月 2 日已至本院行子宫内膜息肉摘除术,术后病理示"子宫内膜呈增殖期改变,局部息肉样增生。"刻下:经期第 9 天,不怕冷,心烦急躁较前明显好转,纳可,寐安,二便调。舌淡红,苔薄白,脉弦。因诸症改善,守方不变,继以益肾疏肝,理气和血,予处方 1:前方"养心奠基方"续服,10 剂,日 1 剂,水煎服,今日起服,中晚饭后分服,排卵后停;经前期治以补肾助阳,镇心疏肝;加用处方2:院内制剂暖宫调经颗粒,3 包,1 次 1 袋,1 日 2 次,开水冲服,排卵后起服,中晚饭后分服,月经来潮停药。癥瘕已除,即至备孕之机,嘱月经第 12 天、14天、16 天……隔天监测卵泡,直至排卵,指导性生活。

2022 年 5 月 17 日三诊,末次月经 5 月 16 日,经量中等,色红,无血块,腰酸乳胀明显好转,本周期无经前漏红及经间期出血。月经周期第 12 天 B 超监测:内膜厚 6.0mm,左侧见 13mm×14mm 卵泡;第 14 天 B 超监测:内膜厚6.0mm,左侧见 15mm×16mm 卵泡;第 16 天 B 超监测:内膜厚 6.0mm,左侧见17mm×18mm 卵泡;第 18 天 B 超监测提示内膜厚 7.0mm,已排卵。刻下:经期第 2 天,不怕冷,情绪尚调,纳可,寐安,小便调,大便稀溏,日行 1 次。舌淡红,苔薄白,脉弦。经期已至,血海既虚,大便稀溏,续以益肾疏肝,行气健脾,诸症好转,效不更方,予处方 1:前方"养心奠基方"加减:炙龟甲(先煎)10g、炙鳖甲(先煎)10g、炒白芍 10g、炒白术 10g、云茯苓 10g、炒党参 15g、炮姜 5g、云茯苓 10g、炒当归 10g、炒苍术 10g、制香附 10g、巴戟天 10g、煨木香 10g、仙鹤草 10g、路路通 10g,14 剂,日 1 剂,水煎服,中晚饭温服,月经来潮第 5 天起服,排卵后停药;诸症好转,效不更方,继予处方 2:暖宫调经颗粒 3 包,排卵后起服,月经来潮停。嘱月经第 12 天、14 天、16 天……隔天监测卵泡,直至排卵,指导性生活。

2022 年 6 月 15 日四诊,末次月经 5 月 16 日,量色质如常,无经前漏红,月经周期第 14 天 B 超监测:内膜厚 6.0mm,右侧见 14mm×16mm 卵泡。月经周期第 16 天 B 超监测:内膜厚 7.0mm,右侧见 16mm×18mm 卵泡。月经周期第 18 天 B 超监测:内膜厚 8.0mm,已排卵。刻下:月经周期第 30 天,腰酸腰痛偶作,小腹作坠,似月经来潮之兆,无阴道出血,不怕冷,情绪尚调,乳房轻微胀痛,纳寐可,二便调,今日血液检查 β-HCG 示:927.0mIU/ml,患者要求保胎。治以益肾安胎。予处方:"益肾安胎方"加减,7 剂,日 1 剂,水煎服,今天起中晚饭后分服。后患者定期随诊,保胎至妊娠 12 周。

按语:患者不良妊娠 3 次,经暗夹血块,伴经前漏红,腰酸乳胀明显,平时郁闷或烦躁,舌紫暗。患者屡孕屡堕,情志不畅,性情急躁,以致肝气郁结,盼子心切,气滞日久,结为血瘀,冲任受阻,胞脉不畅,孕卵运行不畅,故难以摄精成孕;经前阳长不足,瘀阻胞宫,血不归经,则经前漏红;经后阴长不达至重,则易出现经间期出血,屡孕屡堕,肝肾精血暗耗;经前阴血下注冲任血海,冲气偏盛,肝失条达,则经前乳胀,烦躁易怒;气壅血瘀,经络满急,则腰酸愈重。

《冯氏锦囊医案》有言:"妇人以血为主,惟气顺则血和",故当治以滋肾疏肝。初诊之时,恰为经期,经血正泻,血海益虚,血不养肝,肝木失养,肝郁难解,肝为肾之子,肝郁则肾气不宣,故予"养心奠基方"补肾益精,养血柔肝,佐理气和血之品,则精血互生,气顺血和,如此胎孕自调。二诊时诸症已缓,针刀已除瘕痕,备孕之机亦至,经后期续服"养心奠基方";而经前期心肝气火易旺,用暖宫调经颗粒补肾助阳,镇心疏肝,则阳长至重,胞宫温煦,经调子种。后续见效守方,滋肾养心,温肾镇心,心肾同治,序贯调周,终能受孕。因患者屡孕屡堕,孕后恐胎元不稳,故益肾宁心安胎为治,予"益肾安胎方"加减,则胎元稳固。

3. 肾虚血瘀型输卵管阻塞性不孕

彭某,女,27岁,2022年1月25日初诊。

主诉:未避孕未孕1年,左侧小腹刺痛2天。

生育史:0-0-1-0。避孕方式:未避孕。月经史:13岁初潮,月经周期30~33天,经期6~7天,经量中等,色红,夹较多血块,经期第1天轻微痛经,经前腰酸乳胀明显。末次月经1月1日,量中,血块多,色质如常。刻下:月经周期第25天,带下量中,腰酸明显,前2日左下腹刺痛,手足冰凉,情绪烦躁,不易入睡,且寐浅易醒,纳可,小便调,大便秘结,1~2日一行。舌淡,有瘀点,苔薄白,脉弦涩。

妇科检查:子宫及附件未触及异常。

辅助检查:2021年2月8日南京市妇幼保健医院查子宫输卵管造影示:右侧输卵管不通,左侧输卵管通畅,考虑盆腔轻度粘连。

西医诊断:不孕症。

中医诊断:不孕症(肾虚血瘀证)。

中医治则:温肾助阳,活血化瘀。

处方1:院内暖宫调经颗粒,4包,1次2袋,1日2次,今日起,中晚饭后开水冲服,月经来潮停药。

处方2:养心奠基汤加减:炙龟甲(先煎)10g、炙鳖甲(先煎)10g、菟丝子15g、巴戟天10g、炒白芍10g、炒当归10g、炒白术10g、云茯苓10g、盐知母10g、酸枣仁20g、青龙齿(先煎)20g、制香附10g、炒苍术10g、黄柏10g、路路通10g,14剂,日1剂,水煎服,月经来潮第5天起服,中晚饭后分服。

嘱月经来潮第3~4天上午空腹血液检查性激素、甲状腺功能;月经周期第16天、18天、20天……隔天监测卵泡,直至排卵,指导性生活。

2022年2月15日二诊,末次月经1月30日,量中,色红,血块较前减少,腰酸乳胀较前减轻。因春节患者未做卵泡监测及性激素检查。刻下:月经周期第17天,带下正常,腰酸、腹痛减轻,手足冰凉减轻,情绪烦躁常反复,入睡困难好转,但仍寐浅易醒,纳可,二便调。舌淡红,苔薄白,脉弦。患者经前心肾不交症状明显,补肾助阳之时,重用镇心疏肝之品,改予"补肾助孕方"加减:鹿角片(先煎)10g、紫石英(先煎)10g、菟丝子15g、川续断10g、炒白芍10g、炒山药10g、云茯苓10g、醋柴胡6g、青龙齿(先煎)20g、双钩藤(后下）10g、紫丹参 10g,14 剂,日 1 剂,水煎服,接前药服,中晚饭后分服,月经来潮停。

2022 年 3 月 10 日三诊,末次月经 3 月 3 日,量中,色红偏暗,少许血块,轻微痛经,经前无腰酸乳胀。刻下:月经周期第 8 天,稍腰酸,不怕冷,情绪调,纳可,入睡正常,偶有早醒,二便调。舌淡红,苔薄白,脉弦。辅助检查:2022 年 3 月 6 日本院血液检查性激素(月经周期第 4 天)示 SHBG 74.7nmol/L,DHEA-S 253.9μg/dl,T 34.41ng/dl,E_2 40ng/L,LH 5.82mIU/ml,FSH 8.20mIU/ml,P 0.14ng/ml,PRL 16.90ng/ml;甲状腺功能 TSH 1.22uIU/ml。2022 年 2 月 22 日月经周期第 24 天本院子宫内膜容受性彩超示:内膜厚度 14mm,内膜容受性欠佳,盆腔积液。诸症皆消,效不更方,续以处方 1:"养心奠基汤"加减去熟地黄,加淫羊藿 10g、炮姜 5g、陈皮 6g、青龙齿 20g、地骨皮 10g,10 剂,日 1 剂,水煎服,今日起服,中晚饭温服,排卵后停。处方 2:暖宫调经颗粒 3 包,1 次 1 袋,1 日 2 次,开水冲服,接上药服,月经来潮停服,指导性生活。

2022 年 4 月 7 日四诊,末次月经 3 月 3 日。刻下:月经周期第 36 天,小腹隐痛,腰酸隐隐,怕冷好转,口不干,情绪尚调,纳可,夜寐已实,二便调。血液检查:E_2 208ng/L,P 30.11ng/ml,β-HCG 2 591.00mIU/ml。患者已签字要求保胎。予"益肾安胎方"加减 7 剂,日 1 剂,水煎服,今天开始服用,中晚饭后分服。嘱定期复查早孕三项、盆腔彩超,患者定期随诊,保胎至妊娠 12 周。

按语:患者日久难孕,经行腹痛,血块多,腰酸明显,左侧小腹刺痛,手足冰凉,情绪烦躁,寐浅易醒,大便秘结,舌淡,有瘀点,苔薄白,脉弦涩,辨证属肾虚血瘀证。肾气旺盛,精血充沛,任通冲盛,两精相搏,合而成形,方能受孕。然患者先天禀赋不足,肾阳偏虚,命门火衰,阳虚气弱,瘀血留滞冲任胞脉,致难以摄精受孕。足少阴者,其脉贯脊属肾,抵腰中,肾阳亏虚,则腰酸;瘀血壅滞,经络滞涩,故小腹刺痛,经行多血块;肾阳亏虚,阴寒内生,则手足冰凉。营行脉中,卫行脉外,营卫环周不休,气血通畅,则寐寐有度,而肾阳亏虚,阳虚生寒,寒主凝滞,血瘀脉络,营卫不通,气血紊乱,寐寐失度,则寐浅易醒。阳气不足,肠道失于温煦,阴寒内结,排便无力,则大便秘结。《医理真传》言:"有腹硬而痛剧者,血瘀滞而无阳以化,治宜温中行滞。"临证之时,经前正为阳长之关键,故予暖宫调经方补肾精而助阳气,温血脉而散凝瘀,行经络而通痹塞。然肾精亏虚,不能融育成胎,亟需经后期助阴精滋长,故予养心奠基方补肾养阴,燮理阴阳,则化生精血,如此依方调治,经前经后,心肾同治,序贯数月,则精血充盛,瘀邪自除,经脉通畅,心肾相交,内外平和,则有子矣。

第六节　子宫内膜异位症性不孕

（一）概述

子宫内膜异位症（endometriosis,EMs）指具有活性的子宫内膜组织（腺体和间质）种植到子宫腔被覆内膜及子宫以外部位的雌激素依赖性疾病。其中子宫内膜组织最常异位于卵巢,2%~10% 的育龄女性和 50% 的不孕症患者出现卵巢子宫内膜异位症（ovarian endometrioma,EMA）,也被称为卵巢巧克力囊肿。本病最常见的临床症状包括痛经进行性加重、月经不调、盆腔疼痛、性交痛、腰骶部放射痛等,甚至导致不孕。有研究表明,EMs 好发于育龄期女性,25~35 岁达最高峰,患病率约为 5%,最高可达 10%,青春期及绝经期女性发病率约为 0.1%。而对于子宫内膜异位症与不孕之间的关系,则有报道称 EMs 患者中约 30%~50% 合并不孕,而不孕患者中约 25%~50% 会出现 EMs,属于妇科常见病、多发病、也是难治性疾病。

至今为止,EMs 导致不孕的机理尚未完全清楚,目前认为 EMs 通过多方面因素影响妊娠结局,主要包括:①盆腔出现炎症免疫反应或周围组织粘连导致盆腔解剖结构异常;②异位病灶局部压迫引起卵巢皮质组织结构变化降低卵巢储备功能;③下丘脑 - 垂体 - 卵巢轴（Hypothalamic-Pituitary-Ovarian axis,HPO）功能紊乱影响卵泡发育及排卵障碍;④孕激素抵抗或分泌不足或相关着床因子表达水平下降从而降低子宫内膜容受性;⑤环境因素或遗传因素。最终影响正常排卵、受精、受精卵着床及胚胎发育,造成复发性流产或年久不孕的发生。

既往常将腹腔镜检查和组织病理学作为诊断子宫内膜异位症的金标准,但因腹腔镜检查的局限性及病变的存在并不能作为患者症状的唯一解释,因此近年来,越来越重视本病的临床诊断及早期管理,从而尽早发现及治疗,以防诊断延迟带来不良后果。临床诊断主要包括:①育龄期女性慢性和 / 或周期性盆腔疼痛(痛经、深度性交困难、排便痛)。②盆腔肿块(卵巢子宫内膜异位症和子宫腺肌病)。③生育能力低下或不孕。④不明原因的疲劳、疲倦、抑郁、焦虑、血尿、直肠出血和其他泌尿生殖系统以外的症状。⑤既往腹腔镜诊断阳性或阳性家族史。⑥妇科检查:发现盆腔器官活动度下降,阴道后穹隆结节,子宫后屈固定,盆腔压痛情况等。⑦影像学检查:妇科彩超(阴道超声、经腹或经直肠超声)、盆腔 CT 或 MRI 等。治疗上,现代医学主要包括激素药物(如孕激素、COC、GnRH-a、地诺孕素)抑制病灶、手术切除异位病灶、辅助生殖技术(超促排卵 - 人工授精;体外受精胚胎移植)等治疗方式,另有免疫调节疗法、抗氧化分子及干细胞等新兴疗法,但仍需要进一步研究来证明其对 EMs 合并不孕患者的疗效。但无论是药物还是手术,均会对人体会产生不良影响,甚至进一步损伤卵巢功能,或无法改善宫腔内环境,因此妊娠率及活产率依然处于低水平状态。

(二) 病因病机

根据子宫内膜异位症所表现出来的临床症状,该证可归属于中医"经行腹痛""不孕""癥瘕""月经不调"等疾病范畴。不孕无外乎虚实两端,实则阻滞冲任胞宫胞脉,精卵难以结合;虚则冲任胞宫胞脉失养,胎元难以成长。对于内异症子宫内膜异位症合并不孕,诸多古籍均提及瘀血阻滞为其病因病机。如《医宗金鉴》曰:"因宿血积于胞中,新血不能成孕",阐明瘀血阻滞冲任胞宫影响受孕;《诸病源候论》言:"血瘕病……为血瘕之聚,令人腰痛,不可以俯仰……小腹里急苦痛,背膂疼,深达腰腹下挛……月水不时,乍来乍不来,此病令人无子",其描述癥瘕内聚引起的盆腔疼痛、月经不调及不孕等症状,与内异症合并不孕如出一辙;《傅青主女科》则提出:"癥瘕碍胞胎而外障,则胞胎必缩于癥瘕之内,往往精施而不能受",认为气血不畅,瘀血内停,阻碍排卵,两精难以相搏成孕,与内异症所致的排卵障碍性不孕颇为相似。

1. 肾虚血瘀

肾藏精,主生殖,为人体阴阳之根本。女子先天不足,或房劳多产,或久病大病,或寒湿伤肾,肾虚则脏腑之气失于资助,故血行无力,停滞为瘀,瘀血结留于下腹,故经前或经期腹痛;肾阴不足,虚火内生,上扰心神,心肾不交,行经排卵不利,精卵难合;肾阳不足,温煦失司,血海虚寒,难以温化瘀血浊液,阴邪凝结,久凝为癥,不通则痛,可见下腹冷痛;瘀血癥积阻滞冲任胞宫胞脉,以致不孕。

2. 气虚血瘀

脾主运化,为后天之本。素体脾虚,或饮食不节,或忧思伤脾,或积劳成疾,或大病、久病耗气,气虚运血无力,血行不畅,瘀血内停,阻滞冲任胞宫,不通则痛,故经期腹痛,肛门坠胀;脾虚不振,气血生化乏源,血海空虚,内膜不丰,难以受孕。

3. 气滞血瘀

肝藏血,主疏泄,女子以肝为先天。素怀抑郁,或恚怒伤肝,或七情内伤,肝气郁结,疏泄失常,阻滞经脉,血行不畅,气滞血瘀,留结于下腹,瘀阻冲任发为本病。气血失调,冲任不和,胎孕不受。现今社会工作压力大,复因此病病程日久,患者深受疼痛及不孕折磨,身心俱损,焦虑烦躁,肝郁气滞,恶性循环。

4. 痰湿瘀结

思虑劳倦,或肝木犯脾,脾阳不振,脾失健运,水湿不化,湿聚为痰,或素体肥胖,嗜食肥甘厚味,躯脂满溢,痰湿内蕴,痰浊气血相搏,凝滞气血,痰湿瘀结,气血运行不畅,可见腹痛拒按,经行血块量多;痰湿瘀结日久,积聚不散,壅滞冲任胞宫,终致不孕。

子宫内膜异位症性不孕的致病因素常合并出现,如肾虚血瘀常合并脾虚、气滞,痰湿瘀结常与气虚、气滞同时发生,但无论何种因素,皆会导致机体脏腑功能失调,气血失和,离经之血瘀积下腹,阻滞冲任胞宫胞脉引起不孕。

(三)辨证思路

子宫内膜异位症性不孕是妇科常见疾病,以盆腔疼痛、月经不调、包块或结节及不孕为主要临床特征。应根据疼痛发生的时间、程度、性质、部位、伴随症状及体征,结合月经量、色、质及舌脉特点辨别阴阳、表里、寒热、虚实。同时应结合女性特有月经周期规律进行分析,以辨别不同周期阴阳转化及气血盈亏是否符合正常生理规律,以顺应月经圆运动调周治疗。

1. 从"四诊""八纲""脏腑"辨证分析

主要通过望、闻、问、切四诊获得的全身症状、体征,结合月经情况及舌脉特点进行综合分析。

（1）肾虚血瘀

主要证候：婚久不孕，经前或经期腹痛，月经先后无定期，经量或多或少，色暗，夹血块，盆腔有结节或包块；腰膝酸软，畏寒肢冷，面色晦暗，头晕耳鸣，性欲减退，夜尿频数；舌暗淡，苔白，脉沉细涩。

（2）气虚血瘀

主要证候：婚久不孕，经期腹痛，肛门坠胀，月经先期，经量或多或少，或经期延长，色暗淡，质稀，夹血块，盆腔有结节或包块；面色淡而晦暗，神疲乏力，少气懒言，纳差便溏；舌淡胖，边尖有瘀斑，苔薄白，脉沉涩。

（3）气滞血瘀

主要证候：婚久不孕，经前或经期小腹胀痛或刺痛，拒按，甚或前后阴坠胀，经行量多或少，或经期延长，色暗，夹血块，块下而痛稍减，盆腔有包块或结节；经前心烦易怒，胸胁、乳房胀痛；舌紫暗或有瘀点、瘀斑，苔薄白，脉弦涩。

（4）痰湿瘀结

主要证候：婚久不孕，经前或经期腹痛，拒按，月经量多，有血块，盆腔有包块或结节；带下量多，色白质稠；形体肥胖，头重如裹，肢体沉重，胸闷纳呆，呕恶痰多；舌紫暗，或边尖有瘀斑，苔腻，脉弦滑或涩。

2. 从月经周期节律辨证分析

根据女性生殖生理过程中肾阴阳消长、转化，气血盈亏的规律性演变，可分为行经期、经后期、经间期、经前期四个不同时期。

（1）行经期重阳必阴，排除旧瘀，让位新生，促进新旧转化

行经期正处新旧交替之机，标志着旧周期结束，新周期到来，重点在于以通为主，排尽陈旧性物质，迎接新生之精血津液。如此时阳长不足，未达重阳，则气血运动动力不足，转阴不利，出现经血下行不畅、月经量少、经期延长等；经血下行，血海空虚，阳长不足，温煦失司，寒邪客于胞宫，水湿浊液得寒则凝，则会出现经行腹痛、经行泄泻等；故此期要加强温阳化瘀，行气止痛。

（2）经后期阴长阳消，血海渐充，精卵渐长，奠定周期基础

经后期重点在于滋阴，阴血逐渐恢复，血海逐渐充盈，水液逐渐满溢，推动精卵成长，为经间排卵期奠定基础。如阴长不足，虚火内生，心肝妄动，心肝火旺则出现心烦失眠、夜寐不安、烦躁易怒、胸胁胀痛等；肾阴亏虚，阴长不能至重，转阳不利，则会出现卵泡难以成熟或排卵障碍、内膜过薄及内膜与卵泡发

育不同步等症状。EMs 患者此期在滋阴的同时适当加入化瘀消癥及平补肾阳之品,使阴长不敛邪。

(3)经间排卵期重阴必阳,氤氲之时,促转化以助排卵

经间期重在促进精卵排出,此期一则阴长至重,水液充盈,出现透明锦丝样带下;二则阴阳转化,重阴转阳,气血活动以助排卵。如重阴不足,水湿津液匮乏,则锦丝状带下量少,精卵发育欠佳,内膜增长不丰。阴不足无以转阳,血气活动欠佳,氤氲之状不足,则出现排卵障碍。转阳不利则经前期阳长缓慢,基础体温上升缓慢,黄体功能欠佳,影响内膜容受性,从而影响受孕。EMs 患者此期往往难以顺利排出卵子,故既要加重活血甚至破血之品,更要加重温阳通络之品,使转化顺利排出卵子。

(4)经前期阳长阴消,阳长迅猛,温煦胞宫以化物

经前期由经间期重阴必阳转化而来,重在助阳长以化物。由于"阴静阳动"的性质特点,阳长快速刚猛,是胚胎着床或化瘀排浊的关键时期。此期阳长至重,一则温煦子宫,使子宫内膜松软,有利于受精卵顺利着床;二则温化重阴所生之水湿浊液,以防久积为癥瘕腹痛之疾;三则如未孕可助行经期重阳转阴,彻底排除陈旧性瘀浊,让位新生。如阳长不足或难以维系重阳状态,则黄体功能不健,内膜状态不佳,可表现为不孕或反复流产;痰浊水湿不化,易凝而为癥瘕之疾,子宫内膜异位症、子宫腺肌病等疾病皆可归属于此;阳长不足,转阴不利,旧瘀内存,阻滞胞宫胞脉,可有月经量少、血块量多、经期前后腹痛等症。EMs 患者此期大多阳长不足(黄体功能不足)瘀血内阻,胚胎难以着床,故此期要重用温肾助阳之品的同时加强行气化瘀之药,提高黄体功能、改善内膜容受性、减轻经前经期疼痛、促进胚胎着床。

(四)临证治要

周惠芳教授根据多年临床经验,认为子宫内膜内异症性不孕临床中可见肾虚血瘀、气滞血瘀、气虚血瘀、痰湿瘀结四种不同证型,但基本病机以肾虚血瘀为其根本,故临证治疗应以补肾助阳为本,气滞者兼以疏肝理气活血,气虚者兼以补脾活血化瘀,痰湿者兼以化痰祛湿散结。基于夏桂成教授所创"月经周期节律调治法",周惠芳教授常分两阶段治疗子宫内膜异位症性不孕,即经后期(直至排卵)、经前期(直至月经来潮第 3 天)。提出关键在于经前期,临

证重在温肾阳,祛瘀浊,结胎元,以恢复气血阴阳平衡。

1. 经后期阴长为主,但因瘀浊阻滞,阴长难以至重排出精卵,治疗重在奠基不忘化瘀。

经后期至经间排卵,是阴渐长至重转为阳长的缓慢而渐进的过程,此期虽应重在滋阴,但因瘀浊阻滞,阴长难以至重排出精卵,"善补阴者,必于阳中求阴",更何况子宫内膜异位症是雌激素依赖性疾病,夏桂成教授认为"雌激素为水样物质,属阴",治疗更应从阳扶阴,既助阴长至重,又可抑阴长太过。瘀血痰浊等阴邪凝结,故周惠芳教授常用自拟"养心奠基方"燮理阴阳,养阴奠基,同时,加入巴戟天、淫羊藿、鸡血藤、土鳖虫等温阳逐瘀生新之品,寓散于补,一者阳中求阴,助阴长至重,二者养血活血,使阴长不敛邪。尤其是当出现优势卵泡时,常用自拟"补肾促排方"加减促转化以排卵。若卵巢异位囊肿直径大于3cm,或腺肌瘤排卵障碍者,常加三棱、莪术、路路通、紫石英、川桂枝温补肾阳,破血化瘀,辛开苦降,升降相因,寓升于降,以助血气活动,顺利排卵,同时监测卵泡指导患者同房,以提高受孕率。

2. 经前期阳长为主,但因瘀浊阻滞,阳长难以达重,疼痛难忍,胎孕难成,治疗重在温阳散瘀,方能在行经期泻浊排瘀,化瘀缓痛,经调子种。

经前期阳长不足或难以维系重阳状态,瘀浊不化,结而成癥,经行腹痛,胚胎难以着床,为子宫内膜异位症最主要的病机。治疗当以温阳化瘀,镇心止痛为大法,扶正祛邪,交通心肾,方能缓解疼痛,经调子种。经前期为治疗子宫内膜异位症最关键的时期。周惠芳教授此期临床常补肾助阳与化瘀消癥并重,常用"补肾助孕方"合"化瘀消癥方"加减,如患者疼痛剧烈,常用"补肾助孕方"合"温经止痛方"加减,同时嘱工具避孕。当患者疼痛明显减轻,或盆腔包块明显缩小,或排卵正常后,进入助孕治疗。临诊随证加减,执简驭繁,不拘成方,内异症不孕患者往往身心压力大,情绪抑郁更会加重本病,故同时结合心理疏导及调整生活方式,临床疗效颇佳。

(五)验案举隅

1. 肾虚血瘀,子宫内膜异位症不孕

潘某,女,31岁,2018年9月11日初诊。

主诉:经行腹痛进行性加重伴月经量少9年。

现病史:患者 9 年前无明显诱因出现经行腹痛,且进行性加重,月经第 1 天为甚,伴月经量少,夹较多血块。生育史:0-0-0-0。避孕方式:工具避孕。月经史:14 岁初潮,周期 30 天,经期 8 天,经量少,日用 1 片卫生巾,夹少许血块,经色暗淡,经行腹痛,以第 1 天明显,得热则缓。患者平素畏寒肢冷,心烦易怒,乳房胀痛,经前明显。末次月经 2018 年 8 月 15 日,8 天净,量少如常,色暗淡,余如常。刻下:月经周期第 28 天,畏寒肢冷,心烦易怒,纳可,寐迟(24 点),小便调,大便干,舌紫暗,苔薄白,脉细弦。予妇科检查:阴道后穹隆触及 2 枚花生米大小痛性结节,余未触及明显异常。

西医诊断:痛经;子宫内膜异位症。

中医诊断:痛经;癥瘕(阳虚血瘀,兼有肝郁证)。

中医治则:温肾助阳,疏肝化瘀,宁心止痛。

处方 1:"温经止痛方"加减,鹿角片(先煎)10g、川桂枝 10g、菟丝子 15g、醋三棱 10g、醋莪术 10g、牡丹皮 10g、紫丹参 10g、醋香附 10g、小茴香 10g、肉桂(后下)5g、炮姜 5g、香艾叶 10g、粉葛根 20g、土鳖虫 10g,5 剂,水煎服,中晚饭分服,今日起服用,月经来潮第 2 天停。又予燮理阴阳,滋肾疏肝。

处方 2:"养心奠基方"加减,炙龟甲(先煎)10g、炙鳖甲(先煎)10g、熟地黄 10g、山萸肉 10g、菟丝子 10g、巴戟天 10g、炒白术 10g、炒山药 10g、牡丹皮 10g、炒白芍 10g、炒党参 15g、炮姜 5g、土鳖虫 10g、鸡血藤 20g,10 剂,中晚饭温服,月经来潮第 5 天起服用。

嘱择期空腹血液检查肿瘤标志物,月经来潮第 3~4 天空腹查性激素,并嘱患者 23 点前入睡,工具避孕。

2018 年 9 月 25 日二诊:末次月经 9 月 12 日,月经量较前稍增多,血块减少,痛经较前好转,经前乳胀较前改善。妇科检查:子宫及双附件未触及明显异常。辅助检查:CA125 9.90U/ml(<35);CA199 9.36U/ml(<37)。性激素(月经第 3 天):E_2 104ng/L,T 22.77ng/dl,LH 4.97mIU/ml,FSH 9.54mIU/ml,PRL 27.78ng/ml。刻下:月经周期第 14 天,畏寒肢冷较前明显好转,现不怕冷,心烦易怒,纳可,寐安,小便调,大便溏薄,舌质淡,苔薄白,脉细弦。患者服药后症状较前皆见好转,但泌乳素稍高,守方进治。处方 1:"温经止痛方"加生麦芽 20g,14 剂,月经周期第 16 天起服,至月经来潮第 2 天停。处方 2:"养心奠基方"去熟地黄、山萸肉,加炒苍术 10g、生麦芽 20g、炮姜 5g、巴戟天 10g、土鳖虫

10g、鸡血藤 20g,10 剂,月经来潮第 5 天起服。工具避孕。

10 月、11 月、12 月均如此经前期温肾化瘀,宁心止痛,经后期滋阴奠基,燮理阴阳,序贯治疗,随证加减。

2019 年 1 月 9 日六诊:末次月经 12 月 30 日,月经量较服药前增多,色质如常,第 1 天痛经较前明显减轻,经前乳胀不显。刻下:月经周期第 10 天,畏寒肢冷、心烦易怒症状消失,余一般情况良好,舌淡红,苔薄白,脉细弦。妇检:阴道后穹隆触及 2 枚结节如黄豆大小,触痛不明显,余未触及明显异常。患者现症状较前明显好转,要求进入备孕阶段,予处方 1:"养心奠基方"去熟地黄,加生麦芽 15g,7 剂,今日起服。月经第 12 天、14 天、16 天……隔天监测卵泡,直至卵泡排出,指导同房。另予补肾助孕,温经止痛,处方 2:"补肾助孕方"加减:鹿角片(先煎)10g、菟丝子 15g、川续断 10g、紫石英(先煎)10g、炒白芍 10g、炒山药 10g、云茯苓 10g、紫丹参 10g、鸡血藤 20g、醋香附 10g、艾叶 10g、葛根 20g、炮姜 5g、炒白术 10g、青龙齿(先煎)20g,12 剂,排卵后起服,月经来潮第 2 天停。

按此调周序贯治疗,患者 2019 年 5 月 19 日来院就诊,停经 50 天,B 超检查提示妊娠,转为益肾安胎治疗至妊娠 12 周,至产科建卡。

按语:患者经行腹痛进行性加重 9 年,经色暗淡,经前乳胀,畏寒肢冷,心烦易怒,舌紫暗,苔薄白,脉细弦,妇检阴道后穹隆触及痛性结节,辨证属阳虚血瘀,兼有肝郁,《医理真传》云:"阳者,阴之主也,阳气流通,阴气无滞,阳气不足,稍有阻滞,百病丛生。"患者病程日久,体质素虚,肾阳不足,温煦失职,寒凝血瘀,瘀结冲任胞宫,胞络瘀阻,血流不畅,则经行腹痛,甚则难忍,经色暗淡。心肝气郁,气机不畅,则见经前乳胀,心烦易怒。肝气不舒,闭阻阳气,阳气不伸,脏腑形体失于温煦,怕冷、腹痛加重。初诊时需顺应经前期阳长阴消、化瘀排浊的特点,治以温肾助阳,疏肝化瘀,宁心止痛,予温经止痛方助阳长,理气机,化瘀浊,则瘀血自除,疼痛自消。经后期阴长阳消,血海水液逐渐充盈,为经间排卵期及行经期奠定基础。患者月经量少,经后期阴长不足,内膜不丰,血海不充,故无血可下;再者阴阳互相转化,重阴不至则转阳不利,从而经前期阳长不足,加重患者症状,恶性循环,故予滋阴养心奠基方予燮理阴阳,兼以滋肾疏肝。如此,经前期温肾助阳止痛使阳长至重温化瘀血,经后期燮理阴阳使阴长至重奠定基础,调周序贯,心肾同调,临床症状明显改善。后患者计划妊娠,故依照心肾同调序贯疗法随证加减,终成功妊娠。

2. 气滞血瘀型子宫内膜异位症不孕

程某,女,28岁,2019年1月23日初诊。

主诉:未避孕未孕1年余。

现病史:患者自诉2年前体检发现左侧卵巢子宫内膜异位症(具体报告未见),未予重视,现有妊娠需求,故要求孕前调理。配偶精液检查正常。婚育史:0-0-0-0。避孕方式:未避孕。月经史:13岁初潮,周期30天,经期6~7天,经量中,经色红,第1天轻微痛经,经前乳胀。患者平素情志抑郁,烦躁易怒,乳房胀痛,经前尤甚。末次月经2019年1月6日,7天净,量色质如常。

辅助检查:阴道B超:子宫内膜厚度为1.1cm,左附件囊性包块,3.6cm×3.2cm,卵巢子宫内膜异位症可能,壁厚欠光滑,内部透声差,充满细小点状回声;见黄体1.8cm×1.3cm。妇科检查:子宫及双附件未触及明显异常。

刻下:月经周期第18天,畏寒肢冷,烦躁易怒,纳可,寐安,二便调,舌边尖红,苔薄白,脉弦涩。

西医诊断:不孕症;卵巢子宫内膜异位症。

中医诊断:不孕症;癥瘕(气滞血瘀证)。

中医治则:补肾助阳,宁心疏肝。

处方:补肾助孕方加减,鹿角片(先煎)10g、紫石英(先煎)10g、续断肉15g、山茱萸10g、怀山药10g、炒白芍15g、炒丹皮10g、紫丹参10g、鸡血藤20g、醋柴胡6g、醋香附10g、香艾叶10g、粉葛根20g,10剂,水煎服,午晚饭后温服,今日起服用,至月经来潮第1天停。今日查肿瘤标志物,月经来潮第3~4天空腹血液检查性激素、甲状腺功能七项,暂用工具避孕。

2019年2月7日二诊:末次月经2月5日,量色质如常,无痛经,经前乳胀较前减轻。辅助检查:CA125 32.20U/ml(<35);CA199 43.96(<37)。性激素(月经第3天):E_2 46ng/L,T 89.29ng/dl,LH 5.64mIU/ml,FSH 6.44mIU/ml,PRL 22.41ng/ml,TSH 3.55uIU/ml,甲状腺功能检查其余未见异常。刻下:月经周期第3天,痛经不显,烦躁易怒较前稍改善,怕冷同前,纳可,寐欠安,多梦,二便调。舌质淡,苔薄白,脉弦。患者经血下行,精血匮乏,心肝失于濡养,宜滋阴填精,养心柔肝,予处方1:"养心奠基汤"加减,炙龟甲(先煎)10g、炙鳖甲(先煎)10g、熟地黄10g、山萸肉10g、菟丝子10g、巴戟天10g、炒白术10g、炒山药

10g、牡丹皮 10g、炒白芍 10g、盐知母 10g、酸枣仁 20g、炒党参 15g、炮姜 5g,土
鳖虫 10g、鸡血藤 20g,12 剂,月经来潮第 5 天起服。又予补肾助阳,化瘀消癥
序贯为治,予处方 2:"补肾助孕方"合"化瘀消癥方"进治,鹿角片(先煎)10g、
紫石英(先煎)10g、续断肉 15g、山茱萸 10g、怀山药 15g、炒白芍 10g、炒丹皮
10g、紫丹参 10g、炮姜 5g、土鳖虫 15g,棱莪术各 10g、川桂枝 10g、醋香附 10g、
香艾叶 10g、粉葛根 20g。14 剂,接处方 1 服用,至月经来潮第 1 天停。患者
睾酮偏高,加达英 -35 每日 1 片,月经第 5 日起服,连服 21 天,每月复查睾酮。
2、3、4 月皆经后期滋阴填精,养心柔肝,经前期补肾助阳,化瘀消癥序贯,加达
英 -35 降低睾酮。

2019 年 5 月 15 日六诊:末次月经 5 月 2 日(达英 -35 撤药),量色质
如常,无痛经,经前乳胀较前明显改善。经期复查 T 55.05ng/dl,本周期停
服达英 -35。今日阴道 B 超:子宫内膜厚度为 0.69cm,左附件囊性包块
1.5cm×1.9cm,巧克力囊肿可能,壁厚欠光滑,内部透声差,充满细小点状回
声;左侧优势卵泡 1.8cm×1.6cm。刻下:月经周期第 14 天,诸症较前明显缓
解,B 超提示今日已有优势卵泡,治以行气化瘀,以助排卵,予处方 1:"补肾促
排卵汤"加减,熟地黄 10g、山萸肉 10g、鹿角片(先煎)10g、川桂枝 10g、炒山药
10g、炒当归 10g、酒赤芍 10g、紫丹参 10g、大川芎 10g、煨木香 10g、宣红花 10g、
路路通 10g、炒白术 10g,5 剂,今日起服,排卵后停。继续隔天监测卵泡,直至
排卵后停药。指导同房。患者诸症好转,效不更方,另予处方 2:"补肾助孕
方"加炒白术 10g、鸡血藤 20g、香艾叶 10、醋香附 10g、葛根 20g,14 剂,排卵后
起服,至月经来潮第 1 天停。后依照该序贯治疗 6 个月经周期。

2020 年 1 月患者未按时就诊,故电话联系,患者诉现已停经 34 天,自测
尿妊娠阳性,因属外地路途遥远,遂嘱患者当地医院定期血液检查 E_2、P、HCG
及腹部 B 超,后续安胎治疗。

按语: 患者有卵巢子宫内膜异位症病史,未避孕未孕 1 年余,经前乳胀,烦
躁易怒,畏寒肢冷,舌边尖红,苔薄白,脉弦涩,辨证属肾虚血瘀。《景岳全书》
曰:"产育由于血气,血气由于情怀,情怀不畅则冲任不充,冲任不充则胎孕不
受"。患者素性抑郁,情志不畅,加之求子心切,烦躁易怒,恚怒伤肝,肝郁气
滞,疏泄失常,气血失调,气滞血瘀,以致部分经血不循常道而逆行,离经之血
留结下腹,日久聚而成癥,瘀阻冲任胞宫胞脉,胎元难成,故久而未孕。肝气郁

滞,阻碍阳气升发,失于温煦,故畏寒肢冷;经前阴血下注冲任血海,冲气偏盛,循肝脉上逆,心肝气郁,肝经气血壅滞,乳络不畅,故经前乳房胀痛尤甚。临诊之时,正处于经前期,阳长至重,而肝主升发,故治以补肾助阳,宁心疏肝以顺应此期生理特点,予补肾助孕方加减畅气机,助阳长,促孕成,肝气舒畅,气血调和,血瘀自消。二诊时处于行经期,经血下行,血海空虚,难以养心,肝失濡养,更助肝郁,故予养心奠基汤滋阴养血,柔肝缓急。三诊时处于排卵期,气血充盛,精卵成熟,予补肾促排卵汤促进血气运动,助卵排出。养心奠基、补肾促排、补肾助阳,并与宁心疏肝、化瘀消癥相结合,如此循环往复,序贯治疗,患者不仅左侧卵巢子宫内膜异位症体积缩小,且成功受孕。

3. 痰湿瘀结型子宫内膜异位症不孕

董某,女,36岁,2019年1月28日初诊。

主诉:未避孕未怀孕伴带下量多2年。

现病史:患者2年前开始不避孕性生活,但一直未孕,自觉带下量多,色白,质黏。诉曾于外院查B超示子宫腺肌病(未见报告),子宫输卵管造影未见异常(未见报告);配偶精液常规正常。生育史:0-0-0-0,避孕方式:未避孕。月经史:患者13岁月经初潮,月经周期30天,经期7~10天,月经量少、色红、有少许血块,无痛经,经前腰酸乳胀。平素烦躁易怒,形体较丰,喜食肥甘厚味,近2年体重增加10kg。末次月经2019年1月22日,7天净,量色质如常,经前乳胀。

刻下:月经第5天,月经量少,色红,少许血块,无阴痒异味,烦躁易怒,纳可,寐安,小便调,大便稀溏,舌暗红、苔白腻,脉弦滑。

西医诊断:不孕症;子宫腺肌病。

中医诊断:不孕症(痰湿瘀结证)。

中医治则:益肾健脾,化痰祛瘀。

处方:"养心奠基方"合"苍附导痰汤"加减,炙鳖甲(先煎)10g、炙龟甲(先煎)10g、怀山药15g、牡丹皮10g、大川芎6g、紫丹参10g、炒白芍10g、云茯苓10g、炒苍术10g、制南星10g、醋香附10g、炒薏苡仁20g、炮姜5g、双钩藤(后下)10g、鸡血藤20g、续断10g、巴戟天10g,21剂,水煎服,午晚饭后温服,今日起服用,月经来潮停。嘱禁食辛辣、油炸、甜点等肥甘厚味之品,加强运动。暂工具避孕。

2019年3月8日二诊：末次月经2月22日，经量较前增多，色红，无痛经，无血块，经前腰酸乳胀。今日妇科检查及白带常规未见异常;B超：子宫内膜厚度为0.7cm，后穹隆少量积液，子宫腺肌病伴子宫腺肌瘤可能（2.1cm×2.9cm）。刻下：月经第16天，带下量多，色偏黄，质稠，无阴痒异味，余症状同前，舌质红，苔薄白腻，脉弦滑。患者现处于经前期，治以补肾健脾，燥湿化瘀，补肾助孕方加减：鹿角片（先煎）10g、紫石英（先煎）10g、续断肉10g、山茱萸10g、怀山药15g、炒白芍10g、炒丹皮10g、紫丹参10g、炒苍术10g、绵茵陈15g、醋香附10g、川黄柏10g、炒芡实20g、鸡血藤20g、京三棱10g、大莪术10g、土鳖虫10g、炮姜5g，14剂，今日起服，月经来潮停服。嘱工具避孕。

2019年4月6日三诊：末次月经3月22日，经量较前增多，色质如常，经前腰酸乳胀较前好转。患者诉服药后带下量明显减少，色白，质黏，小便正常，大便成形，余一般情况良好。患者诉今日彩超示右侧卵巢可见一优势卵泡16mm×17mm，内膜厚9mm，子宫腺肌病伴子宫腺肌瘤可能（1.5cm×1.9cm）。患者要求试孕，治以滋肾助阳，以促排卵，予处方1："补肾促排卵汤"加减，炒赤芍10g、炒白芍10g、炒山药10g、山茱萸10g、熟地黄10g、牡丹皮9g、紫丹参10g、云茯苓10g、制香附10g、鸡血藤20g、川芎10g、红花10g、炒苍术10g、炮姜5g、炒党参15g、川续断10g、巴戟天10g、川桂枝10g、路路通10g，5剂，每日1剂，今日起服，排卵后停服。月经第18天、20天……监测卵泡，直至排卵，指导性生活。又予处方2："补肾助孕方"加减，鹿角片（先煎）10g、紫石英（先煎）10g、川续断15g、山茱萸10g、炒山药10g、炒白芍15g、炒丹皮10g、紫丹参10g、炮姜5g、地骨皮10g、醋香附10g、炒苍术10g、炒芡实10g、鸡血藤20g，14付，排卵后起服，月经来潮停服。

5月、6月、7月、8月、9月、10月均如此肝脾肾同调，序贯治疗。

2019年11月7日十诊：患者诉服药后未出现带下量多伴质稠症状，末次月经10月31日，量中，色红，无血块，无经前腰酸乳胀。刻下：月经第8天，带下不显，烦躁易怒消失，余一般情况良好，舌淡红、苔薄白，脉缓。予养心奠基方加减10付，今日起服，排卵后停。又予"补肾助孕方"加减14付，排卵后服用，月经来潮停，指导性生活。患者服完药月经未潮，来院复诊，经查提示妊娠，转从益肾安胎治疗至孕12周，各项检查均正常。

按语:患者未避孕未孕2年，子宫腺肌病病史，形体偏胖，饮食偏嗜，月经量少,夹血块,带下量多,色白质稠,烦躁易怒,大便稀溏,舌暗红、苔白腻,脉弦滑,辨证属痰湿瘀结。《傅青主女科》载:"妇人有身体肥胖,痰涎甚多,不能受孕者……而肥胖之湿,实非外邪,乃脾土之内病也。"痰脂蕴阻,影响经后期阴液生长,故血海不充,内膜不丰,经前无血可下,故月经量少。故经后宜滋阴为主,但滋阴养血又易碍脾生痰,加重痰湿,化痰易伤阴,滋阴易生痰,故临诊之时,须化痰滋阴并重,治拟滋肾养心,化痰祛瘀,予养心奠基方合苍附导痰方加减,滋肾精、健脾运、化痰浊,则血海充、精卵长。当肾精充足,血海丰厚,精卵几近成熟之时,用补肾促排卵汤增加助阳、行气之力,推动重阴转阳,排出精卵,以助阳长。患者带下量多,烦躁易怒,腰酸乳胀,经前尤著,当属经前期阳长不足,难以运化水湿浊液,痰湿下注则带下量多,质稠;经前阳气升动,心肝火偏亢,故烦躁易怒,乳房胀痛;合并子宫腺肌病病史,痰瘀结于下腹,气血运行不畅,故经行夹血块,阳长不足,痰湿瘀血失于温化,久则积聚不散,壅滞冲任胞宫而不孕。患者治当补肾助阳、疏肝理脾,活血化瘀,使肝脾肾调和,阳长至重,痰祛胞宫温煦,利于种子,方选补肾助孕方加减。如此,经后期养阴化痰并重,使阴长不助湿,祛湿不伤阴,经间期少佐行气助阳使精卵排出转为阳长,经前期补肾疏肝健脾以温化阴邪、温煦胞宫,肝脾肾同调,序贯治疗,安能不孕?

第七节　多囊卵巢综合征不孕症

(一) 概述

多囊卵巢综合征(polycystic ovary syndrome,PCOS)是一种发病多因性、临床表现呈多态性的内分泌综合征,临床以持续稀发排卵或无排卵、高雄激素临床表现或高雄激素血症、卵巢多囊样改变为特征,常伴有胰岛素抵抗(insulin resistance,IR)和肥胖。临床表现为月经稀发、闭经、不孕、多毛、肥胖、痤疮、黑棘皮症等,疾病进一步发展可继发出现 2 型糖尿病、高血压、心血管疾病、乳腺癌、子宫内膜癌等严重威胁生命健康的疾病。我国育龄期妇女发病率高达5%~10%,无排卵性不孕的 30%~60% 是 PCOS 导致的。

PCOS 诱发不孕症的机制是多途径、多靶点的。①内分泌代谢紊乱：受遗传和环境因素的共同影响，PCOS 人群出现下丘脑 - 垂体 - 卵巢轴功能失衡、能量代谢紊乱、甲状腺相关激素分泌异常。②生殖系统形态结构异常：卵巢多发囊性结构和子宫内膜病理性增生。③血管形成和血管功能异常：卵巢血管周期性的变化关系到卵巢内卵泡生长发育的微环境，PCOS 破坏卵巢血管的平衡，导致卵泡发育异常和排卵后黄体功能不全。④免疫调节失常：自身免疫功能亢进、循环及局部炎症。上述因素共同影响卵泡的发育及排卵，降低子宫内膜容受性，最终导致排卵及胚胎着床障碍，引起不孕。

根据 2023 年《多囊卵巢综合征诊治路径专家共识》诊断标准：①月经异常如稀发排卵或无排卵；②高雄激素血症的临床表现和 / 或高雄激素血症；③超声诊断卵巢多囊样改变（polycystic ovary morphology，PCOM）。符合上述其中 2 条，排除其他引起排卵障碍的疾病（包括甲状腺功能异常、卵巢早衰、下丘脑 - 垂体闭经、高催乳素血症等），以及引起高雄激素血症的疾病（包括 Cushing 综合征、非经典型肾上腺生殖器综合征、分泌雄激素的内分泌肿瘤等），即可诊断。不孕症诊断标准参考第 9 版《妇产科学》：女性有性生活且未避孕至少 12 个月而未孕。治疗 PCOS 不孕症的方法主要分为药物治疗方法和非药物治疗方法。在进行生活方式管理的基础上，对于无排卵或稀发排卵的 PCOS 患者，西医主要选用芳香化酶抑制剂来曲唑、非甾体化合物枸橼酸氯米芬、促性腺激素等药物，以及腹腔镜下卵巢打孔术、超声引导下卵泡穿刺术等非药物治疗方法进行促排卵治疗。对于反复促排卵失败、高龄或有输卵管因素的 PCOS 患者，可行辅助生殖技术（ART）治疗，包括宫腔内人工授精和体外受精 - 胚胎移植。然而药物促排卵方法易发生多胎妊娠、卵巢过度刺激综合征（ovarian hyperstimulation syndrome，OHSS）、卵泡未破裂黄素化综合征（luteinized unruptured follicle syndrome，LUFS）等并发症。

鉴于 PCOS 病因及发病机制尚不明确，目前西医以降低雄激素、调整月经周期、改善 IR 等对症治疗为主。中医治疗 PCOS 不孕症以整体观念立法，多系统、多靶点作用治疗，组方灵活，可针对不同患者在基础方剂上调整用药，不良反应较小、治疗全程成本低、操作更加便捷、患者所受痛苦小易于被广大患者接受，在调经助孕方面有一定优势。

（二）病因病机

中医学虽然无多囊卵巢综合征的病名记载，但根据其临床表现的症候及特征，可归属于"月经不调""闭经""崩漏""不孕"等范畴。本病主要以脏腑功能失调为本，痰浊瘀血为标，临床多表现为虚实夹杂、本虚标实之证。多从肾、肝、脾三脏论治，与痰湿、瘀血等因素密切相关，因"心（脑）- 肾 - 子宫轴"紊乱而发病。

"欲补肾者先宁心，心宁则肾自实"，国医大师夏桂成教授创立的心（脑）-肾 - 子宫轴学说，以脏腑统辖生殖节律的变化：肾为生殖之本，藏精之脏，内寓真阴真阳，在五行上属水，居于下焦，为足少阴经脉，天癸来源于肾，任督冲带等奇经八脉亦属于肾；心为五脏六腑之大主，神之所舍；脑为元神之府，亦包含心神在内，主宰一身之血脉，在五行上属火，居上焦，为手少阴经脉，在经脉上与足少阴肾相联系相贯通；子宫为育子之府，是产生月经和孕育胎儿的场所，亦藏亦泄，定时开合，似脏似腑，非脏非腑，乃奇恒之腑，借胞脉与心肾相连，下系于肾，上通于心，形成了心（脑）- 肾 - 子宫之间密切的关系。

《慎斋遗书》曰："心肾相交，全凭升降，而心气之降，由肾气之升，肾气之升，又因心气之降。夫肾属水，水性就下，如何而升？盖因水中有真阳，故水亦随阳而升至心，则生心中之火；心属火，火性炎上，如何而降？盖因火中有真阴，故亦随阴降至肾则生肾中之水。升降者水火，其所以使之升降者，水火中之真阴真阳也，真阴真阳者，心肾中之真气也。"心肾相交，水火既济，精神合一，亦即阴阳升降运动的统一，同时贯通子宫，形成月经周期生殖节律的圆运动。当阴阳消长到一定阶段时，即达重阴重阳时，由子宫反馈到心肾，特别是心，主宰子宫之泻（开），排出卵子或经血，实际上是排泄达重的阴或阳，纠正偏盛偏衰的不平衡状态，以维持动态的平衡，起到一个总领管辖的作用，所以称之为生殖轴。

周惠芳教授继承夏桂成教授学术思想，认为多囊卵巢综合征不孕症是由于肾虚癸水不充，痰湿瘀血壅塞胞宫，本虚标实，最终导致心（脑）- 肾 - 子宫轴功能紊乱而致不孕。

1. 肾虚为本

"经水出诸肾"，月经的来潮及其周期节律的形成与肾的关系最为密切。

肾主前后二阴,有推动月经周期演变的作用。先天禀赋不足,素体羸弱或后天房劳多产而致肾虚。《素问·上古天真论》指出:"女子七岁肾气盛,齿更发长,二七而天癸至,任脉通,太冲脉盛,月事以时下,故有子……七七任脉虚,太冲脉衰少,天癸竭,地道不通,故形坏而无子也。"这说明肾气旺盛、天癸充盈及冲任通盛对月经来潮极为重要。《校注妇人良方》云:"肾气全盛,冲任流通,经血渐盈,应时而下,否则不通也。"肾主生殖,肾中蕴藏精气;若肾虚导致气血阴阳失调,肾阳不能温煦、鼓动精卵生长发育排出,肾阴不能滋养精卵,从而引起精卵发育迟缓和排卵障碍,导致不孕。

2. 脾虚痰湿

《女科经纶》言:"妇人经水与乳,俱由脾胃所生。"素体肥胖或饮食劳倦,思虑过度,损伤脾气而致脾虚,脾失健运,痰湿内生又会加重脾虚的程度。痰湿脂膜阻滞于冲任,气血运行受阻,血海不能按时满盈,出现月经后期,量少甚则闭经。

3. 肝郁血瘀

《医贯》云:"七情内伤,郁而生痰。"肝主疏泄,喜条达恶抑郁,"女子以肝为先天",肝失调达,肝气郁滞,气血运行不畅,痰湿脂浊凝聚,易发生闭经、月经稀发等症状;肝郁日久化火,热扰冲任,可见月经先期或淋漓不净、烦躁口渴、痤疮多毛等症状。

精神抑郁,情志不畅,暴怒伤肝,肝气郁结,气滞血瘀;或经期产后调摄不慎,余血未净而又复感邪气,凝聚成瘀,结于胞脉胞络,阻滞冲任,表现为月经稀发、月经不调、不孕等症。

(三)辨证思路

多囊卵巢综合征不孕症属于临床常见的妇科生殖内分泌疾病,以持续无排卵、高雄激素血症表现和胰岛素抵抗为主要特点。临床诊治应该根据患者主诉、治疗需求,采取个体化的治疗措施,在调整生活方式基础上,结合调整月经周期、调整代谢,降低雄激素、诱导排卵等治疗。对于临床症状或体征已得到缓解的患者,仍应关注远期风险,可以制定系统的长期管理方案。在此原则上,根据"四诊""八纲""脏腑"辨证相结合,判断证候的特征,分清主次,辨别真伪,从而得出辨证的结果,结合夏桂成教授的"心(脑)-肾-子宫轴"学说进行辨证论治。

1. 从"四诊""八纲""脏腑"进行辨证分析

（1）痰湿内阻证

主要证候：月经后期，月经量少，甚则闭经，婚久不孕，带下量多。次症：形体肥胖，疲乏无力，多毛，大便溏泄。舌脉：舌淡胖，苔白腻，脉滑。

（2）肾虚血瘀证

主要证候：月经后期，月经量少，甚则闭经，或崩漏淋漓，婚久不孕，经色暗红或紫黑，经行腹痛。次症：面色不华或晦暗，头晕耳鸣，腰膝酸软，性欲减退。舌脉：舌淡暗，舌有瘀斑苔薄，脉沉涩。

（3）肝郁肾虚证

主要证候：月经后期，月经量少，甚则闭经，婚久不孕，经色暗。次症：心烦易躁，头晕耳鸣，精神抑郁，胸胁胀闷，腰膝酸软，性欲淡漠，痤疮。舌脉：舌暗淡，苔薄白，脉弦。

（4）肾阳亏虚证

主要证候：月经后期，月经量少，甚则闭经，婚久不孕，带下量多。次症：形体较胖，头晕耳鸣，小腹冷，性欲衰退，小便清长，大便时溏。舌脉：舌淡或淡胖，苔白，脉沉细弱。

（5）肝经郁热证

主要证候：月经后期，月经量少，甚则闭经，或崩漏淋漓，婚久不孕，经前乳房胀痛。次症：面部痤疮，形体壮实或肥胖，烦躁易怒，多毛，口苦咽干，两胁闷胀不舒。舌脉：舌红，苔薄黄，脉弦数。

2. 从"心（脑）-肾-子宫轴"进行调周论治

女性月经周期的循环，不是简单的重复，每一次循环都受阴阳消长规律的支配，女性月经周期一般分为4期。

行经期（重阳转阴）：从经血来潮开始，到整个经期结束，称之为行经期。月经之所以来潮，经血之所以能够顺利排泄，与太冲脉盛、血海充盈、任脉通达、胞脉和胞络畅利、子宫藏泄的功能有关，但子宫之所以泻，与重阳必阴的转化有着密切的联系。"重"者，双重或重叠也，"重阳"是指双重或双倍的阳，阳长达到高水平，此时阳长阴消达到不平衡的生理限度，进行重阳转阴的转化，排除有余之阳，与此相关的胸闷烦躁、乳房胀痛等临床表现随着经血排泄而消失,达到阴阳的相对平衡。阴阳互根互用,故重阳依赖阴的支持。阴不足则重阳的转化失常,转化过程亦受影响。PCOS 不孕症患者此期要因势利导加强祛瘀化痰。

经后期(阴长阳消):经血排泄之后,血海空虚,故此时期体内呈现"不足于血,有余于气"的状态。血、阴、精源于先天肝肾,得后天水谷之滋养,为经后期阴长的物质基础。经后期阴长运动分为三个阶段,即初、中、末三个阶段。这三个时期中,经后初期和经后中期的阴长运动基本是缓慢而平稳的,略有起伏波动,从经后中末期起,阴长运动开始明显起来,起伏波动也较为活跃,有的呈突然上升状。因此,本时期阴长运动的特点是由非常缓慢平稳地上升到突然上升的跃升。PCOS 的月经周期一般无规律性,无法按照正常的妇科周期疗法诊治,多以月经后期、闭经为主要临床表现,往往长期处于经后期,所以治疗中尤为强调经后期的奠基治疗,只有阴长充分,癸水、血海充足,才能为后期的受孕做好准备。

经间期(重阴必阳):也称氤氲之时,"的候""真机""排卵期"。PCOS 不孕的主要病因是排卵障碍,因此经间排卵期是治疗 PCOS 不孕的关键时期。经间期的到来标志着经后期的结束,是整个月经周期中的一次重要转化时期,具有非常重要的意义。此期最大的生理特点在于氤氲状活动排出卵子,表现为分泌锦丝状带下,并能维持一定的时间,同时伴有两少腹或一侧少腹胀痛,胸闷烦躁,乳胀等气血活动反应。氤氲是一种非常明显的气体流动状态,也是排卵受孕的最佳时期。排卵是否顺利,排出卵子是否健康,卵子的成熟程度等,均取决于是否能达到重阴,以及重阴转阳是否顺利。夏桂成教授认为这一时期的显著特点在于动静、升降、泄藏三大矛盾。其一是动静结合,以动为主:氤氲状活动是动态的,绝对的,主要的,包括心脑活动、冲任厥少活动、子宫活动和精卵自身活动。但没有静就不可能有动,动中有静,静中有动,保障动之正常。其二是升降结合,以升为主:上升既指重阴的冲击状态,又指阳长的上升运动,排卵时和排卵后 BBT 迅速上升呈高温相。其三是泄藏开合,以开泄为主:经间排卵期一方面"泄":开放宫颈口,排出黏液,另一方面"藏":固纳受精卵种植于子宫,促进孕育。

经前期(阳长阴消):对应于西医的黄体期,BBT 处于高温相上升时期,是整个月经周期的后备阶段。阳长建立在阴长至重的基础上:阴长精卵发育成熟,重阴必阳,排出精卵,开始阳长。临床上可见患者胸闷烦躁、乳房作胀、乳头触痛等,皆是阳长阶段,心肝火旺之兆。阳主动,在经前期的前半期,阳长上升迅速,在经前期的中期,阳长在高峰,即重阳,阳长至重可通过血液检查孕酮(P)来了解。由于阴阳运动受月圆运动生物钟的制约,阳长运动维持重阳的高水平,然后阳气下泄,重阳转阴,排出月经,进入行经期,又一次开始新的月经周期运动,终而复始,如环无端。

(四)临证治要

1. "调经、种子、安胎"分期论治多囊卵巢综合征不孕症

(1)调经结合调周

经后期(滋肾奠基):PCOS病理机制的核心是卵泡发育障碍,从月经周期演变思考,其长期停留于经后期,皆因肾阴癸水不足致其卵子发育不成熟,痰湿蕴阻,卵巢呈现多囊样改变。若要纠正PCOS的病理状态,必须重视经后期。"经后以补虚为当",滋肾养阴法是经后期的治疗大法,一般可选取归芍地黄汤,若阴虚较重,可取滋阴重剂二甲地黄汤加减。周惠芳教授秉承夏桂成教授学术思想,在经后期重视"心"的特点和"静"的动态平衡。心不静则肾不实,心不静则阴不足。肾阴癸水属阴,静方能生水(阴精),常见PCOS不孕女性在治疗期间精神紧张、焦虑、忧郁、烦躁、失眠,此为心火上炎,肾水不济,心失所养,心肾不交,将严重干扰"心(脑)-肾-子宫轴"的功能,周惠芳教授常用经验方养心奠基方,即在二甲地黄汤、养精种玉汤、酸枣仁汤基础上进行加减,炙知母、酸枣仁、合欢皮、双钩藤、莲子心、川黄连等养心安神、交通心肾、疏肝解郁,此期着重滋养精卵及内膜,加入血肉有情之品如炙龟甲、炙鳖甲、紫河车等,并嘱托患者务必早睡并保证充足的睡眠,以促进阴分的恢复滋长。但在养心奠基的同时常加炒白术、炒苍术、制南星、陈皮等使滋阴不聚湿。

经间期(补肾促排):成熟卵子的排出是受孕的关键,而重阴是排卵的前提,因此调理肾阴癸水非常重要,同时阴长的动态转化需要阳长的支持,若阴长未达重阴,则精卵欠熟,此时滋阴,同时加入助阳行气活血之品,以促重阴转阳,排出卵子,自拟补肾促排汤(淫羊藿、菟丝子、熟地黄、怀山药、川桂枝、紫丹参、炒赤芍、路路通等)燮理阴阳,以促排卵。经间排卵期锦丝带下的量和持续天数能判断阴长是否达重、精卵发育的质量,临床上多在此期对病人的带下情

况进行仔细问诊。此阴阳转化期 PCOS 不孕患者常加用宣红花、炒当归、大川芎、炒苍术、制香附、皂角刺、紫石英等加重温阳燥湿,祛瘀化痰之功,务使瘀浊排净,方能转化顺利。

经前期(温阳理气):经前期以阳长阴消为阴阳转化的生理特点,故临证时以温阳为主,理气为辅,经前期阳长至重达重阳,一方面子宫温煦,胚胎方可着床,另一方面也为月经来潮做好准备。阳长的同时,往往心肝气火偏旺,故当辅以镇心疏肝。周惠芳教授自拟补肾助孕方来达到补肾助阳、镇心疏肝、暖宫调经之效。PCOS 不孕患者临床常见阳长不足,胞宫失煦,心肝气郁或心肝火旺,精卵难以着床,故常加紫石英、巴戟天、紫丹参、青龙齿等暖宫镇心,交通心肾,促进精卵着床。

(2)种子、安胎

种子的关键在于平衡心(脑)-肾-子宫生殖轴的阴阳,促进卵泡发育、成熟、排卵和子宫内膜增生、分泌。周惠芳教授根据月经周期的生理变化,结合 PCOS 患者的特点,在心肾同治的基础上,结合健脾化湿、温阳涤痰、行气化痰等方法治疗 PCOS 且有生育要求的患者,往往收效良多。

《傅青主女科》云:"肾水足而胎安,肾水亏而胎动。"肾藏生殖之精,为先天之本,肾气充盛方能载胎系胎,若肾精不足,肾气亏损,冲任损伤,也就不能固摄胎元。根据多囊卵巢综合征先兆流产的中医发病机理,周惠芳教授自拟益肾安胎方加减,发现早孕即可使用,益肾宁心,养血安胎。

2. 食饮有节,起居有常,调畅情志

《素问·上古天真论》:"其知道者,法于阴阳,和于术数,食饮有节,起居有常,不妄作劳,故能形与神俱,而尽终其天年,度百岁乃去。" 健康的生活方式如合理饮食、适度运动和规律的生活习惯等可以显著改善 PCOS 患者的症状,同时保持一个积极乐观的心态和轻松愉悦的心情,能提高患者的生育能力,达到事半功倍的效果,因此,对于 PCOS 患者,周惠芳教授根据其辨证,首先指导患者改善生活方式。

(五)验案举隅

1. 肾虚型多囊卵巢综合征不孕症

高某,女,24 岁,2018 年 4 月 17 日初诊。

主诉:月经后期 10 年,未避孕未孕 1 年。

现病史:患者 14 岁月经初潮,月经周期 30~150 天,经期 5~10 天,月经量中、色红、有少许血块,无痛经,小腹时有冷感,经前乳胀明显。末次月经 2018 年 3 月 25 日,6 天净,量少,色质如常。患者自初潮起即出现月经后期,甚则 5 个月未潮,未予重视。1 年前开始不避孕,正常性生活,但一直未孕。

婚育史:0-0-0-0(未避孕)。

辅助检查:2017 年 8 月在外院就诊,B 超示双侧卵巢多囊样改变。2018 年 2 月基础性激素提示促黄体生成素(LH)15.78mIU/ml,促卵泡生成素(FSH)6.69mIU/ml,睾酮(T)54.21ng/dl(正常范围)。女方子宫输卵管造影未见异常,男方精液常规检查未见异常。夫妻双方曾查生殖免疫全套、甲状腺功能均正常。

刻下:月经周期第 24 天,带下量少,未见锦丝状带下,形体偏瘦,多毛、面部痤疮、脱发明显,腰酸隐隐,怕热,自觉手足心发烫,午后尤甚,口干,情绪急躁,寐迟(凌晨 1-2 时后),失眠多梦,纳旺便调,舌质红舌尖尤甚,苔薄白,脉细。今日 B 超提示:子宫内膜厚 9mm,双侧卵巢多囊样改变。

西医诊断:PCOS 性不孕症。

中医诊断:不孕症(肾虚偏阴,心肾不交证)。

中医治则:滋肾养心,调经助孕。

处方:"补肾助孕方"加减,紫石英(先煎)10g、菟丝子 15g、山萸肉 10g、赤白芍各 10g、春柴胡 6g、紫丹参 10g、怀山药 15g、炮姜 5g、茯苓神各 10g、地骨皮 10g、双钩藤(后下)10g、青龙齿(先煎)20g,共 14 剂,每日 1 剂,水煎服,今日起服,月经来潮停服。并嘱清淡饮食、忌辛辣、油炸、生冷等肥甘厚味;适当运动;调整作息,晚十点半前入睡。

2018 年 5 月 9 日二诊:患者服药后,月经 5 月 4 日自然来潮,周期为 41 天,经量中等,色红,夹小血块,经前乳胀烦躁不显,刻下:月经周期第 6 天,量少趋净,腰酸隐隐,烦热口干较前好转,情绪平和,夜寐不安,纳旺便调。舌质红尖尤甚,苔薄白,脉细。处方:"养心奠基方"加减:炙龟甲(先煎)10g、炙鳖甲(先煎)10g、酒萸肉 10g、炒白术 10g、炒当归 10g、炒白芍 10g、炙知母 10g、怀山药 10g、炒党参 15g、云茯苓 10g、酸枣仁 20g、大川芎 10g、炮姜 5g、双钩藤(后下)10g、青龙齿(先煎)20g、巴戟天 10g,共 21 剂,每日 1 剂,水煎服,今日起服。并嘱患者月经周期第 18 天、20 天、22 天……进行卵泡监测,隔天监测,直至卵子排出,指导性生活。

2018 年 7 月 5 日三诊:患者服药后月经 6 月 10 日自然来潮,周期为 38 天,量中等,色红,夹小血块,经前乳胀烦躁不显。患者自述上周期当地 B 超监测月经周期第 22 天见右侧优势卵泡 17mm×19mm,子宫内膜厚度为 9mm,第 24 天卵泡消失,子宫内膜厚度为 10mm,排卵期有性生活。刻下:月经周期第 25 天,见锦丝状带下较前增多,色白,无阴痒异味,无腰酸腹痛,烦热、口干较前明显好转,夜寐转安(22:00 入睡),情绪平和,纳旺便调。舌质偏红,苔薄白,脉细。治以益肾调冲。今日 B 超监测卵泡:内膜厚度 9.2mm;左侧卵巢位置高,未见优势卵泡;右侧卵巢见 2 枚优势卵泡 17mm×12mm,19mm×17mm。处方 1:“补肾促排汤”加减,川桂枝 10g、炒当归 10g、炒赤芍 10g、炒山药 15g、山萸肉 10g、紫丹参 10g、大川芎 10g、鸡血藤 20g、鹿角片 10g、川续断 10g、红花 10g、炒白术 10g、紫石英(先煎)10g、炒党参 10g、煨木香 10g、路路通 10g,共 5 剂,每日 1 剂,水煎服。今日起服,排卵后停。嘱其继续监测卵泡直至排出。处方 2:“补肾助孕方”加减,鹿角片(先煎)10g、紫石英(先煎)10g、菟丝子 15g、山萸肉 10g、炒白芍 10g、春柴胡 6g、紫丹参 10g、怀山药 15g、炮姜 5g、炒党参 15g、地骨皮 10g、青龙齿(先煎)20g,共 14 剂,每日 1 剂,水煎服,排卵后起服,月经来潮停服,并指导性生活。

2018 年 7 月 22 日四诊:患者 7 月 20 日月经按时来潮,周期为 39 天。当地 B 超监测第 26 天右侧见 19mm×19mm 的卵泡,子宫内膜厚度为 9mm。第 27 天监测右侧卵泡消失,子宫内膜厚度为 9mm。排卵期有性生活。刻下:月经周期第 3 天,经量中等,无经前乳胀烦躁,药后患者情绪明显较前改善,夜寐转安,纳旺便调,苔脉如前。处方:“养心奠基方”加减,炙龟甲(先煎)10g、炙鳖甲(先煎)10g、酒萸肉 10g、炒白术 10g、炒当归 10g、炒白芍 10g、炙知母 10g、炒山药 10g、炒党参 15g、云茯苓 10g、酸枣仁 20g、大川芎 10g、炮姜 5g、炒苍术 10g、炒党参 15g、巴戟天 10g,共 21 剂,每日 1 剂,水煎服,月经来潮第 5 天起服。

采用中药滋肾养心、补肾促排、补肾助孕心肾同治序贯法治疗 6 个月经周期,其间患者复查基础性激素提示促黄体生成素(LH)10.69mIU/ml,促卵泡生成素(FSH)6.83mIU/ml,睾酮(T)54.59ng/dl,月经规律来潮,周期为 38~40 天,监测卵泡提示卵巢有优势卵泡排出,经间期锦丝状带下增多。

2019 年 4 月 13 日二十诊:停经 42 天,月经未按时来潮,小腹作坠,似月经来潮,腰酸隐隐,夜寐安,纳谷旺,二便调。舌淡,苔薄,脉细滑,予查血人绒毛促性腺激素 HCG 38 664mIU/ml。B 超示:宫内早孕,宫内见一1.3cm×1.4cm×1.3cm 的妊娠囊,患者要求保胎,予以益肾安胎方治疗。处方:"益肾安胎方"加减:阿胶珠(烊化)10g、菟丝子 15g、桑寄生 15g、苎麻根 20g、炒白芍 10g、炒白术 10g、酒黄芩 10g、炒白术 10g、紫苏梗 10g、怀山药 10g、酸枣仁 20g、炒党参 15g、盐杜仲 10g,共 7 剂,每日 1 剂,水煎服。定期复查血 E_2、P、HCG 及盆腔 B 超,根据病情,调整用药。调治至孕 12 周无明显不适,宫内胎儿成形,胎心搏动良好,转至产科建卡。

按语:患者未避孕未孕 1 年,妇科彩超提示卵巢多囊样改变,基础性激素提示促黄体生成素高,LH 与 FSH 之比接近 2.5 倍,且伴有月经后期,是典型的 PCOS 性不孕症。结合患者形体偏瘦,腰酸隐隐,怕热,口干,情绪急躁,失眠多梦,舌质舌尖红,苔薄白,脉细,辨证当属肾虚阴阴,阴虚火旺,心肾不交。《医学正传》云:"月水全借肾水施化,肾水既乏,则经血日以干涸。"根据心(脑)- 肾 - 子宫轴学说进行调冲任,补肾精,宁心神,调整月经周期。患者初诊时处于经前阳长阴消的阶段,强调温肾助阳,以自拟补肾助孕方为基础,加夜交藤、春柴胡疏肝解郁,茯苓神、双钩藤、青龙齿镇心安神。二诊时患者处于经后期,诸症较药前有所改善,此期强调养心奠基治疗,且患者失眠熬夜等致其阴精营血亏耗、胞宫燥火暗生,予滋肾养心,在二甲地黄汤合养精种玉汤、酸枣仁汤的基础上进行加减,张介宾言"善补阴者,必于阳中求阴,则阴得阳升而泉源不竭",加入巴戟天温阳而不燥,佐以助阳。三诊患者处于经间期,通过经后期滋肾健脾、养阴奠基治疗,患者出现锦丝状带下,抓住"的候"予补肾促排卵汤促进血气运动,助卵排出。如此循环往复,依照心肾同治、补肾调周序贯疗法随证加减,加之指导患者改善生活方式,起居有时,食饮有节,终成功妊娠。

2. 痰湿内阻型多囊卵巢综合征不孕症

李某,女,28 岁,2018 年 8 月 15 日初诊。

主诉:月经后期 10 年余,未避孕未孕 1 年余。

现病史:患者自初潮起出现月经后期,1 年前开始不避孕,正常性生活,但一直未孕。患者 14 岁月经初潮,月经周期不规律,32~45 天,经期 5 天,月经量偏少、色暗红、有少许血块,无痛经,经前腰酸乳胀明显。末次月经 2018 年 8 月 12 日,婚育史:0-0-0-0(未避孕)

辅助检查:2018 年 8 月本院查血睾酮 T 85.96ng/dl 偏高,硫酸脱氢表雄酮 DHEAS 943.6μg/dl 偏高,妇科彩超提示双侧卵巢多囊样改变。男方精液常规检查正常。

刻下:月经第 4 天,月经趋净,色红,少许血块,腰酸,自汗明显,面部痤疮明显,形体较丰(155cm/65kg,BMI 27.06),喜食肥甘厚味,口干黏腻,烦躁易怒,疲劳乏力,纳谷欠馨,寐浅易醒(晚上 12 点入睡),易腹泻。舌淡红,苔白腻,脉弦滑。

西医诊断:PCOS 性不孕症。

中医诊断:不孕症(痰湿内阻证)。

中医治则:化痰除湿,通络调经。

处方:"养心奠基汤"合苍附导痰汤加减,炙龟甲(先煎)10g、炙鳖甲(先煎)10g、酒萸肉 10g、炒白术 10g、炒当归 10g、炒白芍 10g、炙知母 10g、怀山药 10g、炒党参 15g、云茯苓 10g、酸枣仁 20g、大川芎 10g、炒苍术 10g、醋香附 10g、制南星 10g、炒薏苡 20g、陈皮 6g、炮姜 5g、青龙齿(先煎)20g、巴戟天 10g,共 14 剂,每日 1 剂,水煎服,明日起服。嘱清淡饮食,忌辛辣、油炸、生冷及肥甘厚味;加强运动;调整作息,晚十点半前入睡。并加达英 -35,月经来潮第 5 天起服用,每晚 1 粒,连服 21 天,共服 3 个月经周期。地塞米松,每片 0.75mg,每晚 1/2 粒,20 时顿服,连服 30 天后复查硫酸脱氢表雄酮,如正常停服。

2018 年 8 月 28 日二诊:末次月经 8 月 12 日,刻下:月经周期第 17 天,见锦丝状带下量多,无腰酸腹痛,口干黏腻,心烦易怒减轻,纳谷欠馨,寐安,小便调,大便稀溏。舌淡红,苔薄腻,脉细。处方:"苍附导痰汤"加减:炒苍术 10g、醋香附 10g、陈皮 6g、山萸肉 10g、炒白芍 10g、炒赤芍 10g、紫丹参 10g、云茯苓 10g、川续断 15g、红花 10g、炒当归 10g、大川芎 10g、醋三棱 10g、醋莪术 10g、川桂枝 10g、紫石英(先煎)15g、煨木香 10g、炒山药 10g、炒党参 15g、炮姜 5g,共 14 剂,每日 1 剂,水煎服。中药按此法治疗 3 个月经周期,复查雄激素均已降至正常值,停服达英 -35。

2018 年 12 月 6 日六诊:末次月经 11 月 21 日(停服达英 -35 后),经量较前增多,色红,无痛经。本周期未服达英-35。刻下:月经周期第16天,见锦丝状带下,量稍多,色白,无阴痒异味,无腹痛腰酸,口干,不怕冷,面部痤疮明显减少,情绪可,纳旺便调。舌淡红,苔薄白,脉弦。近4月调整作息、加强运动后体重下降5kg。今日妇科B超示右侧卵巢可见一优势卵泡16mm×17mm,内膜厚9mm。治以滋肾助阳,以促排卵。处方1:"补肾促排卵汤"加减,炒赤芍10g、炒白芍10g、炒山药10g、山茱萸10g、熟地黄10g、牡丹皮9g、紫丹参10g、云茯苓10g、炒苍术10g、制香附10g、宣红花10g、大川芎10g、鸡血藤20g、炮姜5g、炒党参15g、川续断10g、巴戟天10g、紫石英(先煎)10g、川桂枝10g,共3剂,每日1剂,今日起服,排卵后停服。月经第18天、20天监测卵泡,直至排卵,指导性生活。处方2:"补肾助孕方"加减,鹿角片(先煎)10g、紫石英(先煎)10g、川续断15g、山茱萸10g、炒山药10g、炒白芍15g、炒丹皮10g、紫丹参10g、炮姜5g、地骨皮10g、炒苍术10g、醋香附10g、炒薏仁20g、青龙齿(先煎)20g,共12剂,排卵后起服,月经来潮停服。1月、2月、3月均如此脾肾同调,序贯治疗。2019年4月21日患者停经56天,来院复诊,小腹隐隐作痛,腰酸时作,夜寐安,纳谷旺,二便调,舌淡,苔薄,脉细滑,血液检查人绒毛促性腺激素(HCG)218 525mIU/ml,雌二醇(E_2)1 120ng/L,孕酮(P)>40ng/ml。患者要求保胎,予中药益肾安胎方。患者定期复诊,保胎至妊娠12周后,于当地正常围产保健。

按语:患者出现月经后期、高雄激素、妇科彩超提示多囊样改变,且未避孕未孕1年,可以诊断为PCOS性不孕症。结合患者自汗明显,形体肥胖,易疲乏,易腹泻,辨证当痰湿内阻证。明代《万氏妇人科》指出:"惟彼肥硕者,膏脂充满,元室之户不开;夹痰者,痰涎壅滞,血海之波不流。故有过期而经始行,或数月经一行,及为浊,为带,为闭经,为无子之病。"PCOS是生殖内分泌代谢异常性疾病,情志因素及不良的生活方式都会使PCOS的患病概率增大,所以指导患者规律的生活起居和调畅情志应贯穿PCOS不孕症治疗全过程。根据患者的实际情况先采用中西医结合调节患者内分泌代谢情况,炔雌醇环丙孕酮片和补肾化痰法纠正高雄激素血症。患者素体肥胖,思虑过度而致脾虚,脾失健运,痰湿内生又会加重脾虚的程度,痰湿脂膜阻滞于冲任,气血运行受阻,形成恶性循环。故临诊时经后期治以滋肾养阴,但滋肾养阴又易碍脾生痰,加重痰湿,化痰易伤阴,故加以活血祛瘀,化痰祛湿;痰湿瘀血失于温化,久则积聚不散,壅滞冲任胞宫而不孕,经前阳气升动之时,治以补肾助阳、健脾化湿、活血化瘀,使阳长至重,痰湿温化,胞宫温煦,方选补肾助孕方加健脾祛湿之品。心脾肾同调,故能有子。

3. 肾虚血瘀型多囊卵巢综合征不孕症

李某,女,29岁。2018年12月4日初诊。

主诉:月经后期15年,未避孕未孕1年余。

现病史:患者自初潮起即出现月经后期,未予重视。1年前开始不避孕,正常性生活,但一直未孕。月经史:患者14岁月经初潮,月经周期35~40天,经期6~7天,月经量偏少、色深红、经初第1~2天血块较多,腹痛明显,经前1周乳胀明显。末次月经2018年11月27日,6天净,经量少,血块多,经初第1天痛经明显。

婚育史:0-0-0-0。

辅助检查:2018年5月外院查睾酮T 70.85ng/dl偏高,服用屈螺酮炔雌醇片(优思明)3个月经周期后,2018年10月复查睾酮T 10.38ng/dl正常,促黄体生成素(LH)7.45mIU/ml,促卵泡生成素(FSH)6.63mIU/ml,妇科彩超提示双侧卵巢多囊样改变。男方精液常规检查正常。

刻下:月经第8天,带下量少,腰酸隐隐,头晕耳鸣,无腹痛,怕冷,口干,工作压力大,焦虑紧张,寐迟(常至凌晨),纳旺便调。舌偏暗红,苔薄白,脉细涩,面色晦暗。

西医诊断:PCOS性不孕症。

中医诊断:不孕症(肾虚血瘀证)。

中医治则:补肾活血,助孕调经。

处方:自拟"补肾化痰活血方"加减,山萸肉10g、炒白芍10g、炒赤芍10g、紫丹参10g、云茯苓10g、炒白术10g、红花10g、炒当归10g、大川芎10g、醋三棱10g、醋莪术10g、川桂枝10g、紫石英15g、鸡血藤20g、煨木香10g、炒山药10g、炒党参15g、炮姜5g、青龙齿(先煎)20g、续断10g,共14剂,每日1剂,水煎服,今日起服。嘱清淡饮食,忌辛辣、油炸、生冷等肥甘厚味;调整作息,晚十点半前入睡;调畅情志,月经周期第16天起B超监测卵泡,排卵后停,并指导性生活。

2018年12月20日二诊:末次月经11月27日。月经周期第24天,见少量锦丝状带下,口干同前,心情平和,头晕耳鸣较前好转,夜寐欠安,多梦易醒,纳旺便调。经前乳胀稍减轻。舌质暗红,苔薄,脉细弦,面色晦暗减轻,治以益肾调冲助孕。本周期监测经周第 18 天左侧卵巢内见优势卵泡 18mm×14mm,子宫内膜厚度为 8mm。月经周期第 20 天监测左侧优势卵泡消失,子宫内膜厚度为 9mm。处方:"补肾助孕方"加减:鹿角片(先煎)10g、菟丝子 15g、山萸肉 10g、炒白芍 10g、春柴胡 6g、紫丹参 10g、鸡血藤 20g、炒山药 15g、炮姜 5g、炒党参 15g、粉葛根 20g、青龙齿(后下)10g、双钩藤(后下)10g,共 10 剂,每日 1 剂,水煎服,今日起服,月经来潮停。

2019 年 1 月 8 日三诊:患者 2019 年 1 月 3 日月经来潮,周期 38 天,月经量稍多,血块较少,痛经缓解。刻下:月经周期第 6 天,已趋净,无腹痛腰酸,无头晕耳鸣,心情时有烦躁,寐转安,纳旺便调。舌淡红,苔薄白,脉弦。治以滋肾奠基调冲。处方:"养心奠基方"合"补肾化痰活血方"加减:炙龟甲(先煎)10g、炙鳖甲(先煎)10g、酒萸肉 10g、炒白术 10g、炒白芍 10g、炙知母 10g、炒山药 10g、炒党参 15g、云茯苓 10g、酸枣仁 20g、炒当归 10g、宣红花 10g、大川芎 10g、炒党参 15g、双钩藤后下 10g、巴戟天 10g、川桂枝 10g、炮姜 5g,共 14 剂,每日 1 剂,水煎服,今日起服,排卵后停服。B 超监测排卵,指导性生活。排卵后补肾助孕方加减,月经来潮停服。

按此序贯治疗 2 个月经周期后六诊,2019 年 3 月 16 日患者月经未按时来潮,刻下:停经 38 天,小腹隐痛似月经来潮,腰酸不显,夜寐安,纳谷旺,二便调。舌淡,苔薄,脉细滑。查血人绒毛促性腺激素 HCG 8 965mIU/ml,予益肾安胎方加减治疗,因外地路途遥远,遂嘱患者当地医院定期血液检查雌二醇(E_2)、孕酮(P)、人绒毛促性腺激素(HCG)三项、B 超检查胚胎发育情况。

按语:患者属 PCOS 性不孕症,月经血块较多,经行腹痛明显,经前 1 周乳胀明显,情绪急躁易怒,腰酸隐隐,舌质暗红,辨证当属肾虚血瘀证。经前期治疗当补肾助阳兼宁心舒肝,予补肾助孕汤,加双钩藤、青龙齿养心安神。经后期重在奠基,滋肾养阴为主,兼以疏肝理气、养心安神,但患者兼有血瘀,因此治疗时加用补肾活血之品,药用炒赤芍、大川芎、紫丹参、云茯苓、红花、炒当归、鸡血藤。患者平素焦虑紧张,盼子心切,肝郁气滞,疏泄失常,气滞血瘀,以致部分经血不循常道而逆行,离经之血留结下腹,日久聚而成癥,瘀阻冲任胞宫胞脉,故经行腹痛明显,胎元难成,故久而未孕。且有熬夜习惯(常零时后入睡),"人卧则血归于肝",半夜子时,主静,静能生水,长期熬夜肾精不足,肝气不畅,肝血瘀阻,心失所养,心肾不交,难以受孕。因此临诊时常嘱咐患者须晚10:30前入寐、饮食清淡、适度运动,同时对不良情志以规劝、疏导。如此"药话同疗""心肾同治",调整心(脑)-肾-子宫轴,选方用药因时制宜,辨治精准,故疗效确切。

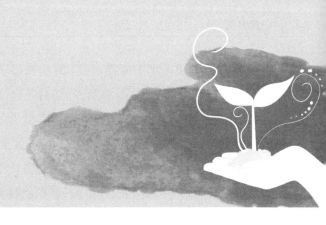

膏方篇

第一节　概　　述

　　膏方又称膏滋、煎膏,属中医八大传统剂型"丸、散、膏、丹、酒、露、汤、锭"之一,是一种独特的中医调补方式,也是冬季调治疾病的常用方法。膏滋制剂被《中华人民共和国药典》定义为一种半流体制剂,一般由数十味中药组成,既可以治疗慢性病,又可滋补大病过后的虚弱病体,是兼顾治病与补虚之良剂。膏方萌芽于秦汉时期,发展于唐宋,成熟于明清,经历千百年的发展积淀,沿用至今,日趋完善。膏方是医师依据整体观念以及辨证论治的思想,针对患者的体质与病情,四诊合参按照平调阴阳气血的组方原则,合理拟方后,将中药饮片经过浸泡后反复煎煮,去渣浓缩,再掺入糖类、胶类及细料类等进行收膏,最终熬炼成厚状半流质的制剂。膏方的优点为药力缓和、药性稳定且持久、服用方便,且一人一方,个体化定制,适用于不同年龄、不同疾病、不同体质的人群。

　　膏方尤善补虚,女性一生经历"经、孕、产、乳",易伤血耗气,出现虚损之证,《金匮要略》将妇人疾病病因归纳为"虚、积冷、结气",其中虚占首位,可知补虚对于治疗妇科病的重要性。《肘后备急方》中记载的益母煎,一直沿用至今是用于调理产后诸证的"益母草膏"之雏形,主治"一切血病,产妇及一切伤损"。《备急千金要方》中记载的黄精膏,可"脱旧皮,颜色变少,花容有异,鬓发更改,延年不老。"故用膏方调治妇科诸疾,优势独具。宋元时期膏方制备工艺逐步改进,除用蜜收膏外,更加入了血肉有情之品如阿胶、鳖甲胶、龟甲胶等,其"膏成滴水中凝结不散"的制备要求,也与现代制膏要求一致。明清时期的膏方发展成熟,药味众多,辅料齐全,攻补兼施,制备工艺进一步完善,开始注重矫味和多种胶类合用收膏。

晚清医家张乃修著《张聿青医案》,卷十九为膏方专卷,该卷载有治疗妇人病的膏方病案数则,其中包括运用膏方治疗经水不调、不孕、癥瘕腹痛、多产体虚等症,方中多以阿胶、龟甲胶、鹿角胶收膏,对于后世膏方中惯用胶类物质收膏影响深远。著名中医学家秦伯未,对膏方极为推崇,拟膏多从肝、肾、脾、气血冲任的角度出发,诊治妇人疾患,遣方用药多从肝着眼,善用五行生克规律。所著《秦伯未膏方集》及后人编辑整理的《秦伯未先生膏方选集》都是专门论述膏方的专业著作,主要介绍了膏方的意义、性质、制作用量、煎熬加工、适用范围及服用禁忌,辑录了妇科常见病、内科常见病及杂病为主的膏方验案。这两本书作为秦氏膏方治病的整理,总结了秦伯未对膏方治病的精辟见解和宝贵经验,对后世具有重大的贡献。

妇女以血为本,一生所经历的月经、胎孕、产育、哺乳无不以血为用,因此往往需要固本培元、调补气血,而膏方具有药味多而治疗范围广泛、药效温和而疗效持久、便于保存方便服用的优点,兼顾祛邪纠偏,损其有余,使补而不壅,行而不散,祛邪不伤正,扶正不滞邪,对于妇科慢性疾病、虚劳疾病及术后、产后调理具有特殊优势,利用冬令膏方调治妇科病在临床上也得到了越来越广泛的关注。

膏方的疗效取决于三个主要因素,一是组方思路正确,二是要选用道地药材,三是制作膏方的工艺到位,制膏流程规范。真正好的膏方要求提起来会"挂旗",至于膏方的组成主要有三类:第一是草药饮片,第二是细料药,第三是胶类药物,如阿胶、鹿角胶、龟甲胶,另有些可以调味的成分,如蜂蜜等。根据组成不同膏方又可以分为素膏、荤膏、清膏、蜜膏。其中加有胶类的称为荤膏,没加胶类则称为素膏,加了蜂蜜即为蜜膏,没有加蜂蜜则为清膏。在临床上完全可以根据具体情况来选择使用何种类型的膏方。

使用膏方的注意事项,第一是要关注出膏量,尽量多选择根茎类等容易出膏的药物,而花草类、贝壳类等不容易出膏的药物,可以用但不宜多用。第二是要注意调理脾胃,因膏方本身有滋腻碍胃之弊,为防止患者在服用过程中出现脾胃运化功能失调的情况,常需加用调理脾胃的药物。第三是开路方的问题,所谓开路方就是指中药汤剂,如患者目前属本虚标实,且标实更明显,这种情况宜先以开路方开路,经过一段时间的汤药治疗,患者病情稳定以后再开膏方调理。第四是膏方中不要轻易配伍反药或有毒的药物,在组方时还需要兼顾药物的寒热温凉配伍,如果组方本身性味偏凉,除了和胃之外,还需要加用温通的药物。

因膏方服用时间比较长,在开具膏方时不仅要辨证论治,还需要将辨体质、辨病、辨证相结合。首先需要辨病,如患者是月经病、不孕症还是子宫内膜异位症,每个病的核心病机不同,因此治疗原则也不尽相同。因此需要在四诊合参的基础上进行辨证论治,除此之外还需要考虑患者的体质类型,尤其对于亚健康状态的人更应该强调辨体质,不同的体质用方不同。如《伤寒论》中炙甘草汤的药物组成就充分体现了膏方用药配伍的精神,首先是提高出膏量,因此能出膏的药物剂量须大,炙甘草汤中生地的剂量就很大。第二是有细料药,即炙甘草汤中的人参,再次尚需有胶类药物,如阿胶等,全方有生地、麦冬,又有人参、阿胶,恐滋腻碍胃,因此用桂枝、生姜、清酒等温散之品来防止药物太过滋腻而影响脾胃运化功能。

第二节　周惠芳教授膏方验方举隅

1. 月经过少（肝肾阴虚型）

炙鳖甲 200g	炙龟甲 200g	熟地黄 200g	炒山药 300g
酒萸肉 200g	牡丹皮 200g	丹参 200g	茯苓 200g
茯神 200g	炒白芍 200g	泽兰 200g	泽泻 200g
赤芍 200g	玄参 200g	肥麦冬 200g	地骨皮 200g
鸡血藤 300g	川芎 200g	酒当归 200g	红花 200g
炙知母 200g	酸枣仁 200g	煅龙齿 400g	钩藤 200g
莲子肉 200g	党参 300g	炒白术 300g	炒薏苡仁 400g
煨木香 100g	陈皮 100g	炙甘草 60g	续断 200g
菟丝子 200g	巴戟天 200g	净山楂 300g	

辅料:银耳200g　　红枣200g　阿胶300g(东阿)

　　　冰糖300g　　　饴糖300g

主治病证:禀赋不足、熬夜、房劳多产等所致肝肾阴虚,月经量少,子宫内膜薄。

临床症见:月经量少,色暗或鲜红,或月经后期,带下量少,伴腰膝酸软,头晕耳鸣,心烦易怒,夜寐难安,舌红,苔少,脉细或弦细。

治法:滋补肝肾,养心奠基。

2. 卵巢早衰(肝肾不足型)

炙鳖甲200g	炙龟甲200g	酒黄精200g	熟地黄200g
炒山药300g	酒萸肉200g	牡丹皮200g	丹参200g
茯苓200g	茯神200g	泽兰200g	泽泻200g
地骨皮200g	赤芍200g	炒白芍200g	玄参200g
麦冬200g	菊花200g	枸杞子200g	川芎200g
酒当归200g	红花200g	钩藤200g	酸枣仁200g
煅龙齿400g	党参300g	炒白术300g	炒薏苡仁400g
煨木香100g	陈皮100g	炙甘草60g	续断200g
菟丝子200g	淫羊藿200g	净山楂300g	知母200g
黄柏200g	煅龙骨400g	煅牡蛎400g	紫贝齿400g
浮小麦500g	鸡血藤300g		

辅料:银耳200g　　红枣200g　阿胶(东阿)300g

　　　莲子肉200g　冰糖300g　饴糖300g

主治病证:卵巢早衰。

临床症见:月经量少、闭经、伴腰膝酸软,头晕耳鸣,心烦易怒,夜寐难安,舌红,苔少,脉细或弦细。

治法:滋肾填精,养血柔肝。

3. 不孕症、月经不调(脾肾阳虚型)

炙鳖甲200g	炙龟甲200g	熟地黄200g	酒山萸肉200g
牡丹皮200g	丹参200g	茯苓200g	茯神200g
泽兰200g	泽泻200g	钩藤200g	炒酸枣仁200g

地骨皮 200g	赤芍 200g	炒白芍 200g	玄参 200g
麦冬 200g	鸡血藤 300g	川芎 200g	煅龙齿 400g
党参 300g	炒白术 300g	炒薏苡仁 400g	陈皮 100g
炙甘草 60g	煨木香 100g	炙黄芪 300g	枸杞子 200g
炮姜 100g	炒山药 300g	续断 200g	菟丝子 200g
净山楂 300g	淫羊藿 200g	仙茅 200g	乌药 200g
金樱子 200g	覆盆子 200g	煅紫石英 400g	烫狗脊 300g

辅料:银耳 200g　　　　红枣 200g　　阿胶(东阿)300g

　　　　莲子肉 200g　　　红糖 300g　　饴糖 300g

主治病证:脾肾阳虚所致月经后期、不孕。

临床症见:腰膝酸软,头晕耳鸣,畏寒明显,月经后期量少,不孕,舌质淡,苔薄白,脉沉细。

治法:益肾健脾,温阳散寒。

4. 多囊卵巢综合征(脾肾两虚夹肝郁)

熟地黄 200g	炒山药 300g	牡丹皮 200g	丹参 200g
赤芍 200g	炒白芍 200g	酒山萸肉 200g	地骨皮 200g
玄参 200g	麦冬 200g	炒党参 300g	炒白术 300g
炒薏苡仁 400g	怀山药 300g	陈皮 100g	炙黄芪 300g
鸡血藤 300g	川芎 200g	酒当归 200g	泽兰 200g
醋三棱 200g	醋莪术 200g	炒苍术 200g	醋香附 200g
皂角刺 200g	黄柏 200g	大连翘 200g	制南星 200g
泽泻 200g	茯苓 200g	钩藤 200g	炙甘草 60g
法半夏 100g	炮姜 100g	净山楂 300g	续断 200g
煅紫石英 400g	桂枝 200g	菟丝子 200g	淫羊藿 200g

辅料:银耳 200g　　　　红枣 200g　　莲子肉 200g

　　　　阿胶(东阿)300g　　冰糖 300g　　饴糖 300g

主治病证:多囊卵巢综合征。

临床症见:闭经、月经后期、月经过少、痤疮、舌红,苔少,脉细或弦细

治法:补肾健脾,活血调经。

5. 产后自汗（气虚卫表不固）

党参 300g	炙黄芪 300g	茯苓 200g	茯神 200g
炒白术 300g	炙甘草 60g	酒当归 200g	川芎 200g
熟地黄 200g	赤芍 200g	炒白芍 200g	炒薏苡仁 400g
砂仁 50g	陈皮 100g	防风 200g	炒山药 300g
酒山萸肉 200g	牡丹皮 200g	丹参 200g	地骨皮 200g
酒黄精 200g	炒酸枣仁 200g	蜜远志 200g	玄参 200g
肥麦冬 200g	钩藤 200g	续断 200g	菟丝子 200g
杜仲 200g	川桂枝 200g		

辅料：莲子肉 200g　银耳 200g　阿胶（东阿）300g

　　　红枣 200g　红糖 300g　饴糖 300g

主治病证：产后自汗。

临床症见：产后汗出过多，不能自止，动则加剧，恶风身冷，倦怠乏力，舌质淡，苔薄白，脉细弱。

治法：益气固表，和营止汗。

6. 子宫内膜异位症（气虚血瘀型）

熟地黄 200g	炒山药 300g	酒山萸肉 200g	地骨皮 200g
牡丹皮 200g	丹参 200g	茯苓 200g	泽泻 200g
赤芍 200g	炒白芍 200g	玄参 200g	麦冬 200g
鸡血藤 300g	川芎 200g	炒当归 200g	党参 300g
炒白术 300g	炒薏苡仁 400g	煨木香 200g	陈皮 100g
醋青皮 100g	炙甘草 60g	钩藤 200g	煅龙齿 300g
续断 200g	淫羊藿 200g	紫石英 400g	肉桂 60g
桂枝 200g	炙黄芪 400g	法半夏 100g	炮姜 100g
净山楂 300g	炒苍术 200g	黄柏 200g	皂角刺 200g
土鳖虫 200g	醋香附 200g	香艾叶 200g	葛根 400g
小茴香 200g	醋三棱 200g	醋莪术 200g	鬼箭羽 300g
木馒头 300g			

辅料：红枣 200g　莲子肉 200g　银耳 200g

　　　阿胶（东阿）300g　红糖 300g　饴糖 300g

主治病证:子宫内膜异位症。

临床症见:月经量少、痛经伴月经色暗,夹血块,气虚乏力,舌淡苔薄白,脉沉细或弦细。

治法:温阳化瘀,活血消癥。

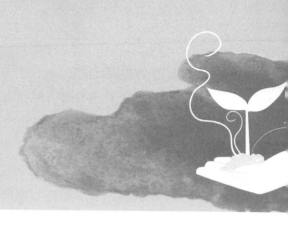

创新篇

传承是中医药发展的根基,创新是中医药发展的生命活力。传承精华,守正创新才能开创中医药发展的新格局,实现中华民族伟大复兴的中国梦。

一、尊古纳今,源远流长

中医学术源远流长,传承是创新的基础。在中国漫长的医学发展史上,各学术流派百家争鸣,犹如浩瀚星河中璀璨的明珠,闪耀着智慧的光芒。如今,中医妇科流派以地域划分可分为燕京妇科流派、海派妇科、三晋妇科流派、龙江妇科流派、孟河妇科流派、吴中妇科流派、新安妇科流派、齐鲁妇科流派、浙派妇科、中原妇科流派、岭南妇科流派、黔贵妇科流派和川蜀妇科流派等十三个流派,拥有各自独特的学术思想和治疗方法,同时为中医的发展注入新鲜的生命力与活力。周惠芳教授尊古纳今,不拘泥于一家之言,幼时受其父孟河医派思想的熏陶,潜心诵读中医经典,后又拜于国医大师夏桂成教授、岐黄学者谈勇教授门下深学细悟,始终以开放的心态学习并借鉴古今中外、南北各派、内外各科的学术优点,这也为后续研究提供了理论基础,更是深受各家学术流派的启发,为最终形成自己独特的中医思想体系与诊疗方案奠定了坚实的基础。

二、聚焦痛点,理论创新

月经不调、不孕、流产是影响女性生殖健康的重大科学问题。不孕症更是一个涉及多学科的疑难杂症,其中功能失调性不孕症占总体发病率40%左右。功能失调性不孕是指女性内分泌功能障碍或内分泌功能失调所致的不孕,主要指排卵障碍和黄体功能不全性不孕,两者是相互影响的。其临床特点主要为月经失调、不孕或早期流产,甚至复发性流产。早在90年代末有统计显示,黄体功能不全(Luteal Phase Defect,LPD)可导致3.5%~10%的不孕症、35%的早期妊娠流产以及4%~60%的习惯性流产,而国内外最新的临床研究也表明黄体功能不全是导致育龄妇女妊娠失败的直接重要原因。近年来,尽管生殖内分泌研究进展迅速,但LPD的病因及机制尚不完全明了。对于LPD的治疗:一是促进卵泡发育,二是黄体功能刺激疗法,三是黄体功能替代疗法。尽管对LPD治疗策略似乎已有以上较一致的认识,但治疗方案也主要凭临床经验,治疗效果仍很不满意。且更多的国内外学者提出超促排卵、IVF-ET导致近80%的LPD,是临床妊娠率低的重要原因。因此,LPD性不孕症是一种高发且难治的疾病,阐明LPD的发病机制并以此开发有效治疗方法与药物对促进育龄妇女生殖健康、改善不孕不育的现状意义重大,尤其在我国生育政策的调整、人口结构亟待改善的今天显得格外关键。中医药在治疗LPD具有一定优势与特色,但是关于具体机制的研究大多还处于探索阶段。

女性妊娠的关键在于顺利排卵后的胚胎着床,胚胎着床成功与否取决于胚泡的侵入能力及子宫内膜容受性。子宫内膜容受性是指排卵后5~7天(分泌中期),子宫内膜允许囊胚定位、黏附、侵入并最终使之着床的能力。子宫内膜容受性受雌孕激素受体的调节,雌激素受体(ER)在分泌中期分泌受孕酮分泌抑制,孕激素受体(PR)于排卵期达到峰值,分泌期表达减少,故胚胎着床关键是排卵后孕酮(P)的升高、ER及PR的下调。而在胚胎着床过程中,子宫内膜的氧化/抗氧化系统炎性反应平衡起着关键作用。近年来最新研究显示,LPD不仅受到生殖轴(HPO轴)内分泌的调控,而且与着床期子宫内膜免疫、氧化应激、炎性反应密切相关。HPO轴上游中枢产生的促性腺激素通过调控卵巢P和雌二醇(E_2)的分泌,作用于子宫内膜PR和ER,PR抑制ROS的生成,而ER则促进ROS的产生,两者共同作用维持宫内氧化/抗氧化系统的平衡,进而促使宫内达到炎性反应平衡状态,最终形成利于胚胎着床的环境。由此可知子宫内膜容受性在女性生殖中有着举足轻重的地位。

中医学并无"黄体功能不全"之说,根据其临床表现,将其归属于"不孕症""胎漏""胎动不安""滑胎""月经失调"等范畴。周惠芳教授团队传承古代医家的思想精髓、秉持夏桂成教授的中医女性生殖节律调节理论核心即"心(脑)-肾-子宫轴"理论,逐渐形成了"心肾同治"理论和诊疗体系。女性生殖节律的核心在于"心(脑)-肾-子宫轴"的阴阳平衡。肾藏精,主生殖,内居元阴元阳为先天之本。心(脑)主神明,主血脉,为君主之官,是五脏六腑之大主。肾精肾阴上济于心,使心火不亢,心火下降于肾,使肾精肾阴不寒,如此水火既济,心肾相交,阴阳平衡,子宫藏泻有度,月经周期性来潮。肾阳充足,能振奋心阳,舒发肝气,健脾助运,则子宫温煦,血海充盈,经调子种。在肝脾、冲任、气血的协同作用下,"心(脑)-肾-子宫轴"的阴阳平衡调节着女性生殖生理的阴阳消长转化。《傅青主女科》论曰:"胞胎之系,通于心肾",子宫居于心肾之间,胞脉胞络上系于心,下系于肾,胞脉胞络通畅,两精相搏,方可成孕。"心脑通过骨髓与肾相关联,子宫之排经、受孕、分娩,肾之分泌天癸、精卵的排出,均与心脑神明有关。精神合一,心肾相交,在心(脑)-肾-子宫轴的纵横反馈作用下,女性生殖方面的阴阳消长转化才得以维护。《景岳全书》亦言:"心为君火,肾为相火,心有所动,肾必应之",肾阴肾水耗竭,血海空虚内膜失于濡养,水无以上济于心,则心火亢旺,心火过盛无以下降于肾,肾水不温,胞宫虚寒,终致心肾失交,阴阳失衡,肾失封藏,经乱难孕。由此可见"心(脑)-肾-子宫轴"的阴阳平衡、心肾相交是女性维持正常月经、受孕、分娩的前提和基础。

周惠芳教授带领团队致力于"心肾同治"整体调控生殖轴的机制研究,以提高着床期子宫内膜容受性为效应点,矫治黄体功能,调整生殖轴阴阳平衡,调复月经周期,促进胚胎着床,提高临床妊娠率。阐明"心肾同治"指导下"调经、助孕、安胎理论体系"的现代科学依据,为中西医结合诊疗系统的建立提供示范。经过近40年的临床及实验系列研究,初步证实了"心(脑)-肾-子宫轴"与HPO轴在本质上具有一致性,并提出"心(脑)-肾-子宫轴"功能失调才是发生LPD的重要原因,创新发展中医妇科学中西融合的新领域,为多角度、全方位、多靶点治疗LPD性不孕症提供了新的思路。

三、"心肾同治",科研创新

周惠芳教授带领团队经过近40年的临床、科研的实践和思考,提出不同的年龄阶段、月经周期的不同时期,心肾关系不尽相同,当细分明辨。发展了"心(脑)-肾-子宫轴"理论,初步形成了基于"心肾同治"的调经、助孕、安胎、延年的理论体系,并创制系列专利方。创新性地提出三大独特的辨治经验。一是创新性地提出肾阳偏虚,寒瘀阻络,心肝气郁,不通则痛为青春期女性经行腹痛的主要病机,其中肾阳偏虚为发病之本,治疗重在温阳化瘀,宁心止痛,创制国家发明专利方"温经止痛方"。二是创新性提出肝肾阴精虚损,心肝气火偏旺,是女性围绝经期综合征的主要病机,病根在肾,发病在心(肝),滋肾填精,舒心安神为治疗大法。创制国家发明专利方"滋肾舒心方"。三是创新性提出经后期"滋肾养心",经前期"温肾镇心",孕后"益肾宁心"的"心肾同治"调经、助孕、安胎的理论体系及治疗法则,创制系列国家发明专利方"养心奠基方""补肾助孕方"(《暖宫调经颗粒》)、"益肾安胎方",基于"心肾同治"调经、助孕、安胎理论体系构建及转化应用"于 2021 年获得江苏省科学技术奖三等奖。

青春期常见的痛经,温肾化瘀,宁心止痛;育龄期常见的月经失调、不孕、流产,经后期滋肾养心,经前期温肾镇心,孕后益肾宁心安胎,序贯治疗;围绝经期滋肾填精,舒心安神。如此心肾同治,心身同调,使女性经调子种,延年益寿。

1. 经后期滋肾养心,促进子宫内膜生长、卵泡发育成熟

经后期,胞宫胞脉由于经血排泄而空虚,此期以阴长为主,在肾阴肾精的滋长过程中,精卵及内膜生长,阴水渐长至重达重阴,在心(脑)的主宰下,精转化为气,阴转化为阳,在阳气推动下排出精卵,转为阳长。古人称此为"的候""氤氲"期,即排卵期,此时为受孕最佳时期。若作息失常、熬夜、焦虑抑郁、房劳多产等使肾精暗耗,精血同源,精亏则血海失盈,内膜滋长不及(内膜过薄),精卵不熟,氤氲期转化不利,故不易受孕或月经量少。因而经后期治疗重在滋肾养心,填补阴精,使精血充盈,内膜滋长,精卵成熟。

经后期滋肾养心,创制专利方"养心奠基方"(专利号:ZL 2021 1 0279302.7)。经后期肾精匮乏,心失所养,心肾不交而致内膜贫瘠,精卵不熟,故滋肾养心奠基是经后期的治疗大法。临床对长期熬夜、焦虑抑郁、房劳多产等所致薄型子宫内膜、卵泡发育不良的月经量少、不孕进行观察治疗,临床研究表明:治疗组经治疗后,经后期子宫内膜厚度由 7.58mm ± 0.87mm 增加到

9.50mm ± 0.96mm；排卵日卵泡直径由 17.77mm ± 1.89mm 增加到 19.10mm ± 1.67mm；排卵日 E_2 由（256.53 ± 48.94）ng/L 增加到（283.27 ± 58.86）ng/L；排卵日 LH 由（16.03 ± 11.64）mIU/mL 增加到（28.16 ± 17.52）mIU/mL。治疗组治疗前后差异均有统计学意义，与对照组相比均有统计学意义。可见本方能促进经后期子宫内膜增生、卵泡的发育、提高排卵期血清 E_2、LH 的水平等，从而改善子宫内膜微环境，为提高子宫内膜容受性，促进胚胎着床奠定基础，有效改善临床证候，增加月经量。方中重用炙龟甲、炙鳖甲等血肉有情之品大补肾精、填精益髓，滋养内膜，又以酸枣仁、炙知母清热滋阴，养心安神，诸药合用有滋肾养心奠基之效。

2. 经前期温肾镇心，以提高子宫内膜容受性为效应点，矫治黄体功能不全，促进胚胎着床，提高了临床妊娠率

经前期以阳长为主，阳长至重，阴阳俱盛，子宫温煦，精血充沛，内膜丰厚，利于种子。在此过程中依旧是心肾主导，心火下行，温煦肾水，肾阳充盛，子宫得温方可受孕。若阳长不足，子宫寒冷，内膜贫瘠，精卵不能着床孕育。而阳长太过，肾阳偏盛，阳盛阴亏，亦不利于种子。因此经前期若要阴阳平衡，在助长阳气的同时，亦应镇心安神，温肾镇心方能升降调达，胞脉通畅，胞宫温煦，内膜丰厚，有助于受孕及经行正常。

经前期温肾镇心，创制专利方"补肾助孕方"（专利号：ZL 2014 1 0798633.1）。提出 LPD 性不孕症经前期的病机是肾阳偏虚夹有心肝气郁，补肾助阳、镇心疏肝是治疗 LPD 性不孕症经前期的大法。补肾助孕方是周惠芳教授在国医大师夏桂成教授经验方助孕合剂（又名助孕汤、妇孕 1 号）的基础上，经过大量的基础与临床研究筛选凝练而成。前期使用补肾助孕方治疗 LPD 性不孕症的大样本研究提示，本方能改善腰膝怕冷、经前乳胀、烦躁易怒、月经不调等临床症状。本方可以改善黄体中期子宫内膜容受性；对多囊卵巢综合征合并 LPD 性不孕症研究提示，补肾助孕方能改善卵巢功能，降低着床期子宫动脉血流阻力，增加子宫动脉灌注量及血管壁的通透性，提高着床期 P 水平，改善子宫、卵巢的内分泌环境。该方在经前期使用，具有镇心安神之功效，从而调节"心（脑）- 肾 - 子宫轴"的阴阳平衡，改善黄体功能，调整月经周期，提高临床妊娠率。此外，近 10 年完成 487 例肾虚肝郁型不孕症的临床研究表明，经前期应用补肾助孕方治疗后，经前漏红症状改善率为 100%，畏寒怕冷症状改善率为98.36%,经前腰酸症状改善率为96.41%,经前乳胀症状改善率为96.10%,失眠多梦改善率为95.76%,月经周期紊乱症状改善率为90.18%,总症状改善率为98.75%。

近40年的临床应用证明补肾助孕方用于临床安全、有效,可通过矫治患者黄体功能,改善子宫内膜容受性,达到助孕安胎的目的。在临床应用证明安全、有效的基础上,周惠芳教授带领团队试图运用现代科学技术来解读中医药原理,先后主持国家自然科学基金、江苏省自然基金等22项相关课题,开展系列基础研究探讨补肾助孕方矫治生殖轴、改善子宫内膜容受性治疗LPD性不孕症的作用机制,沿"下丘脑-垂体-卵巢-子宫"生殖轴自下而上进行深层次探究。前期实验先从下游的子宫、卵巢入手,再对上游更为复杂的垂体、下丘脑进行探索,最后回归聚焦于子宫这一靶器官。

(1)子宫层面

前期实验研究结果提示:①运用米非司酮构建LPD性模型大鼠模型。"补肾助孕方"可改善LPD性模型大鼠子宫内膜生长,增厚内膜,增大腺腔,促进腺体的发育,使腺体与间质发育同步,并促进卵巢黄体细胞的增生和卵泡的发育,下调LPD性模型大鼠过高的E_2、PRL水平,纠正内分泌紊乱,改善黄体细胞结构,提高黄体功能,从而改善子宫内膜容受性,利于胚胎着床。②补肾助孕方还可以改善LPD性模型大鼠的妊娠结局,提高其妊娠率、胚胎数及活产率,提示补肾助孕方对LPD性不孕症的治疗有一定效果。③补肾助孕方能有效下调LPD性模型大鼠着床期子宫内膜ER、PR的蛋白水平高表达,同时促进着床期子宫内膜整合素α5β3的蛋白水平,从而提高着床期子宫内膜容受性以提高受孕率。④补肾助孕方能显著提高胚胎着床期子宫内膜细胞ER、MMP-9、TIMP-1的表达,提高着床期子宫内膜容受性,利于胚胎着床,为孕卵着床奠定基础;⑤补肾助孕方通过上调改善米非司酮所致着床期子宫内膜细胞ICAM-1的低表达,有利于提高着床期子宫内膜细胞黏附能力,从而增强对受精卵黏附,利于胚胎着床;⑥补肾助孕方通过下调子宫内膜细胞TGF、TNF-α、Caspase-3等相关因子的表达,改善着床期子宫内膜的微环境,促进细胞的增殖发育,降低着床期子宫内膜细胞凋亡水平,营造利于胚胎着床的条件,使着床顺利进行。从着床期子宫内膜细胞外基质降解与细胞凋亡关系的角度初步揭示了补肾助孕中药方剂对促进胚胎着床可能存在的细胞生物学机制。

（2）卵巢层面

①通过观察 LPD 性模型组大鼠卵巢 HE 染色可见卵巢组织出现较多的窦状卵泡空泡化、颗粒细胞减少、排列紊乱；各级卵泡闭锁，存留卵泡变得不规则，卵巢间质组织结构紊乱。补肾助孕方可以改善 LPD 性模型大鼠卵巢的结构与形态，给药后卵巢颗粒细胞排列均较模型组规则而致密。补肾助孕方可通过下调 P53 表达，降低 LPD 性不孕症模型大鼠卵巢颗粒细胞氧化损伤水平，并通过下调 Bax，上调 Bcl-2 的表达，提高卵巢颗粒细胞抗凋亡能力，从而抑制由米非司酮诱导的卵巢颗粒细胞凋亡，达到治疗 LPD 的效果。②补肾助孕方可提高 LPD 性模型大鼠卵巢组织 VEGF 蛋白表达，改善 LPD 性模型大鼠卵巢血供，为黄体发育及卵泡发育提供充足的血供，还可显著改善卵巢黄体细胞线粒体及内质网的结构，并能双向调节模型大鼠卵巢 E_2 的分泌，提高 P 的分泌，提高 P/E_2 的比值。补肾助孕方含药血清能显著提高卵巢黄体细胞 E_2、P 的分泌。③补肾助孕方可通过降低大鼠卵巢 BIP、PERK、IRE-1、ATF6、CHOP 等凋亡表达水平，说明可通过改善 LPD 性模型大鼠卵巢内质网应激，达到治疗 LPD 目的。④补肾助孕方能改善 BN 大鼠（LPD 天然模型大鼠）血清性激素，恢复动情周期，减少卵泡闭锁及囊泡化、维持黄体形态及功能，从而改善黄体功能，治疗 LPD，其机制可能与调控 MAPKs 信号通路降低 BN 大鼠卵巢组织凋亡水平有关。

"下丘脑 - 垂体 - 卵巢"生殖轴（HPO 轴）各靶点之间相互调节、相互影响，形成一个完整而协调的神经内分泌系统。下丘脑合成与分泌 GnRH，通过调节腺垂体促性腺激素 FSH 与 LH 合成及分泌达到对卵巢功能的调控，卵巢分泌的性激素对下丘脑和垂体又有正、负反馈调节作用。因此，在前期子宫、卵巢研究的基础上，进行了更深层面的对于垂体、下丘脑研究。

（3）垂体层面

以 HPO 轴中垂体为研究重点，分别从整体动物与体外细胞两个角度观察补肾助孕方对垂体生殖内分泌功能的影响。实验结果提示：①补肾助孕方能显著提高大鼠垂体细胞 GnRH 受体拮抗模型的 FSH、LH 分泌水平，调节 GnRH 受体的 mRNA 及蛋白水平，还可改善 GnRH 受体表达功能。②实验证明补肾助孕方含药脑脊液还可直接调控促性腺激素细胞表面 GnRHR 进而干预其后信号通路中的 cAMP-PKA、PKC-MAPK、Ca^{2+}-CAM 通路,并对下游的转录因子 AP1、ELK1、Egr-1、CREB、Nur77 的转录表达起到调节作用,尤其是对关键转录因子 Egr-1、CREB 的调节,影响促性腺激素 FSH、LH 的分泌,从而发挥其治疗 LPD 的作用。③补肾助孕方不仅可改善 R1200 细胞 LPD 模型的促性腺激素合成环节,同样改善囊泡的调节性和组成性分泌环节,发挥其治疗 LPD 的作用。

(4)下丘脑层面

又以 HPO 轴的下丘脑为研究重点,对补肾助孕方调控下丘脑 KISS-1/GPR54 系统治疗 LPD 性不孕症的机制进行深入研究,通过体内动物与体外细胞实验,观察补肾助孕方对下丘脑生殖内分泌功能的影响。初步研究提示:①补肾助孕方可明显改善 LPD 性模型大鼠 GnRH/LH 脉冲分泌节律,促进 GnRH 合成与分泌,提高 KISS-1/GPR54 系统表达水平,从而改善大鼠卵泡及黄体发育,提高黄体期血清 P 水平。②补肾助孕方还可以改善 LPD 大鼠下丘脑神经元细胞和线粒体的结构与形态。③补肾助孕方能明显改善下丘脑 KISS-1 的表达,而且对 GPR54 受体后主要信号通路 cAMP-MAPK、Ca^{2+}-PKC 中关键节点分子 PKC、p38、ERK1/2、PKA、CREB、c-Fos 等具有重要调节作用,从而影响其信号转导功能。④补肾助孕方(含药脑脊液)还可改善下丘脑 GT1-7 细胞雌激素受体拮抗模型组的 GnRH、Kisspeptin 及其受体 GPR54 表达水平。⑤补肾助孕方还可上调恢复 LPD 模型大鼠下丘脑 KNDy 神经元下调的相关蛋白和基因表达。

以上研究初步证实"心(脑)- 肾 - 子宫轴"与现代医学的 HPO 轴在本质上的一致性。丰富了"心促生殖""肾主生殖"的理论内涵。目前课题组针对着床期子宫内膜"炎氧"微环境进行深入研究,研究提示补肾助孕方可使生殖轴内分泌功能达到协调平衡,改善黄体功能不全,进而提高子宫内膜容受性,促进胚胎着床。2017 年补肾助孕方已获授权国家发明专利(专利号:ZL201410798633.1),2020 年获省食药监局备案(备案号:Z20200005000),"补肾助孕方"备案时已更名为"暖宫调经颗粒",2021 年已在南京中医药大学附属医院(江苏省中医院)研制成院内制剂并在临床应用。临床应用表明《暖宫调经颗粒》能明显改善患者月经不调(特别是经前漏红)、腰酸怕冷、烦躁易怒、经前乳胀等症状,可广泛应用于肾阳偏虚,心肝气郁的黄体功能不全导致的月经不调、痛经、不孕症等。

3. 孕后益肾宁心，安固胎元

前人对胎漏、胎动不安多专于补肾，而周惠芳教授提出孕后安胎不可忽视"心"之作用，当"心肾同治"。《傅青主女科》有言："胎成于气，亦摄于气，气旺则胎牢，气衰则胎堕"，"胞胎之系，通于心肾"，孕后子宫须得到肾气、肾阴、肾阳的支持，才能使胚胎稳固。肾气不足，子宫固藏乏力；肾阳亏虚，子宫失于温煦；肾阴不足，血海不充，不能滋养胎儿；阴虚火旺，络损血溢，阴血失守；瘀血内阻，津失输布；金刃所伤，肾虚瘀阻，如此种种均可致子宫失藏，胎失所养，易致胎漏、胎动不安、滑胎。胞脉胞络上系于心，下系于肾，子宫之固藏与心肾密切相关。孕后阴血下聚养胎，心失所养，心火偏旺，加之心理紧张，夜不安眠，心肾不能相济，胎失所养，胎元不固，亦致胎漏、胎动不安、滑胎。故补肾宁心，安神调志，方能使心肾相济以稳固胎元。同时健脾和胃以旺后天之化源，养血和血以和畅血脉，共助胎儿生长发育。故益肾宁心，养血安胎是治疗胎漏、胎动不安、滑胎的大法。

孕后益肾宁心，养血安胎，创制专利方"益肾安胎方"（专利号：202410350236.1），创新性提出，心脑通过骨髓与肾相关联，子宫之排经、受孕、分娩，肾之分泌天癸、精卵，均与心脑神明有关。精神合一，心肾相交，在"心（脑）- 肾 - 子宫轴"的纵横反馈作用下，女性生殖方面的阴阳消长转化才得以维护。若心肾不交，"心（脑）- 肾 - 子宫轴"失于平衡，则发为胎漏、胎动不安。周惠芳教授带领团队，2015 年 9 月—2017 年 8 月收集南京中医药大学附属医院妇科、生殖科门诊就诊的辨证为肾虚气郁型 LPD 性胎漏、胎动不安、滑胎（包括先兆流产、复发性流产）病例 196 例患者，经治疗，有 180 例正常妊娠，并顺利产下子女的占全部患者的 91.8%。

以发生 LPD 性胎漏、胎动不安、滑胎次数为统计对象，共计有 263 次 LPD 性胎漏、胎动不安、滑胎病例纳入观察研究，在治愈组患者中，采用益肾宁心安胎及中西医结合治疗共 205 人次，达 95.6%，而未治愈组中，采用益肾宁心安胎或中西医结合治疗共 49 人次，占 84.5%，这一比例显著低于治愈组中采用中医或中西医结合治疗的占比。由此可见运用中医药补肾宁心安胎治疗胎漏、胎动不安、滑胎疗效更好。从发病时间来看，未治愈组患者出现先兆流产的时间显著早于治愈组患者，这表明，妊娠时间较短即出现胎漏、胎动不安、滑胎,其治疗失败的概率大于妊娠时间相对较长的病例。治愈病例中,妊娠前接受"心肾同治"序贯治疗的病例达到170例,占所有治愈病例的94.4%,显著高于未治愈组的占比(76.3%),由此可见孕前运用"心肾同治"序贯疗法,使"心(脑)-肾-子宫轴"阴阳平衡,心肾相交,是治疗的关键。

4. 经前温阳宁心,创新论治痛经

现代医学对痛经的发病机制阐述颇多,但认为痛经的发病机制多为黄体功能不全所致,可治疗方案主要凭临床经验,治疗效果很不满意。古今医家多认为痛经病机概括为"不荣则痛"和"不通则痛"。肝肾亏虚,气血不足,胞宫失养则"不荣则痛"。若由于寒凝血瘀、气滞血瘀、湿热蕴结则"不通则痛"。

周惠芳教授在孟河医派学术思想引领下,在孟河医派马氏第四代嫡传弟子周少伯先生经验方"妇科温通方"的基础上,带领团队经过近二十年的临床及实验研究创新性提出该病实为本虚表实之证,肾阳偏虚为之本,寒凝血瘀、心肝气郁为之表,阳虚血瘀,心肾失交,发为痛经。肾阳偏虚,冲任失煦,致胞宫虚寒,易外感寒邪,胞络阻滞,不通则痛;肾阳虚弱,胞宫失煦,经产余血浊液流注于胞脉胞络之中,瘀阻气滞,不通则痛;心藏神,主血脉,肾阳偏虚,心气乏力,胞脉阻滞;肾阳偏虚,肝气不舒,气滞血瘀;"诸痛疮疡皆属于心",心气逆乱,肝气不舒,气血失常,发为痛经,疼痛又致心肝气机更加逆乱,扰乱生殖轴功能,痛经加剧。故温阳化瘀,宁心止痛,为治疗痛经的大法。

经前期温阳化瘀,宁心止痛,创制专利方"温经止痛方"(专利号:ZL 2020 1 0341886.1)。创新性提出,经前期以阳长为主,应用"温经止痛方"使阳长至重,胞宫温煦,心气舒畅,肝气调达,瘀血得祛,则经血畅行,痛经何作?周惠芳教授在上世纪90年代进行34例子宫内膜异位症临床研究发现该方能明显改善患者痛经症状,缩小内膜异位症。其中腹痛腰酸、肛门坠痛者改善率达93.1%,经前心烦改善率达61.9%、乳胀经行便溏改善率达70%,月经失调改善率达70.3%,BBT高相改善率达86.7%;且22例经B超及妇检确诊盆腔结节、包块者,有16例(72.7%)结节、包块缩小1/2以上,3例(13.6%)结节、包块缩小1/3~1/2。90例肾虚血瘀型子宫内膜异位症痛经临床研究也发现"温经止痛方"在改善肾虚血瘀型痛经患者痛经症状、中医证候积分等方面疗效显著。痛经症状积分由10.29 ± 2.11降至7.29 ± 1.84,中医证候积分由18(14,22.5)降至10(8,12);VAS积分6(5,6)降至VAS积分2(2,3);Cox1量表评分15(12.5,

16.5),升至 Cox1 量表评分 11(8,12);降低 CA125 由 37.95IU/ml(27.8,53.05)至 25.9IU/ml(17.5,49.005);40 例子宫内膜异位症肾虚血瘀型痛经合并 LPD 患者的研究提示该方能明显改善患者痛经症状,明显改善黄体功能,提升 P 水平由 5.85 ± 2.22ng/ml 至 9.30 ± 2.92ng/ml,总有效率达 95.0%. 多项临床研究提示"温经止痛方"能明显改善患者腰酸怕冷、经前经期小腹疼痛,甚至痛连腰骶四肢、恶心呕吐等临床症状,可调节黄体中期性激素水平,降低外周血 CA125、IGF-1、MCP-1 水平,改善卵巢及子宫动脉血流、子宫内膜容受性,最终改善黄体功能,缓解子宫缺血缺氧状态,减轻疼痛。

实验研究提示温经止痛方能降低子宫内膜过度分泌的 PGF2a,提高血管内皮细胞分泌的 ET、血清 PAF,增加血清 LXA4 含量,及通过下调子宫组织 ERK1/2、CREB 等因子的表达以抑制 MAPK 信号通路的过度激活,说明温经止痛方可通过多靶点、多通路减轻腹痛程度,减少痛经反复发作。"温经止痛方"已获国家发明专利,该方已被转化为江苏省中医院院内制剂"温经止痛颗粒",现已申报江苏省药监局备案,即将投入临床使用。

四、创新发展,展望未来

周惠芳教授以身作则,言传身教,立德树人,亦师亦友,潜移默化地熏陶和教育学生一定要诚实守信、友爱互助,只争朝夕,并总结出"诚信、进取、互助、慧雅"的八字真言训诫学生,培养了一批批高素质、高水平的创新型、复合型中医药人才。同时在周惠芳教授"心肾同治"的理论指导下,其学生也开展了深入的临床和基础研究。

团队前期多聚焦在温经止痛方对子宫内膜异位症所致继发性痛经的临床疗效观察,因此为进一步观察其对原发性痛经的疗效,溧阳市中医医院仇燕飞主任医师以周惠芳教授经前期温阳化瘀,宁心止痛巧治痛经的经验为指导,临床开展了温经止痛方治疗 34 例寒凝血瘀型原发性痛经患者的研究:研究表明该方总有效率达 76.47%,能明显改善患者痛经症状,中医证候积分由 13.27 ± 2.81 降至 6.58 ± 0.23,明显降低血清 PGE2、PGF2a 水平,PGE2 水平由 279.46 ± 37.18pg/ml 降至 186.84 ± 32.85pg/ml;PGF2a 水平由 91.85 ± 12.93pg/ml 降至 74.39 ± 10.84pg/ml;且治疗期间均未出现严重不良反应。研究表明了该方不仅能有效缓解原发性痛经患者的腹痛以治其标,而且能温经散寒、活血化瘀以治其本,改善中医证候积分,调节前列腺素表达,不增加用药风险。同时也表明了温经止痛方对于肾阳偏虚,寒凝血瘀所致的原发性和继发性痛经均有显著疗效。同时,周惠芳教授强调月经调畅根于"心(脑)-肾-子宫轴"平衡,阴阳转化顺利,若经后肾阴不足,经前肾阳亏虚,则阴阳失衡,虚久致瘀,故卵子不长,月事不调。据此,徐州市中医院蒋小飞主任医师临床观察益肾活血方治疗 60 例肾虚型月经后期的患者,结果表明该方能有效改善卵泡发育,明显提高排卵率,卵泡直径由 17.77 ± 2.01mm 增至 19.13 ± 1.72mm,排卵日子宫内膜厚度 7.64 ± 0.84mm 长至 9.68 ± 1.13mm,提高黄体中期 P 水平,P 由 8.14 ± 2.38ng/ml 升至 13.77 ± 4.80ng/ml,有效恢复月经周期。浙江省丽水市中医院石明晴主任医师临床以周惠芳教授"心肾同治"理论为指导,补肾调周理论为宗旨,并结合自身的临床经验采用滋肾活血方和补肾助孕方序贯补肾活血治疗 LPD,临床治疗 78 例 LPD 性不孕症患者,结果发现能有效升高患者血清 FSH、LH、E_2 和 P 水平,LH 由 4.72 ± 1.08IU/L 升至 6.39 ± 1.86IU/L,FSH 由 9.23 ± 3.22IU/L 升至 15.33 ± 2.74IU/L;E_2 由 375.5 ± 47.79 升至 573.2 ± 39.31pmol/L,P 由 15.71 ± 4.08 升至 52.19 ± 5.16nmol/L,促进子宫内膜增厚,降低子宫内膜螺旋动脉 PI 和 RI,PI 由 2.12 ± 0.47 降至 1.45 ± 0.21,RI 由 0.83 ± 0.04 降至 0.64 ± 0.05,显著提高临床妊娠率。这一系列研究提示周惠芳教授所提出的"心肾同治"法确实能有效调复女性月经周期,提高排卵率,改善黄体功能和子宫内膜容受性,提高妊娠率;也进一步验证了该法的有效性和安全性,为女性生殖健康提供了新的诊疗思路和方法,具有广泛的应用前景和推广价值。在深入开展临床研究的基础上,有 8 名学生获得国家自然科学基金支持,11 名学生获得省级科研项目的支持,在读研究生有 12 人次获得研究生创新课题。有 10 名学生已经成长为高等中医药院校的硕士研究生导师,更多的学生辛勤耕耘在临床一线,他们传授着老师的经验,为女性的健康保驾护航。云南中医药大学杨丽娟副教授是周惠芳教授培养的首位博士,传承着老师的科研精神,在中医妇科医教研领域不断耕耘,已经成长为云南省高层次中医药人才(中医妇科)学科带头人,云南省中医临床重点学科(中医妇科)建设项目后备学科带头人,云南中医药大学中医妇科学位点硕士研究生导师,主持和参与多项省部级以上科研项目,是全国"中医、中西医结合妇产科学教学课程发展联盟"理事,高等学校中医类专业核心课程"中医妇科学"课程联盟理事,中华中医药学会妇科分会委员,在不久的将来会成为中医妇科界的新秀。周惠芳教授 2023 年毕业的博士研究生金晶于 2024 年 4 月入选首届中华中医药学会妇科分会青年培英计划项目。此外,周惠芳教授还培养了 20 多名国外的硕博士研究生,他们遍布加拿大、英国、澳大利亚、马来西亚等国家,他们应用老师的"心肾同治"法治疗月经不调、痛经、不孕症等妇科疾病每获良效,不断有佳音传回。

周惠芳教授带领的团队先后获得包括 9 项国家自然科学基金在内的 22 项省部级以上课题支持,获江苏省高校优秀科技创新团队负责人,江苏省中医药领军人才,江苏省名中医,中华中医药学会妇科分会副主任委员,获江苏省科技奖三等奖、江苏省中医药科技奖二等奖各 1 项。发表相关论文 142 篇,其中 SCI 收录 27 篇,已培养硕博士研究生 116 名,主持制定并发布《多囊卵巢综合征中西医结合诊疗指南》1 项,支撑学科成为国家中医药管理局重点学科,专科成为区域(华东地区)医疗中心,江苏省中医临床医学(妇产生殖)创新中心。

周惠芳教授目前承担着一项江苏省科学技术厅社会发展重大科研项目(临床前沿):以"提高子宫内膜容受性"为效应点序贯治疗 LPD 性不孕的多中心真实世界研究(编号:BE2021726),针对经后期"滋肾养心"、经前期"温肾镇心"、孕后"益肾宁心"、开展多中心、大样本、真实世界研究,提高基于"心肾同治"的中医序贯疗法治疗 LPD 性不孕症的规范化临床研究能力,促进推广应用。为进一步优化处方,提高疗效,造福更多的不孕症患者,2023 年 12 月—2024 年 1 月成功将国家发明专利"具有治疗黄体功能不全性的不孕症、月经失调的中药组合物及其应用"(专利号:ZL201410798633.1)及院内制剂《暖宫调经颗粒》(备案号:苏药制备字 Z20200005000)转让给世界 500 强广州白云山医药集团股份有限公司白云山制药总厂,未来将共同开展深入研究,明确作用机制。希望周惠芳教授带领团队深入临床、科研近 40 年的成果,能尽早为广大临床应用,造福更多的女性患者,为中华民族的繁衍昌盛做出更多更大的贡献。

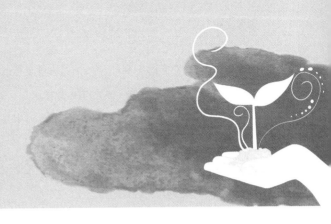

参考文献

［1］夏桂成.夏桂成实用中医妇科学［M］.北京:中国中医药出版社,2009.

［2］夏桂成.夏桂成中医妇科诊疗手册［M］.北京:中国中医药出版社,2017.

［3］夏桂成.清热八法在妇科临床的应用［J］.南京中医药大学学报(自然科学版),1986,
    2(2):25.

［4］夏桂成.月经周期中分期调治的临床意义［J］.陕西中医,1990,10(8):357.

［5］夏桂成.补肾调周法治疗不孕症.南京中医药大学学报(自然科学版).1991,7(1):1.

［6］谈勇.坤壶撷英·夏桂成妇科临证心悟［M］.北京:人民卫生出版社,2014.

［7］谈勇.中医妇科学［M］.北京:中国中医药出版社,2016.

［8］谢幸,孔北华,段涛,等.妇产科学［M］.北京:人民卫生出版社,2018.

［9］朱雄华,蔡忠新,李夏亭,张元凯,等.孟河四家医集［M］.南京:东南大学出版社,2006.

［10］黄煌.孟河名医学术特点简介［J］.江苏中医杂志,1983,(4):37-39.

［11］艾继辉,朱桂金.黄体功能不全的诊断及对策［J］.中国实用妇科与产科杂志,2010,
    26(10):748-750.

［12］王琼,周灿权.黄体缺陷与黄体支持［J］.中国实用妇科与产科杂志,2013,29(09):
    713-715.

［13］张岩,谈勇,夏桂成.夏桂成调心补肾治疗卵巢早衰经验［J］.广州中医药大学学报,
    2015,32(05):934-936.

［14］林小娜,黄国宁,孙海翔,等.输卵管性不孕诊治的中国专家共识［J］.生殖医学杂
    志,2018,27(11):1048-1056.

［15］刘柳青,刘雁峰.中医对卵巢储备功能下降的认识及治疗研究进展［J］.中国临床保
    健杂志,2019,22(02):278-282.

［16］钱海晴,赵可宁,王利红,等.国医大师夏桂成治疗输卵管性不孕临床经验［J］.中华中医药杂志,2021,36（05）:2719-2722.

［17］刘平.黄体的形成与黄体功能不全的发生机制［J］.中国实用妇科与产科杂志,2021,37（4）:412-414.

［18］柳静,胡荣魁,谈静.基于心-肾-子宫轴学说调治月经过少［J］.江苏中医药,2021,53（07）:9-11.

［19］许梦婷,李芳,王莉莉.卵巢功能早衰的病因与治疗研究进展［J］.中国预防医学杂志,2022,23（05）:394-400.

［20］李亚,白文佩,陈俊雅,等.输卵管性不孕全流程管理中国专家共识［J］.中国实用妇科与产科杂志,2023,39（03）:318-324.

［21］周昕玥,魏林飞,张学红.PCOS子宫内膜容受性障碍的机制与治疗研究进展［J］.兰州大学学报（医学版）,2023,49（01）:79-86.

［22］刘芬婷,李蓉.子宫内膜容受性的影响因素研究进展［J］.中国计划生育和妇产科,2023,15（05）:9-15.

［23］多囊卵巢综合征诊治路径专家共识编写组.多囊卵巢综合征诊治路径专家共识［J］.中华生殖与避孕杂志,2023,43（4）:337-345.

后　记

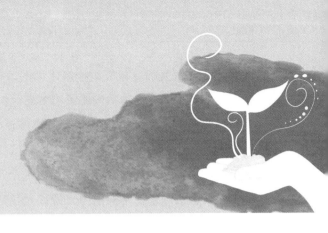

　　"十月怀胎，一朝分娩"，一个新生命的诞生总是非常让人期待与欢欣。尽管过程中充满艰辛和坎坷，但只要有目标、有追求、有希望，就值得倾尽全力，付出无数心血和汗水。

　　在全体参编人员的共同努力下，经过近两年时间的编写校核与反复打磨，《不孕症中医思辨经验录》就要面世了，委实可喜可贺！

　　此时此刻，我们满怀憧憬和期冀，期待着它飘着淡淡的墨香呈现于世人面前，接受读者的检阅和评判。同时也有些许忐忑，生怕它不如期待中那样完美无缺，但我们深信，只要心中怀着美好的愿望出发并为实现它竭尽全力了，付出的心血和汗水必然会结出甘甜的硕果！

　　本书由周惠芳教授牵头统筹、把关定向及校核审定，对全书书稿进行了无数次细致修改并撰写了部分章节；杨丽娟副教授负责全书的统稿及校对，并参与了部分章节的撰写。

　　本着严谨求实的态度，我们按照编写要求，对本书所涉文字、数字、图表、符号等都进行了反复审阅、查证修改和查缺补遗，尽可能减少谬误、避免错讹、防范疏漏，以期精益求精、臻于至善，力求编写出一本能充分体现中医诊疗不孕症特色的中医药精品图书。

　　本书编写过程中，全体参编人员坚持以深入临床、立足优势、求真务实的工作态度，以对患者和读者高度负责的精神，潜心编写，用心求证，孜孜以求，锲而不舍，努力编写出一本读者看得懂、学得会、用得好的中医药专业书籍。

　　不得不说，《不孕症中医思辨经验录》能够顺利出版，离不开许许多多的关心、支持和帮助。

感谢国医大师夏桂成教授多年来的言传身教和悉心栽培,夏桂成教授博大深邃的学术思想为本书增添了诸多亮色!

感谢岐黄学者谈勇教授多年来的精心指导和谆谆教诲,谈勇教授深厚广博的医教研经验为本书提供了丰富滋养!

感谢中华中医药学会妇科分会历届主任委员罗颂平教授、杜惠兰教授、赵瑞华教授长久以来给予的鼎力支持和无私帮助,此次躬身为本书作序,语重心长,情真意切,他们的肯定和鼓励给了我们砥砺奋进的精神力量!

感谢全体参编人员的家人所给予的理解和支持,亲友团的幕后倾力支持是我们能够全身心投入本书编写的强大后盾!

本书编写过程中吸收借鉴了众多前辈名家的经典古训,学习参考了许多专家学者的论文著述,在此一并致以诚挚谢意!

编者
2024 年 11 月